T0132851

Kohlhammer

Horizonte der Psychiatrie und Psychotherapie – Karl Jaspers-Bibliothek

Herausgegeben von Matthias Bormuth, Andreas Heinz und Markus Jäger

Eine Übersicht aller lieferbaren und im Buchhandel angekündigten Bände der Reihe finden Sie unter:

 https://shop.kohlhammer.de/horizonte

Der Autor

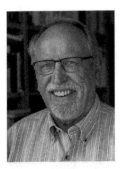 Dr. med. Norbert Mönter ist Neurologe, Psychiater, Psychotherapeut und Psychoanalytiker. Er ist Initiator des Berliner Psychiatrisch-religionswissenschaftlichen Colloquiums im Verein für Psychiatrie und seelische Gesundheit (www.psychiatrie-in-berlin.de). Er war von 1982 bis 2012 niedergelassen in Berlin Charlottenburg und langjährig engagiert in der Qualitätssicherung sowie in der Realisierung multimodaler, ressourcenorientierter, individualisierter Versorgungsmodelle für psychisch schwer Erkrankte in deren Lebensumfeld. Aktuell ist er Leiter des Gesundheitszentrums für Flüchtlinge in Berlin (www.gzf-berlin.org).

Norbert Mönter

Religiöser Glaube und Spiritualität

Wandel und Vielfalt aus psychiatrischer
und psychotherapeutischer Sicht

Verlag W. Kohlhammer

1. Auflage 2022

Alle Rechte vorbehalten
© W. Kohlhammer GmbH, Stuttgart
Gesamtherstellung: W. Kohlhammer GmbH, Stuttgart

Print:
ISBN 978-3-17-039182-6

E-Book-Formate:
pdf: ISBN 978-3-17-039183-3
epub: ISBN 978-3-17-039184-0

In Erinnerung an den Internisten und Freund Wolfgang,
für den der philosophische Glaube ein Lebensgerüst wurde
und der im Jahre 2022 hundert Jahre alt geworden wäre

Vorwort zur Reihe

Psychiatrie und Psychotherapie nehmen im Kanon der medizinischen Fächer eine besondere Stellung ein, sind sie doch gleichermaßen auf natur- wie kulturwissenschaftliche Methoden und Konzepte angewiesen. Bereits vor hundert Jahren wies der Arzt und Philosoph Karl Jaspers darauf hin, dass man sich im psychopathologischen Zugang zum Menschen nicht auf eine einzige umfassende Theorie stützen könne. So warnte er entsprechend vor einseitigen Perspektiven einer Hirn- bzw. Psychomythologie. Viel mehr forderte Jaspers dazu auf, die verschiedenen möglichen Zugangswege begrifflich scharf zu fassen und einer kritischen Reflexion zu unterziehen. Diese Mahnung zur kritischen Pluralität gilt heute ebenso, werden sowohl auf neurobiologischem als auch auf psychotherapeutischem bzw. sozialpsychiatrischem Gebiet nicht selten dogmatische Positionen vertreten, ohne dass andere Sichtweisen in der wissenschaftlichen Auseinandersetzung ausreichend berücksichtigt würden.

Die Reihe »Horizonte der Psychiatrie und Psychotherapie – Karl Jaspers-Bibliothek« möchte die vielfältigen Zugangswege zum psychisch kranken Menschen in knappen Überblicken prägnant darstellen und die aktuelle Bedeutung der verschiedenen Ansätze für das psychiatrisch-psychotherapeutische Denken und Handeln aufzeigen. Dabei können viele Probleme im diagnostischen und therapeutischen Umgang mit den Menschen nur vor dem Hintergrund der zugrundeliegenden historischen Konzepte verstanden werden. Die »Karl Jaspers-Bibliothek« möchte den Leser dazu anregen, in solch pluralistischer und historisch weiter Horizontbildung den drängenden Fragen in Psychiatrie und Psychotherapie nachzugehen, wie sie die einzelnen Bandautoren entfalten werden. Ziel der Reihe ist hierbei auch, ein tieferes Bewusstsein für die begrifflichen Grundlagen unseres Wissens vom psychisch kranken Menschen zu entwickeln.

Oldenburg/Berlin/Kempten
Matthias Bormuth, Andreas Heinz, Markus Jäger

Inhalt

Einleitung

Der anhaltenden, zuletzt epochalen Austrittswelle aus den christlichen Kirchen in Deutschland und anderen Ländern Europas zum Trotz: die Religion resp. der religiöse Glaube als wichtiges Thema ist wieder angekommen in der Psychiatrie und Psychotherapie. Und Spiritualität hat Eingang als Kategorie gesundheitlichen Wohlbefindens in die Resolutionen und Definitionen der WHO gefunden. Die daseinsgeschichtliche, anthropologische Bedeutung und die individuelle psychodynamische Funktion systematisierten Glaubens beschäftigen nicht nur die Kulturwissenschaften, sondern auch die Naturwissenschaften und die Medizin. Religiöser Glaube ist Forschungs- und Diskursinhalt auf nationalen und internationalen Kongressen wie in zahlreichen Publikationen. Um der zunehmenden fachpsychiatrischen Auseinandersetzung gerecht zu werden, hat z. B. die DGPPN (Deutsche Gesellschaft für Psychiatrie und Psychotherapie, Nervenheilkunde und Psychosomatik) 2013 eigens das Fachreferat »Religiosität und Spiritualität« gebildet – explizit neben den vorbestehenden themenverwandten Referaten »Philosophische Grundlagen der Psychiatrie und Psychotherapie« und »Interkulturelle Psychiatrie und Psychotherapie, Migration«. 2016 wurde sodann von der DGPPN das richtungweisende Positionspapier »Religiosität und Spiritualität (R/S) in Psychiatrie und Psychotherapie« (Utsch et al. 2017, S. 141–146) vorgelegt. Dieses Positionspapier geht davon aus, dass »R/S zum Menschsein gehören« und »sowohl beim Patienten als auch beim Psychiater/Psychotherapeuten identitätsbildend sind«. Dies werde »in existenziellen Krisen und Grenzsituationen besonders deutlich, aber auch in Momenten der Sinnerfülltheit und Lebensphasen existenzieller Indifferenz […] R/S sind als persönliches Sinnsystem und kulturbildende Einflussfaktoren in der Psychotherapie wahrzunehmen und zu würdigen« (ebd. S. 142). Hierzu werden in dem Positionspapier detaillierte Empfehlungen gegeben.

Auf der internationalen Ebene spricht die WPA (World Psychiatric Assoziation) in ihrer gemeinsam von der »Section on Religion, Spirituality and Psychiatry« mit der WHO (World Health Organization) erarbeiteten »Stellungnahme zu Spiritualität und Religion in der Psychiatrie« davon, dass »in systematischen Überprüfungen der akademischen Literatur mehr als 3.000 empirische Studien identifiziert wurden, die den Zusammenhang zwischen Religion/Spiritualität (R/S) und Gesundheit untersuchen« (Moreira-Almeida 2016, S. 87). Laut WPA berichten 84 % der Weltbevölkerung von einer religiösen Zugehörigkeit. In ihrer Stellungnahme hat die WPA zusammenfassend »die Bedeutung der Integration von Spiritualität/Religion für die klinische Praxis, Forschung und Ausbildung in der Psychiatrie hervorgehoben und auf die Wichtigkeit ethischer Implikationen für die klinische Praxis der Psychiatrie hingewiesen.

Während in der ersten Dekade des neuen Jahrhunderts/Jahrtausends auch in Deutschland Veröffentlichungen zum Thema Religion und Psychiatrie sehr überschaubar blieben (Utsch 2005; Kaiser 2007; Mönter 2007) findet sich seit etwa 5–7 Jahren geradezu eine Publikationsflut mit behandlungsrelevanten Untersuchungen, Übersichten und Aufarbeitungen, von denen nur einige wenige angeführt werden können (u. a. Baatz 2017; Cyrulnik 2018; Frick et al. 2018; Juckel et al. 2018; Utsch et al. 2017; Utsch 2018; Ohls und Agastoras 2018; Machleidt 2019; Mönter et al. 2020b).

Was nun ist passiert in den letzten eineinhalb Jahrzehnten, dass – kurz gesagt – der religiöse Glaube in der Psychiatrie wieder zum Thema wurde? Dem Zeitgeist folgend sah die Psychiatrie inkl. der sich herausbildenden Psychotherapie in den 150 Jahren zuvor die Religion als mental überholt an. Ebenso wieder dem Zeitgeist folgend findet die Wiederentdeckung der Religion als maßgeblich die Weltpolitik, die Länder und Gesellschaften aller Kontinente prägende oder zumindest beeinflussende Kraft nun auch in der Psychiatrie ihren Widerhall. Zeitlich verbindet sich diese Entwicklung vor allem mit dem Ende des Kalten Krieges. Ohne Zweifel haben die unterschiedlichen Prozesse der Globalisierung und mit ihr vor allem die Migration und damit die Konfrontation der westlichen Psychiatrie mit den fremden Kultur- und Überzeugungswelten von Immigranten sehr erheblich zu der neuen Bedeutungswahrnehmung von Religion beigetragen. Dies wird auch in nationalen und internationalen Positionspapieren psychiatrischer Fachgesellschaften wie der DGPPN herausgestellt.

Als weiterer Faktor spielt nach eigener Erfahrung in Deutschland auch das sich stärker durchsetzende Selbstverständnis der Psychiater als neurobiologisch-psychiatrische Fachärzte wie zugleich als kompetente Psychotherapeuten (gleich welcher Psychotherapiemethoden) eine wichtige Rolle; korrespondierend ist auf Seite der psychologischen Psychotherapeuten (gleich welcher Psychotherapiemethode) eine zunehmende Offenheit für die somatische Seite psychischer Erkrankung zu finden. Das zeigt sich u. a. an dem wachsenden Interesse von Ärzten und Psychologen an der oftmals indizierten zweigleisigen (psychotherapeutischen und psychiatrisch-pharmakologischen) Behandlung schwer psychisch Erkrankter; entsprechende Therapieempfehlungen finden sich nunmehr selbstverständlich auch in den S3-Leitlinien zur Behandlung z. B. schizophren, bi- oder auch unipolar Erkrankter. Die Überwindung vormalig oft anzutreffender dichotomer Sicht (somatisch versus psychisch) ermöglicht offenkundig neue Perspektiven, die – schaut man auf Karl Jaspers' Konzept und seine Fragen zur »Forderung der Synthese unseres Wissens vom Menschen und das Bild der Psychopathologie« (Jaspers 1973, S. 625) – nicht als wirklich neu, sondern eher als verschüttet anzusehen sind. Ausgehend von einer »Leib-Seele-Einheit« lehnte Jaspers Verabsolutierungen von Teilaspekten strikt ab: »Es gibt nicht Einzelnes, das nicht durch anderes Einzelnes und durch das Ganze abgeändert würde, nichts Ganzes, das nicht durch das Einzelne bestände« (ebd., S. 626).

Heute erlaubt die zunehmend ambulant und im Lebensumfeld erfolgende Tätigkeit von Psychiatern und Psychotherapeuten ein stärker individualisiertes Verständnis des Patienten in seiner »Leib-Seele-Einheit« und damit eine kompetentere Behandlung wie auch eine persönlichere Begegnung. Sich änderndes

Selbstverständnis der Psychiater und Psychotherapeuten verbunden mit einem Wechsel von der Methodenzentrierung hin zur Patientenzentrierung sowie eine stärkere Kooperation untereinander einerseits und die Konfrontation mit religiös stark gebundenen Menschen anderer Kulturkreise andererseits führten Berliner Psychiater und Psychotherapeuten aus allen Versorgungssektoren gleich nach Gründung (2003) des Vereins für Psychiatrie und seelische Gesundheit (www.psychiatrie-in-berlin.de) dazu, Religion und Religiosität im psychiatrischen Kontext zu thematisieren. Im September 2006 fand dann eine erste Fachtagung zum Thema statt: »Religion und Psychose – Sinnsuche und Sinnstiftung im psychiatrischen Alltag«. Der Tagungsbericht, erweitert u. a. um Beiträge aus Betroffenen- und Angehörigenperspektiven ist veröffentlicht unter dem Titel »Seelische Erkrankung, Religion und Sinndeutung« (Mönter 2007). Ein Jahr später erfolgte eine öffentliche Tagung in der Berliner Urania, die mit über 300 Teilnehmern eine überraschend breite Resonanz fand. Vom Verein für Psychiatrie und seelische Gesundheit wurde in der Folge ein Arbeitskreis »Religion & Psychiatrie« etabliert, der seither jährlich religionswissenschaftlich-psychiatrische Kolloquien durchführt (siehe hierzu Mönter und Mundle 2020; Mönter 2022). Von 2013 bis 2019 realisierte der AK ein mit Lottomitteln unterstütztes Modellprojekt zur psychotherapeutischen Beratung und psychiatrische Informationsveranstaltungen in religiösen Gemeinden, vor allem in türkischen und arabischen Moscheen, das PIRA-Projekt (Psychiatrie-Information-Religion-Austausch) (Mönter et al. 2020a, S. 216–229).

In dem ersten Flyer des AK Religion & Psychiatrie (2008) heißt es: »Wer in der psychiatrischen Behandlung den Patienten ernst nimmt, kann nicht nur nach sogenannten wissenschaftlichen Kriterien vorgehen; Wissenschaft analysiert und versucht zu objektivieren, macht den Patienten zum Objekt und versucht dadurch hilfreich zu sein. Wer in der psychiatrischen Behandlung den Patienten ernst nimmt, muss auch dessen subjektive Sicht und die ganz persönliche Seite seines Leidens, seines Lebens, seiner Familie, seines Umfeldes wahrnehmen und in der Therapie berücksichtigen. Die subjektive Sicht des Patienten beinhaltet auch seinen Glauben oder seine Weltanschauung und natürlich auch ggf. seine religiöse Gemeinschaft. Dies ist – vereinfacht gesagt – der alltägliche Erfahrungs-Hintergrund, warum wir im Verein für Psychiatrie und seelische Gesundheit uns mit dem Thema Religion und Psychiatrie befassen.«

Der vorliegende Band wendet sich nun vorrangig an die vielen Akteure der helfenden Berufe insbesondere der psychiatrischen und psychosozialen Bereiche, für die helfendes Engagement sich verbindet mit Gespür und Interesse für die Vielfalt und den dynamischen Wandel des gesellschaftlich-kulturell-geistigen Lebenshintergrunds ihrer Klienten und Patienten. Angesprochen werden natürlich auch in sozialpsychiatrisch-dialogisch-polylogischer Tradition alle interessierten Zeitgenossen, die über ihr eigenes, ggf. auch gestörtes Befinden und Verhalten oder das Befinden und Verhalten anderer nachdenken und Hintergründe im Zusammenhang mit religiöser Prägung und religiösem Glauben einordnen, verstehen wollen. Die Bereiche der Psychiatrie, Psychosomatik und Psychotherapie werden in diesem Zusammenhang einheitlich verstanden, da sich keine relevanten Differenzen im Grundverständnis finden. Aus Gründen flüssiger Lesbarkeit wird auf die Nennung aller drei Bereiche verzichtet und zumeist wird nur ein Bereich genannt, der dann in aller Regel immer auch für die nicht mitaufgeführten steht. Dies gilt im Grundsatz auch für die unterschiedlichen Psychotherapieschulen, auch wenn einzelne Konzepte angeführter Autoren auf methodenspezifischem Hintergrund entwickelt wurden. Diesbezüglich geht es beim Blick auf den religiösen Glauben um jeweils ergänzende, nicht um konkurrierende Perspektiven. Eine möglichst wenig fachbegriffliche Sprache und zugleich fundierter Sachhintergrund hatten klare Priorität vor Tiefe und Vollständigkeit der mit allen angeschnittenen Themen immer auch verknüpften wissenschaftlichen Diskussion. Die Auswahl ergänzender, erklärender Literatur erfolgte in der Systematik eines Psychiaters/Psychotherapeuten der Praxis, der den aufkommenden, die enge Fachdisziplin überschreitenden Fragen und Herausforderungen eher nach eigener Wertschätzung für die Praxis und nicht stringent wissenschaftlich-systematisch nachgeht.

Dass die Betrachtung des religiösen Glaubens aus psychiatrischer und psychotherapeutischer, somit ärztlich-medizinischer Perspektive nur unter Einbeziehung der Erkenntnisse anderer Wissensdisziplinen wie vor allem der Religionswissenschaften und weiterer Kulturwissenschaften möglich ist, gehört zum Selbstverständnis dieses Bands innerhalb der Karl-Jaspers-Bibliothek. Somit sind als Adressaten vor allem die am Blick über die eigenen Fachgrenzen und Erfahrungen hinaus Interessierten angesprochen.

An dieser Stelle danke ich den Herausgebern Matthias Bormuth, Markus Jäger und Andreas Heinz wie auch dem Verlag sehr für das Vertrauen, einem Praktiker die psychiatrische Aufarbeitung religiösen Glaubens in eben der Karl-Jaspers-Bibliothek anzutragen. Mit Andreas Heinz verbindet sich neben langjährig freundschaftlich-kollegialer Zusammenarbeit bei innovativen Projekten zur sektorübergreifenden Verbesserung psychiatrischer Versorgung explizit auch seine langjährige Unterstützung des AK »Religion & Psychiatrie« wie z. B. auch seine Mitwirkung bei Moschee-Veranstaltungen im PIRA-Projekt.

Die Breite der angestrebten Betrachtung war trotz des eigenen Erfahrungshintergrunds mit über fünf Jahrzehnte gehender praktischer Tätigkeit in der nervenärztlich-psychiatrisch-psychotherapeutischen Versorgung und den angesprochenen Aktivitäten im Spannungsfeld von Psychiatrie und Religion durchaus herausfordernd. Zu vielen religionsgeschichtlichen, anthropologischen und philosophischen Fragen sind die Beschreibungen und Standpunkte der Sicht und Gedankenwelt eines langjährigen Praktikers entsprungen; die fachlich-theoretische Untermauerung ist dementsprechend limitiert. Die unterschiedlichen Kapitel mit den vielen Einzelaspekten von der Evolution bis zu Fragen von Staat und Politik und dem Bereich der Kunst und Musik mögen einigen Lesern zu ausholend erscheinen; tatsächlich verbinden sich mit den geschilderten Aspekten aber fast immer auch konkrete Behandlungserfahrungen einzelner Menschen. Trotz der vielen behandelten Einzelaspekte und Themen blieben wichtige Bereiche ausgespart, worauf im Text gelegentlich hingewiesen wird. Auch fanden manch anregende Positionen und Konzepte und ihre Autoren keine Berücksichtigung, was der unvermeidlichen Umfangsbegrenzung dieses Bands und nicht mangelnder Wertschätzung geschuldet ist.

Die Berücksichtigung religiösen Glaubens in Psychotherapie und Psychiatrie und dessen adäquate therapeutische Validierung in Bezug zur Vielfalt und zum Wandel ist das zentrale Anliegen dieses Buchs. Dabei fällt unvermeidlich der Blick auch auf die grundsätzliche Glaubensbereitschaft resp. auch die Glaubensfähigkeit, die vom Autor als eine anthropologische Konstante gesehen wird. Es geht aus psychotherapeutischer Sicht um den Status quo und die Vorgeschichte. Die zukunftsgerichtete Dimension des Glaubenswandels kann lediglich in einigen Aspekten (wie ▶ Kap. 6.2 Prognose oder im abschließenden ▶ Kap. 17) angedeutet werden. Eine systematische Erörterung der divergenten Möglichkeiten zukünftiger Entwicklung erfolgt nicht. Jedoch: »Nichts ist so beständig wie Wandel«; dieser wechselnd Heraklit von Ephesus (535–475 v. Chr.) und Charles Darwin (1809–1882 n. Chr.) zugeschriebene Satz gilt grundlegend für die Geschichte des Lebens. Dem folgend können heute über die Bedeutung und Funktion religiös bzw. spirituell ausgestalteten Glaubens und ihrer Institutionen in 50, 100 oder gar mehreren Jahrhunderten keine Aussagen gemacht werden bis auf die schlichte Feststellung, dass sie nicht mehr die heutige sein werden.

Die Gliederung des Bands ist selbsterklärend: Nach dem Blick auf Geschichte, Tradition und deren Wandel (▶ Kap. 1–5) geht es in den ▶ Kap. 6–10 um die Rolle von Religion in Staat und Gesellschaft und die Thematisierung religiöser Identität, wozu auch die Einzel-»Statements« unterschiedlich Gläubiger gehören. Im umfangreichsten und zentralen Teil (▶ Kap. 11–16) wird das Religionsverständnis der Psychiatrie und Psychotherapie und ihr Verhältnis zum religiösen Glauben und zu Spiritualität untersucht. Dabei wird für stärkere, auch respektvolle Beachtung der religiösen Seite des Menschen und um Ambiguitätstoleranz geworben. Ein Experteninterview im Kontext der Arbeit des AK Religion & Psychiatrie mit Prof. Peter Antes dient der Vertiefung der religionswissenschaftlichen Aspekte dieses Buchs. Die Fotos in diesem Werk sollen die Fragen lediglich atmosphärisch untermalen.

Mein großer Dank geht an die psychiatrischen und psychotherapeutischen Kolleginnen und Kollegen des Arbeitskreises Religion und Psychiatrie, an die Mitwirkenden der religionswissenschaftlich-psychiatrischen Kolloquien, die mit ihren so unterschiedlichen Erfahrungen das eigene Verständnis und das Bild vom Menschen und der Welt wesentlich mitgeprägt haben. Dies gilt auch für die Teilnehmer zahlreicher Qualitätszirkel speziell zur Thematik interkultureller Kompetenz wie auch dem therapeutischen Team des Gesundheitszentrums für Flüchtlinge http://www.gzf-berlin.org/, das aufzubauen mir gemeinsam mit den Mitstreitern von XENION Psychosoziale Hilfen für politisch Verfolgte e. V., und Dipl.-Psych. Sabrina Scherzenski in den letzten Jahren gegönnt war. Ich danke sehr herzlich allen direkt mit Beiträgen im Buch Beteiligten und ausdrücklich den psychiatrischen und psychotherapeutischen Kolleginnen und Kollegen, Patientinnen und Patienten, Theologinnen sowie dem Imam Ender Cetin und dem Jesuitenpater Christoph Soyer für Durchsicht und Kommentierung einzelner Kapitel. Auch werden mir in diesem Kontext manche Waldspaziergänge durch den Grunewald und um die Seen Berlins in der »Corona-Zeit« unvergesslich bleiben. Meiner bibel- und lebenskundigen Ehefrau Viola danke ich für liebevolle Unterstützung und anregende Diskussionen. Anita Brutler vom Kohlhammer-Verlag danke ich für ihre hilfreiche Begleitung.

Über mehr als 50 Jahre sind Vielfalt und Wandel zentrale Phänomene der eigenen fachlichen Erfahrungswelt. Die persönlich überblickten Veränderungen sind enorm: von einer sich wandelnden, zunehmend multiethnischen Patientenstruktur über ein sich änderndes Krankheitsverständnis, einem gleichwohl diversem Patienten-Selbstverständnis bis hin zu sich ändernden fachlichen Sichtweisen, therapeutische Methoden und Versorgungsmöglichkeiten und nicht zuletzt einer sich politisch und gesellschaftlich-kulturell rasant ändernden Zeit.

Noch ein Hinweis zum Schluss: Zugunsten einer lesefreundlichen Darstellung wird in diesem Text bei personenbezogenen Bezeichnungen in der Regel die männliche Form verwendet. Diese schließt, wo nicht anders angegeben, alle Geschlechtsformen ein (weiblich, männlich, divers).

1 Definitorische Vorbemerkungen zu Religion, Glauben und Spiritualität

Die Welt des religiösen Glaubens und der Weltanschauungen, der religiösen Gemeinschaften und Kirchen, der Religiosität und Spiritualität, der Sekten und des Aberglaubens ist vielgestalt und facettenreich. Zur Vermeidung grober Missverständnisse erscheinen einige definitorische Vorbemerkungen, wie die Begriffe in diesem Buch verwandt werden, unverzichtbar. Einleitend geht es um die Abgrenzung der Begriffe Religion, religiöser Glauben, Religiosität und Spiritualität. Es ist von Bedeutung, dass es eine allgemeinverbindliche Definition von »Religion« seitens der Religionen selbst und auch seitens der unterschiedlichen wissenschaftlichen Disziplinen nicht gibt; das macht deutlich, dass es bei der Religion und verwandten Begriffen um einen standpunkt- und kontextabhängig unterschiedlichen Verständigungsprozess und um Deutungen geht. Gut geeignet für eine in diesem Buch oft vergleichende resp. übergreifende Sicht der Religion resp. der Religionen erscheint die Definition von Peter Antes, dem langjährigen Präsidenten der International Association for the History of Religions. Antes begleitet den Berliner »Arbeitskreis Religion & Psychiatrie« seit erster Tagung in 2006. In seiner Definition von Religion weist Antes auf die Provenienz seiner aus dem christlich geprägten Kulturkreis hin und schreibt: Religion sei »seit der Aufklärungszeit eine übliche Bezeichnung für Weltanschauungen [...], die verschiedene Dimensionen umfassen« (Lexikon des Dialogs 2016, S. 367). Es geht – so Antes – um

a. »eine kognitive (z. B. Vorstellungen vom Universum und von der Welt, Wertesystem, Glauben an die Existenz des *Übernatürlichen*),
b. eine affektive oder emotionale (d. h. religiöse Gefühle, Einstellungen und Erfahrungen),
c. eine instinktive oder verhaltensmäßige (z. B. Riten und soziale Bräuche wie Opfer, Gebete, Zauberformeln, Anrufungen),
d. eine soziale (z. B. Existenz einer Gruppe) und
e. eine kulturelle (z. B. Abhängigkeit der Religion von Zeit und Raum, von dem ökologischen, sozialen und kulturellen Umfeld)« (ebd., S. 367, Hervorhebung im Original).

Die von Prof. Mehmet Kalayci (Islamisch-theologische Fakultät der Universität Ankara) in dem schon genannten Lexikon des Dialogs gegebene Definition von *din* (Religion) greift konkret auf Korantexte zurück; Kalayci schreibt: »Gott hat die Religion (din), auf die hin der Mensch von Natur aus angelegt ist [...], in vollendeter Form geoffenbart [...] und dabei den Gläubigen weder unlösbare Aufgaben noch Zwang auferlegt [...]« (ebd., S. 368, Hervorhebung im Original). *Din* wird abgegrenzt von den *Scharias*, die die praktische Umsetzung der grundlegenden metaphysisch-ethischen und unveränderbaren Prinzipien von *din* in je

19

Gemeinschaft unterschiedlicher und veränderbarer Weise vorgeben (vgl. ebd., S. 368–369).

Die hier deutlich werdende starke Kontextabhängigkeit der Definitionen gilt grundsätzlich auch für das Selbstverständnis anderer Religionen. Dies ist ebenso für den Begriff »Glauben« zu berücksichtigen. Darauf weist der Berliner Religionswissenschaftler Hartmut Zinser kritisch hin, »wenn wir außereuropäische nichtchristliche Religionen Glauben nennen, auch wenn in diesen von Glauben nicht die Rede ist, sie sich selber vielmehr als Einsicht in Wahrheiten (Buddhismus) oder als Erfüllung der Pflichten gegenüber den Göttern (römische Religion) oder als Unterwerfung unter Gottes Willen (Islam) ansehen« (Zinser 2000, S. 5).

Aufgrund unterschiedlicher Definitionen bestehen anhaltend unterschiedliche Auffassungen, welcher Bewegung, welchem geschichtlichen, gesellschaftlichen Phänomen überhaupt die Zuschreibung »Religion« zugestanden wird; markantestes Beispiel ist wohl der Konfuzianismus, der ohne Gottesvorstellung und ohne Jenseits auskommt. Unter dem nicht nur ökonomisch wichtigen Aspekt der rechtlichen Stellung und staatlicher Privilegien religiöser und weltanschaulicher Gemeinschaften ist in Deutschland die staatliche Anerkennung der Bezeichnung »Religionsgemeinschaft« auf Antrag (also entsprechend der Selbsteinschätzung) hin bedeutsam; Voraussetzung einer Anerkennung ist u. a., dass Kriterien wie »Einheit des Bekenntnisses«, »geistiger Gehalt«, »Gefügtheit« u. ä. erfüllt sind (vgl. hierzu Rademacher 2003, S. 603 ff.). Das ist nicht ganz konfliktfrei, da die grundgesetzlich garantierte Religionsfreiheit eine inhaltliche Prüfung ja untersagt, worauf hier nur hingewiesen sei.

»Der religiöse Glaube« dient diesem Buch als Titelgeber auch als inhaltliche Ausrichtung, da er auf den persönlichen Glauben als psychologisches Phänomen fokussiert. Er korrespondiert mit der formalen oder auch nur inneren Zugehörigkeit zu einer Religion in der oben wiedergegebenen Definition von Antes. Unterschieden wird, wie in ▶ Kap. 8 näher ausgeführt, u. a. zwischen dem persönlichen und dem kollektiven religiösen Glauben.

Spiritualität, früher im Christentum oftmals als »Frömmigkeit«, im Islam und anderen Religionen u. a. auch als »Geistigkeit« verstanden, hat seine Herkunft nicht nur in den traditionellen großen Religionen, sondern auch in vielen religiösen Bewegungen der letzten Jahrzehnte. So wird Spiritualität von esoterischen Spezialanschauungen als Inhalt in Anspruch genommen wie der Begriff auch als Marketingprodukt auf dem Sinngebungsmarkt fungiert. Eine humanistische Spiritualität ohne Transzendenzbezug, die z. B. der Dalai Lama vertritt (mit grundlegenden menschlichen Werten wie Güte, Freundlichkeit, Mitgefühl und der liebevollen Zuwendung) sowie eine säkularisierte Spiritualität wie sie der Philosoph Thomas Metzinger mit seinem Konzept von »Spiritualität und intellektuelle Redlichkeit« (Metzinger 2014) propagiert, erweitern den Begriff hin zu einem Sammelbegriff, dessen Aussage zunehmend unspezifisch erscheint.

Andererseits hat der Begriff mit diesem sehr weit gefassten Verständnis aber Eingang auch in Resolutionen der Weltgesundheitsorganisation gefunden. »Für die Weltgesundheitsorganisation (WHO 1998) ist dagegen jeder Mensch spirituell, weil er sich spätestens angesichts des Todes existenziellen Fragen stellen muss. [...] Heute wird das Konzept Spiritualität weltweit als wichtiger Faktor für gesundheitliches Wohlbefinden angesehen und dient als anthropologische Kategorie, um die existenzielle Lebenshaltung insbesondere in Grenzsituationen zu beschreiben. Spiritualität kann als die Bezogenheit auf ein größeres Ganzes definiert werden, die inhaltlich entweder religiös (›Gott‹), spirituell (›Energie‹) oder säkular (›Natur‹) gefüllt wird« (Utsch 2020a, S. 53). Dieses Verständnis korrespondiert mit einem Statement von Albert Einstein zur Religiosität, was nun wiederum die begrifflichen Überschneidungen spiegelt, aber inhaltlich ob der poetischen Dimension dieses Genies der Naturwissenschaft zitiert sei: »Das Schönste und Tiefste, was der Mensch erleben kann, ist das Gefühl des Geheimnisvollen. Es liegt der Religion sowie allem tieferen Streben in Kunst und Wissenschaft zugrunde. Wer dies nicht erlebt hat, erscheint mir, wenn nicht wie ein Toter, so doch wie ein Blinder. Zu empfinden, dass hinter dem Erlebbaren ein für unseren Geist Unerreichbares verborgen sei, dessen Schönheit und Erhabenheit uns nur mittelbar und in schwachem Widerschein erreicht, das ist Religiosität. In diesem Sinne bin ich religiös« (Einstein 1932).

Die beschriebene Unschärfe der Definitionen und ausdrückliche Kontextbindung kann nicht als Spezifikum des religiösen Bereichs angesehen werden; offenkundig ist sie auch als Ausdruck kategorial eben nicht unumstößlich präzise erfassbarer Phänomene der existenziell-essenziellen Wirklichkeit des Menschen anzusehen. So sollte sie nicht als Unzulänglichkeit oder gar Fehler missinterpretiert werden; bei allem wichtigen Bemühen um präzise Sachverhaltsbeschreibungen sollte das Verständnis von Unschärfe gerade als Ausdruck adäquater und souveräner Situationserfassung angesehen werden. Auch im Psycho-Bereich geht es nicht viel anders, wenn man auf die unterschiedlichen Verstehenskonzepte der Psychotherapie mit kaum noch vollständig erfassbarer Differenzierung der verschiedenen Psychotherapierichtungen wie auch der Psychiatrie und Psychosomatik mit ihren unterschiedlichen Blickwinkeln (biologisch, sozial, ethnologisch, kulturell, neurobiologisch, somatopsychisch u. a. m.) schaut. Auf die unterschiedlichen Standpunkte aus psychotherapeutischer und psychiatrischer Perspektive und die Konzeptunterschiede der unterschiedlichen psychotherapeutischen Schulen wird nicht explizit eingegangen; sie werden vielmehr als sich in ihren Perspektiven ergänzend und weniger als konkurrierend verstanden.

2 Überlegungen zur Entstehung religiösen Glaubens

2.1 *Primus in orbe deos fecit timor*

Die Frage nach dem Anfang, dem Ur-sprung und der frühesten Entwicklung von Religion ist wie die Frage nach der Entstehung (der »Schaffung«), dem Anfang und der frühen Entwicklung der ersten Menschen unverändert herausfordernd und hochspannend. »Tief ist der Brunnen der Vergangenheit. Sollte man ihn nicht unergründlich nennen?« so beginnt Thomas Mann seine berühmte Tetralogie »Joseph und seine Brüder« und nennt sein Vorspiel mit dem Abriss babylonischer, ägyptischer und biblischer Geschichte »Höllenfahrt«. Seine erklärte Absicht: »im Geist der Ironie das Wesen des Menschen in seinen mythischen Anfängen zu erkunden« (Mann 1954, S. 5). Es sind die großen Mythen der Menschheit, die sich – zumeist verknüpft mit der Entstehung der Welt und des Menschen – auch mit der Entstehung der Religionen befassen. Gründungsmythen haben über alle Zeit hinweg als sinnstiftende, das Menschheitswissen komprimierende und transportierende Erzählungen gesellschaftlich eine nicht zu ersetzende Bedeutung und behaupten ihre Wirkmächtigkeit in den unterschiedlichen Kulturen und Erdteilen bis heute.

Hier geht es erstmal um einige historische Fakten; denn der Nebel um den Auftritt des Homo sapiens vor gerademal ca. 200.000, nach neuesten Funden und Einschätzungen 300.000 Jahren (Djebel Irhoud, Marokko) in unserem viele Milliarden Jahre alten Kosmos beginnt sich seit etwa 200 Jahren zu lichten. Mit Charles Darwins Evolutionslehre über die Entstehung der Arten im 19. Jahrhundert und der nachfolgenden u. a. molekulargenetischen Forschung des 20./21. Jahrhunderts kann wissenschaftlich bekanntermaßen heute nicht mehr bestritten werden: Im Zusammenspiel mit umweltinduzierten Selektionsprozessen vergrößerte sich das Gehirn unserer affenähnlichen Vorfahren über Millionen von Jahren bis hin zur Fähigkeit des aufrechten Ganges (»homo erectus«). Mit der immer differenzierteren Nutzung der Hände wie auch der Ausbildung eines differenzierten Kommunikationsorgans, des Kehlkopfs, zeigte sich – nach weiteren Entwicklungsstufen – schließlich in Afrika »Homo sapiens«, der wissende Mensch. Nicht wenige Details der Entwicklung sind weiter Gegenstand wissenschaftlicher Forschung und Diskussion. Belegt ist ein migrantischer Grundzug des Homo sapiens, wenngleich er später sesshaft wurde. Allein die Schnelligkeit seiner Besiedlung der aus afrikanischer Sicht restlichen Welt ist beeindruckend. Diese ersten Wanderungsbewegungen der modernen Menschen von Afrika nach Europa und Asien, später dann auch in alle weiteren Kontinente, sind mittlerweile relativ klar, da sie durch genetische Marker im Y-Chromosom heute lebender Menschen rekonstruiert werden können.

Menschheitsgeschichtlich ist davon auszugehen, dass gemeinsame Vorstellungen von der eigenen Person, dessen Lauf von Geburt bis zum Tod sowie von der Belebtheit der umgebenden Welt und damit verknüpfter Bedeutungskonstruktionen an zumindest basale Formen sprachlicher Verständigung und an soziale Strukturen gebunden waren. Überhaupt ist die Entstehung religiöser Vorstellungen und kultischer Handlungen nur als ein soziales und nicht individuelles Phänomen denkbar. Dies gilt für die Bedeutungssetzung wie natürlich die sich daraus ergebenden frühen gemeinschaftlichen Handlungsweisen wie z. B. Bestattungen. Diese liegen zeitlich zwischen 120.000 v. u. Z. und 37.000 v. u. Z. und werden als die ältesten bekannten, kultisch-religiös motivierten Handlungen zusammengefasst. Die Erforschung des sozialen, kulturellen Lebens der frühen Menschen beruht vor allem auf klassisch archäologischen Funden, die mit modernster, vor allem radiologischer Technik auf Alter, Herstellungsmodus, (Ab-)Nutzung untersucht werden. Auch tragen entwicklungspsychologische, kognitionswissenschaftliche oder auch neurobiologische Forschungen zu immer komplexer werdenden Vorstellungen von der Entwicklung der Religion bei. Simple Analogieschlüsse aufgrund von Vergleichen mit heutigen Naturreligionen bzw. ethnischen Religionen, die zuvor aufgrund ihrer angeblichen »Primitivität« lange für die ältesten Formen von Religion gehalten wurden, werden heute von den meisten Religionswissenschaftlern abgelehnt; diese schriftlosen Religionen sind aufgrund der nicht vorhandenen Dogmen und ihrer großen Anpassungsfähigkeit allesamt jünger als Schrift-Religionen. Andererseits gehen jede Befundinterpretation und spekulative Theorieformulierung auch von der motivationalen, emotional-affektiven wie kognitiven Gegebenheit aus, wie wir sie heute bei uns Menschen in den unterschiedlichen sozial-kulturellen Kontexten anfinden. Allerdings fehlen für diesen frühen Prozess der Menschheitsgeschichte die theoriebelegenden Texte.

Mit dieser Einschränkung erscheint die Feststellung, dass mit verfeinerten Bestattungsformen in der jüngeren Altsteinzeit (ca. 40.000–11.500 v. u. Z.) erste Jenseitsvorstellungen verknüpft sind, relativ belastbar, wie auch die in dieser Zeit entstandenen Höhlenmalereien (Funde bis dato vor allem in Südfrankreich, Nord-Spanien sowie Indonesien, Australien, auch Afrika) religiöse Interpretationen zulassen. Dies gilt auch für die Skulpturen; sehr häufig sind Frauenskulpturen, die Interpretationen als (Mutter-)Göttinnen und als Symbole von Fruchtbarkeit und des Kreislaufs des Lebens gefunden haben. Zu den komplexen Diskussionen in der Religionswissenschaft inkl. der unterschiedlichen Interpretationsmodelle vorliegender Befunde sei verwiesen auf die ausführliche interdisziplinäre Darstellung »Götter, Gene, Genesis« (Wunn et al. 2015). Als eine zentrale Botschaft unterstreichen die Autoren, dass »die Religionsentwicklung durch das Paradox gekennzeichnet ist, dass ihr Verhaltensmuster zugrunde liegen, die verhaltensbiologisch teils sehr viel älter sind als der Mensch« (ebd., S. VII). Sie führen u. a. die Verteidigung des eigenen Territoriums als Lebensgrundlage an. Die Allgegenwärtigkeit des Todes und eine bedrohliche Umwelt sind zudem der Hintergrund für die »kulturgenerierende Bedeutung von Angst und Angstbewältigung« (ebd., S. 22). Sie verweisen auf die »Notwendigkeit existentielle Ängste zu bewältigen, als Motor für die Entstehung von Religion« (ebd. S.26) und zitieren den berühmten Ethnologen Bronislaw Malinowski (1884–1942): »Von allen Ursprüngen der Religion ist das letzte Grundereignis – der Tod – von größter Wichtigkeit« (ebd., S. 26). Bereits 1988 wies der Religionswissenschaftler Hartmut Zinser auf die religionspsychologisch viel zu wenig berücksichtigte »bereits in der Antike bekannte Überlegung, *primus in orbe deos fecit timor*[1]« (Zinser 1988, S. 105) hin, die ja auf Psychisches verweist, »indem in dieser Überlegung die Angst, sowohl de facto die Angsterzeugung, als auch das Versprechen der Angstbewältigung ins Zentrum der Religion gerückt ist« (ebd., S. 105).

2.2 Entstehung und Bedeutung des Ritus – der sakrale Komplex I

Angst und Angstbewältigung stehen auch am Beginn der Entwicklung ritueller Handlungen und den damit korrespondierenden Narrativen, den Mythen. Die Fülle der Literatur zu diesem Thema ist geradezu unübersehbar. Aufgrund seiner umfassenden und in seinen Schlussfolgerungen für einen Psychiater/Psychotherapeuten der Praxis gut nachvollziehbaren kulturgeschichtlichen Analyse wird nachfolgend immer wieder auf das zweibändige große Alterswerk Jürgen Habermas' »Auch eine Geschichte der Philosophie« Bezug genommen; Habermas bezieht sich mit seinem klaren philosophisch-kulturanthropologischen Anspruch häufig auf Karl Jaspers und setzt sich mit seinen Thesen kritisch auseinander. Im 1. Band »Die okzidentale Konstellation von Glauben und Wissen« seines grundlegenden Werkes (Habermas 2019) hat er umfänglich die »sakralen Wurzeln« und die prähistorischen Weltbilder und den »Weg zur achsenzeitlichen Transformation des religiösen Bewusstseins« (ebd., S. 175–306) untersucht; von ihm stammt auch der Begriff des sakralen Komplexes. Habermas fragt, worin das »exclusiv Eigene der Religion« besteht (ebd., S. 189), und konstatiert: »Das nachmetaphysische Denken neigt dazu, das der Religion eigentümliche, für ein religiöses Weltverständnis konstitutive Moment zu verfehlen, solange es nur die kognitiven Strukturen in den Blick nimmt [...]. Diesem Blick entgleitet der sakrale Komplex, der sich keineswegs nur aus [...] Lehrinhalten zusammensetzt, sondern eben auch aus dem gemeinschaftlichen rituellen Vollzug der existenziell gelebten Glaubensinhalte« (ebd., S. 192).

Dem Ritus schreibt Habermas einen »nachvollziehbaren intrinsischen Sinn« für die beteiligten Gläubigen zu, »ganz unabhängig davon, welche Funktion ihm aus Beobachterperspektive zugeschrieben werden kann« (ebd., S. 192). Er nimmt eine »Durkheim'sche Beobachtung, dass alle bekannten Kulturen unmissverständ-

---

1 Übersetzung des von Papinius Statius (40–96 n. u. Z.) dem Petronius zugeschriebenen Originals: Furcht hat als erste in der Welt die Götter gemacht

lich zwischen sakralen und profanen Handlungsweisen und entsprechenden Lebensbereichen unterscheiden« (ebd., S. 194) auf und formuliert als Entstehungshintergrund die Hypothese, dass, »wenn das gesellschaftliche Kollektiv durch unerwartet unbeherrschbare Umstände in Krisen stürzt oder der Einzelne an Bruchstellen des Lebenszyklus aus dem Gleichgewicht gerät«, er auch ggf. »rettende Prozesse« erfahren kann (ebd., S. 196 f.). »Beide Elemente, die ohnmächtige (!) Erfahrung der rettenden (!) Befreiung aus einer vernichtenden (!) Gefahr spiegeln sich im ambivalenten, gleichermaßen von Schrecken wie Ehrfurcht geprägten Modus des Umgangs mit sakralen Gewalten« (ebd., S. 197). Hier setzt nach Habermas der »Glauben an das Walten sakraler, die jeweils eigenen menschlichen Kräfte transzendierender Mächte« ein (ebd., S. 198). Der zur Abwehr der Bedrohung und Erzielung von Rettung gebildete Ritus, die kultische Handlung, fördert Abstand zur Bedrohung und dient mit der praktischen Handlung »die verlorene Fassung zurückzugewinnen« (ebd., S. 198). So gesehen basiert die religiöse Sinngebung auf dem Bewusstsein der »Befristung« unserer Lebenszeit und der »Erschöpfbarkeit« der physischen, materiellen und kulturellen Lebensressourcen. Somit ist die Erschütterbarkeit (früh-)menschlichen Lebens der zentrale Erfahrungshintergrund, der affektiv vor allem mit Angst verbunden ist. Der Ritus entwickelt sich im stufenlosen Lernprozess der frühen Menschen und hat – unabhängig auch von begleitender Narration – einen den Zusammenhalt der Gruppe stärkenden Einfluss.

Nicht erst die moderne Psychologie weiß: Angst gehört zum Leben eines jeden Menschen. Mechanische Angstlosigkeit galt schon Aristoteles als Tumbheit. Heute wird Angstlosigkeit psychopathologisch als Unfähigkeit zu situationsadäquater Emotionsgenerierung verstanden; anderseits ist Angst über explizit klassifizierte Angststörungen hinaus auch wesentliches Begleitsymptom fast aller psychischen Erkrankungen. Angst zählt neben Freude, Liebe, Trauer, Wut, Schuld, Scham zu den Grundgefühlen, die den Menschen sein gesamtes Leben hindurch begleiten. Angst ist eine elementare Emotion des menschlichen Organismus, die in ihrer psychovegetativen, psychosomatischen und psychomotorischen Erregungsdynamik als eine anthropologische Grundgegebenheit verstanden werden kann. Kampf- und Fluchtreflexe, auch Erstarrung erscheinen als die basalen Reaktionsweisen; die gemeinsame Angstabwehr gegen äußere Bedrohung gilt noch heute als gesellschaftliche Maxime und verlängert kulturell in mannigfacher Ausprägung eine der frühesten Sozialhandlungen des Menschen. Die Lebenswirklichkeit des heutigen im Gegensatz zu früher mehr als doppelt so alt werdenden Menschen, ist – vor allem im seit Jahrzehnten erstmals in Frieden lebenden Mitteleuropa – weitaus weniger Alltagsbedrohungen ausgesetzt als es unsere frühen Vorfahren waren. Dass dennoch Angststörungen in den heutigen, zunehmend individualisierten Gesellschaften zu den häufigsten psychischen Störungen/Erkrankungen überhaupt gehören, ist ein wichtiges Thema der Psychiatrie und Psychotherapie.

Mit der skizzierten Bedeutung der Angst in heutiger Zeit korrespondiert, dass Fritz Riemanns tiefenpsychologische Studie von 1961 »Grundformen der Angst« wohl zu den meist gelesenen psychologischen Fachbüchern der vergangenen Jahrzehnte in nunmehr 45. Auflage zählt. Er schreibt in seiner Einleitung: »Es bleibt wohl eine unserer Illusionen zu glauben, ein Leben ohne Angst leben zu können; sie gehört zu unserer Existenz und ist eine Spiegelung unserer Abhängigkeiten und des Wissens um unsere Sterblichkeit. Wir können nur versuchen, Gegenkräfte gegen sie zu entwickeln: Mut, Vertrauen, Erkenntnis, Macht, Hoffnung, Demut, Glaube und Liebe. Diese können uns helfen, Angst anzunehmen, uns mit ihr auseinander zu setzen, sie immer neu zu besiegen« (Riemann 1978, S. 7). Ein luzides Update des Riemann'schen Konzepts mit präziser Beschreibung der evolutionsbiologischen (überlebenswichtigen) Voraussetzungen und der heute gut belegbaren neurobiologischen Prozesskaskaden hat Franziska Geiser (2013) vorgestellt. Sie geht über enge von den Psychotherapieschulen gesetzte Interpretations- und Therapievorschläge hinaus. Sie hebt hervor und begründet, dass Angst nicht nur Blockierung und Erstarrung bedingt: »Angst ist nicht nur ein wichtiger gesellschaftlicher Kitt, sie ist auch eine wichtige Voraussetzung dafür, andere lieben zu können« (ebd., S. 9). Sie spricht sogar von einer möglichen »Trittstufe zum Glück« (ebd., S. 9), wenn die Angst anerkannt wird und der von ihr Betroffene sich ihr stellt. Bemerkenswert ist Geisers Bezugnahme auf den dänischen Theologen Sören Kierkegaard, dessen 1844 erschienenes philosophisch-theologisches Essay »Der Begriff Angst« (Kierkegaard 2020) für die Existentialphilosophie mitbegründend wurde. Seine christlich dogmatischen orientierten Schlussfolgerungen kann Geiser zwar nicht nachvollziehen, aber: »Dennoch spricht mich sein Bild, dass Angst zur Erstarrung führen kann, man aber auch durch die Anerkennung der Angst zur Freiheit findet, sehr an, und ob man dabei den Sprung in den Glauben wagt oder [...] den Mut zum Sein findet, mag jedem selbst überlassen bleiben« (Geiser 2013, S. 9).

Eine Vielzahl anthropologischer, philosophischer und theologischer Studien beschäftigen sich mit dem Verhältnis von Angst und Religion bzw. allgemeiner mit der Bedeutung der Angst für die menschliche Wesenheit. Hier sei im Anschluss an vorstehende Ausführungen lediglich noch auf Andreas Topps Schrift »Philosophische Anthropologie der Angst – Versuch einer Synthese aus Helmuth Plessners exzentrischer Positionalität und Fritz Riemanns Grundformen der Angst« (Topp 2003) hingewiesen.

Der menschlichen Angst, der Bedrohung im weitesten Sinne wie sie schon die frühen Menschen erlebten, stehen auch im kulturanthropologischen Konzept Habermas' kompensierende, Angst-überwindende Verhaltensmuster resp. Entwicklungen gegenüber: So wird der Ritus als eine so nur dem Menschen durch »Rhythmuskompetenz« gegebene, einzigartige Kommunikation mit dem Körper gesehen, bei der »eine rhythmische Bewegung, die Tanz, Pantomime, Körperbemalung und Musik mit audiovisuellen und motorischen Ausdrucksgesten zu einer darstellenden Inszenierung verbindet« (Habermas 2018, S. 248) oder die auch einfach als eine Art »speech before language« (ebd.) zu bezeichnen ist. Wer einmal originäre Stammestänze z. B. afrikanischer Ethnien erlebt hat, weiß um die ungeheure Wucht und Vitalität, die sich in ihnen ohne jegliche sprachliche Mittel ausdrückt. Bereits »die psychosomatisch-emotionale Befindlichkeit (Angstgefühl und Herzklopfen) übernimmt eine Signalfunktion im inneren und äußeren Dialog. Emotion hat, metaphorisch gedacht, die Funktion einer Sprache in der intrapsychischen und interpersonellen Kommunikation« schreibt auch Rudolf

(2020, S. 50) im Fazit über die Funktion der Emotion. Und mit Blick auf »Vormenschen der Frühzeit«: »Die vorherrschende [mediale] Erlebnisstruktur […] bringt es mit sich, dass jedes bedeutsame äußere Ereignis heftige innere, vor allem affektive Reaktionen hervorrufen kann (speziell Angst und Wut) und umgekehrt, dass jede innere Erregung auch im Außen wahrgenommen wird. […] Die ängstliche oder wütende Erregung des Einzelnen setzt sich rasch auf die ganze Gruppe fort und führt zu gruppalen Reaktionen der Flucht oder des Angriffs« (Rudolf 2015, S. 100). Es ist davon auszugehen, dass in dieser Entwicklungsphase mit der Ausbildung komplexerer Gestik und der kommunikativen Lautspezifizierung bis zur Sprache bereits eine Symbolisierungsfähigkeit gegeben ist. Neuropsychologisch setzt dies parallel eine sich entwickelnde Theory of mind-Kompetenz (also Vorstellungen darüber was andere wissen und nicht wissen können) voraus (vgl. hierzu Medicus 2013, S. 72 ff.). Der frühe Schritt zum gemeinsamen Ritus mit »nachvollziehbarem intrinsischem Sinn« (Habermas, S. 192) liegt so gesehen bei der Funktion von Affekten wie der Angst in der Luft. Vergegenwärtigt man sich zudem die im Erleben der sich entwickelnden frühen Menschen noch fehlende Trennung von innen und außen, so kann vorrationales und präverbales (psycho-)motorisches Agieren in Form eines gemeinsamen Ritus als direkter Beeinflussungsversuch bedrohlicher Umwelt verstanden werden.

2.3   Mythos – der sakrale Komplex II

Mit Blick auf die Entwicklung der Deuter und spirituellen Leitpersonen versucht der Philosoph und Religionswissenschaftler Andreas Kött die Evolution der Religionen mithilfe der auf Niklas Luhmann zurückgehenden Systemtheorie der Religion zu rekonstruieren: »Die archaischen Religionen dienten dazu, das Geheimnisvolle vertraut zu machen, um die Angst vor dem Unbekannten zu verringern. Dies geschah wahrscheinlich durch die Entwicklung verschiedener Rituale, deren immer gleicher Ablauf ein Gefühl der Sicherheit gab. Doch die Fragen und Unsicherheiten nahmen zu, da der Kult offenbar nicht vor allen Unbilden schützte sowie in jenen Fällen, bei denen gegen Normen verstoßen wurde: Das Unbekannte wurde unberechenbar, der Bedarf nach Deutung und konkreter spiritueller Hilfe etwa bei Naturkatastrophen, Krankheiten oder unerwarteten Veränderungen der Lebensumstände wurde geweckt. Die Lebenswirklichkeit konkurrierte immer mehr mit dem Transzendenten und der Begriff des ›Heiligen‹ entstand. Folglich erfuhren Personen, die offenbar einen besonderen Zugang zur Geisterwelt hatten, immer mehr Respekt. Die Bedeutung der Religion – die noch untrennbar mit dem alltäglichen Leben verbunden war – wuchs deutlich. Dies äußerte sich auch in einer Vielzahl von Symbolen (Bilder, Gebäude, Kleidungsaccessoires, sakrale Gegenstände u. ä.). Die Frage nach Ursache und Sinn dieser zweigeteilten Welt wurde jedoch noch nicht gestellt« (Kött 2003, S. 317). Der Mythos »strukturiert das Wissen, das im Weltumgang akkumuliert wird, im Rahmen eines identitätsstabilisierenden Weltbildes« (Habermas 2019, S. 193). Mythische Erzählungen und rituelle Handlungen bilden somit gemeinsam den sakralen Komplex. Habermas verweist darauf, »dass Religionsgemeinschaften ohne den Kern einer liturgischen Praxis kaum Überlebenschancen haben« (ebd., S. 200).

Das Auftreten der Symbole entspricht dem basismäßig entängstigenden Mechanismus der Benennung und (im besten Fall auch zutreffenden) Identifizierung von unbekannten Phänomenen. Vorgenannte Überlegungen wie allein auch, dass die Benennung eines angstauslösenden Moments/Agens bereits zur Reorganisierung und Stabilisierung des psychischen Befindens beiträgt, erscheinen aus psychiatrisch-therapeutischer Sicht sehr gut nachvollziehbar. Ähnliche Phänomene der Angst und Mechanismen der Angstbewältigung finden sich auch bei heutigen Menschen wie das sowohl im Alltag zu beobachten ist als auch in psychotherapeutischen Behandlungen, in denen diese Abläufe reflektiert und möglichst bearbeitet werden. »Not lehrt betteln, Angst lehrt beten«, »Wenn's donnert, wachen die Gebetbücher auf«, lauten zwei alte deutsche Sprichwörter. Benennen, immer mehr Worte finden, komplexer sprechen führt auch zu komplexerem Denken mit magischen Kombinationen und Assoziationen. Habermas sieht eine Verknüpfung der Sprachentwicklung der frühen Menschengruppen, die auch ein zunehmend größeres Hirnvolumen aufweisen, mit den ersten komplexeren kognitiven Prozessen; er nimmt Bezug auf das Phänomen des »wilden Denkens« des Ethnologen Claude Lévi-Strauss, worauf hier aber nicht näher eingegangen werden kann. Habermas fasst es so zusammen: »Erst in dem Maße, wie sich die Darstellungsfunktion der Sprache aus den interaktiv vorgebahnten Schneisen löst, drängt sich der vergesellschafteten Intelligenz jener Reichtum an Beobachtungen auf, die das wilde Denken zu einer – wie Lévi-Strauss bewundernd meint: wissenschaftsanalogen – Verarbeitung in Gestalt mythischer Narrative herausfordern« (Habermas 2019, S. 254). So entwickelte der Mensch das »Bedürfnis nach einer kognitiven Aufbereitung der Informationsflut« (ebd., S. 254). Er sucht neue beobachtete Phänomene systematisch in Bekanntes einzuordnen und entwickelt so magische Verknüpfungen und »Erklärungen zum Ganzen eines kulturell gespeicherten und tradierten Weltwissens« (ebd.). Habermas sieht in diesem Moment den »Übergang von der artspezifischen »Umweltgebundenheit« der Menschenaffen zur symbolisch erschlossenen »Weltoffenheit« des Menschen. Er verweist in diesem Zusammenhang auf die »philosophische Anthropologie von Max Scheler, Helmuth Plessner [...]« (ebd., S. 250), worauf später in diesem Band nochmal kurz Bezug genommen wird.

Aus heutiger Sicht erscheint die vorstehend verkürzt wiedergegebene Hypothese Habermas' von der Entstehung des sakralen Komplexes aus Ritus und Mythos gut nachvollziehbar. Auch kommt einem die erst in den letzten Jahrzehnten erkannte grundlegende Bedeutung körpertherapeutischer Behandlungen in den Sinn; diese haben heute von der Atemtherapie über Bewegungstherapie, kraniosakraler Therapie, Integrativer Bewegungstherapie, Yoga-Therapien, Qi Gong bis zur Tanztherapie – um nur einige zu nennen – eine ungeheure Diversifizierung erfahren. Vergegenwärtigt man sich die elementare Bedeutung körperlicher Ausdrucksdynamik, wie sie essentiell seit Urzeiten zum menschlichen Wesen und Dasein dazugehört, so können ungeachtet notwendiger Validierungsprozesse der einzelnen Verfahren an der grundlegenden Wirkebene körperbezogener Therapien keine Zweifel bestehen. In der Praxis, insbesondere in den psychiatrischen und psychosomatischen Kliniken haben sie einen festen Platz gefunden.

Siegmund Freud hat für das Aufkommen von Religion und Gottesvorstellungen die Ebene der realen äußeren Bedrohtheit frühen menschlichen Lebens mit daraus resultierender Angst-awareness eher wenig einbezogen. Stattdessen hat er in seinem psychoanalytischen Erklärungsversuch »Der Mann Moses und die monotheistische Religion« mit seiner Theorie vom Vatermord der Bruderhorde einen zwischenmenschlichen Konflikthintergrund gezeichnet (Freud 1974b) und daraus resultierende Schuldgefühle als Hintergrund insbesondere des monotheistischen Glaubens angesehen. Zu dieser abseits der Psychoanalyse wissenschaftlich nicht aufgenommenen Theorie hat in jüngerer Zeit Jan Assmann eine kulturhistorische Untersuchung vorgelegt; er schlägt vor, »den ganzen Essay als eine Art ›historischen Roman‹ zu lesen, aus dem zwar wenig über tatsächlich vorgefallene historischen Fakten zu lesen ist, aber viel über die Ambivalenz der monotheistischen Vaterreligion und die Bedeutung unbewusster Übertragungen in der Kulturgeschichte zu lernen ist« (Assmann 2014, S. 133).

Die Betrachtung dieser frühen Entwicklungsphase der Menschen soll mit einer narrativen Interpretation prähistorischer Befunde durch Neil MacGregor, dem ehemaligen Direktor des British Museum, abgeschlossen werden. Er beschreibt in seinem Sammelband »Leben mit den Göttern« (MacGregor 2018, S. 27–37) eine 1939 in einer Karsthöhle auf der schwäbischen Alb gefundene, 1960 dann zusammengefügte Skulptur eines Löwenmenschen. Die aus Mammut-Elfenbein gefertigte Skulptur zählt mit ihrer Entstehungszeit von etwa 35.000 bis 41.000 v. Chr. zu den ältesten Kleinkunstwerken der Menschheit. MacGregor sieht in dem 31 cm großen Menschen mit dem Löwenkopf ein Beispiel frühesten religiösen Denkens und spekuliert über seine soziale Funktion und evtl. Bedeutung innerhalb eines Glaubenssystems. Er schreibt: »Die bislang einleuchtendste Hypothese lautet, dass die Menschen mit dem Löwenmenschen ein großes Kunstwerk produzierten, dass sie eine Erzählung schufen, welche die natürliche und die übernatürliche Welt miteinander verband, und dass sie dieses Narrativ in einer größeren Gemeinschaft zeremoniell inszenierten. Das ist etwas, was alle menschlichen Gesellschaften taten: nach Mustern zu suchen und dann Geschichten und Rituale darüber zu kreieren, die uns – uns allen – unsere Stellung im Kosmos zuweisen. Man könnte sagen: Wenn eine Gruppe sich darüber verständigt, wie sich die einzelnen Teile dieses großen Puzzles zusammenfügen, haben wir eine Gemeinschaft; *Homo sapiens* ist auch *Homo religiosus*, der nicht nur nach der eigenen, sondern auch unser aller Stellung im Kosmos sucht und bei dem Glauben eng mit Zugehörigkeit verbunden ist« (ebd., S. 37).

3 Wandel des religiösen Glaubens im 1. Jahrtausend v. u. Z. – die »Achsenzeit«

Karl Jaspers hat die auf die Frühzeit folgende Entwicklung im 1. Jahrtausend v. u. Z. mit dem besonderen Erfahrungshintergrund eines Psychiaters geschichtsphilosophisch formuliert und in eine eigene psychiatrische Anthropologie geführt. Reto Luzius Fetz hat diesen persönlichen Hintergrund einordnend aufgezeigt und schlicht erinnert, dass Jaspers von der Psychiatrie her zum Philosophieren kam und dass Philosophen in ihrer Sicht und Analyse oftmals geprägt sind durch ein vorausgehendes wissenschaftliches Interessensfeld bzw. vorbestehende Denkmodelle (vgl. Fetz 2017). Fetz beschreibt, wie z. B. Platon in der Geometrie und ihrer Ideenwelt, Aristoteles in der Biologie und deren Formprinzipien der Natur ihre gedanklichen Vorbilder fanden ebenso wie Kant in der »kopernikanischen Wende« durch die Newtonsche Physik.

3.1 Das Achsenzeit-Theorem

Jaspers sieht in den ca. 600 Jahren von 800 bis 200 v. u. Z. eine entscheidende Achse der Geschichte, da in dieser Zeit in den Hochkulturen Asiens, des Orients/Vorderasiens und Europas bedeutsame kulturelle Grundlagen und vor allem neue Denkkategorien geschaffen wurden. Danach sind diese auch heute noch aktuell und legen eine gewisse Einheit der weltgeschichtlichen Entwicklung nahe. Jaspers (1955) ging davon aus, dass diese Entwicklung unabhängig voneinander verlief. Er sieht Indien und China, Persien, den vorderen Orient und Europa mit Griechenland als die entscheidenden Länder/Kontinente und benennt die prägenden Persönlichkeiten Chinas wie vor allem Konfuzius und Laotse; er weist auf das Entstehen der Upanishaden in Indien und auf Buddha hin. »Im Iran lehrte Zarathustra das fordernde Weltbild des Kampfes zwischen Gut und Böse« (ebd., S. 14). Für Palästina beschreibt Jaspers die Propheten wie Elias, Jesaias u. a. und für die griechische Welt Homer, die Philosophen – Parmenides, Heraklit, Plato – und die Tragiker, Thukydides und Archimedes als die führenden Denker der Zeit. Die entscheidenden Merkmale der achsenzeitlichen Entwicklung sieht Jaspers wie folgt:

- »Das Neue dieses Zeitalters ist in allen drei Welten, daß der Mensch sich des Seins im Ganzen, seiner selbst und seiner Grenzen bewußt wird« (Jaspers 1955, S. 15).

- »Zum erstenmal gab es Philosophen. Menschen wagten es, als Einzelne sich auf sich selbst zu stellen« (ebd., S. 16).
- »Es wurden die widersprechendsten Möglichkeiten versucht. […] In diesem Chaos wurden die Grundkategorien hervorgebracht, in denen wir bis heute denken, und es wurden die Ansätze der Weltreligionen geschaffen, aus denen die Menschen bis heute leben« (ebd., S. 15).
- »Es begann der Kampf gegen den Mythos von Seiten der Rationalität und der rational geklärten Erfahrung (der Logos gegen den Mythos),
- Weiter der Kampf um die Transzendenz des Einen Gottes gegen die Dämonen, die es nicht gibt« (ebd., S. 15).
- »Es ist der *eigentliche Mensch*, der im Leibe gebunden […], durch Triebe gefesselt, seiner selbst nur dunkel bewußt nach Befreiung und Erlösung sich sehnt, und sie erreichen kann,– sei es im Aufschwung zur Idee, oder in der Gelassenheit der Ataraxie, oder in der Versenkung der Mediation, oder im Wissen seiner selbst und der Welt als Atman, oder im erfahren des Nirwana, oder in dem Einklang mit dem Tao, oder in Hingabe an den Willen Gottes« (ebd., S. 16).
- »In der Achsenzeit handelt es sich gerade um den Durchbruch zu den bis heute gültigen Grundsätzen des Menschseins in den Grenzsituationen« (ebd., S. 21).

Jaspers dachte in diesem von ihm als Entwurf bezeichneten Modell über Zeit und Raum hinaus. Er hatte das Schreckenssystem des Nationalsozialismus, das ihn gemeinsam mit seiner jüdischen Frau angesichts drohender Deportation auch zu konkreten Suizidplanungen geführt hatte, vermutlich nur dank eines überraschend schnellen Einmarsches der Amerikaner in Heidelberg (01.04.1945) überlebt. Vor diesem Hintergrund formulierte er mit der »Achsenzeit« die geschichtsphilosophische Grundlage einer weit über Europa und den abendländischen Humanismus hinausreichenden neuen Humanität. Im 21. Jahrhundert erhält dieser seinerzeit politisch-moralische und wohl auch zeittherapeutisch gedachte Ansatz angesichts zuvor nicht dagewesener Mobilität, weltumspannender Kommunikation, internationaler wirtschaftliche Verflechtung und Migration eine besondere Aktualität.

Die Kernaussagen des Entwurfs mit dem Übergang vom Polytheismus zum Monotheismus und vom Mythos zum Logos und damit dem geistigen Durchbruch beinhalten ein paralleles Verständnis von Transzendenz in den betreffenden Gesellschaften und Religionen; sie markieren die Trennung zwischen dem Weltlichen und dem Göttlichen. Im mythischen Zeitalter war das Göttliche Teil der Welt. Die Geister und Götter waren direkt beeinflussbar und manipulierbar. Wenn im achsenzeitlichen Denken das Göttliche aber das Wahre, das Eigentliche, das Vollkommene ist, dann kann das Irdische nur unvollkommen sein und auch eine Herrschaft ist damit weltlich und das erlaubt Herrschaftskritik. Ein Herrscher kann dann nicht mehr gottgleich sein. Maßgeblich sind fortan die »ewigen« göttlichen Wahrheiten. Propheten, Intellektuelle wie Priester und Schriftgelehrte werden somit zu den wichtigen Verkündern und Interpreten der Wahrheit.

Ihre Ergänzung fand das Modell mit seinen Überlegungen zum geschichtlichen Fortgang: politische Umwälzungen, Rückfälle in altes Denken und Renaissancen bis hin zu den Spätfolgen mit den ausdifferenzierten abrahamitischen Religionen des Christentums, des Islams und auch des erneuerten Judentums (beginnend mit der Verschriftlichung der Tora im 3. Jahrhundert n. u. Z.). In Jaspers Schaubild der Entwicklung folgt dann als weitere universelle große Umbruchzeit das wissenschaftliche Zeitalter und der hoffnungsgeprägte Übergang zum großen Ziel von Geschichte: »Die eine Welt der Menschheit des Erdballs« (Jaspers 1955, S. 37).

3.2   Der Achsenzeit-Diskurs

Die Achsenzeit erschließt erstmals die Möglichkeit weltumspannender Kommunikation und führt eine Epoche geistiger Globalisierung herauf. »Zwar kommunizierten Konfuzius, Buddha, Zarathustra, Jesaja und Xenophanes nicht miteinander. Sie hätten sich aber verstanden« schreibt der Ägyptologe, Religions- und Kulturwissenschaftler Jan Assmann in seiner Monografie »Achsenzeit« (Assmann 2019, S. 184). Jaspers formulierte einen Blick auf die Geschichte, in dem das »bis dahin gültige euro- und christozentrische, monogenetische Bild der geistigen Entwicklung der Menschheit« überwunden wird (Assmann 2017, S. 46). Assmann kritisiert allerdings die starre Auslegung des Achsenzeit-Theorems als feststehende Epoche (wie z. B. die Bronzezeit); heute müsse »es darum gehen, sich von dem engen Zeitfenster der Achsenzeit als einer Epoche freizumachen und die Grenzen unseres wiedererkennenden Verstehens bis zu den Ursprüngen der Schrift in Ägypten und Mesopotamien auszudehnen« (ebd., S. 46).

So weist er u. a. daraufhin, dass der Zoroastrismus vor 1.000 v. u. Z. datiert und die viele Jahrhunderte vorausgehende ägyptische Hochkultur (inkl. temporärer monotheistischer Ausrichtung unter Echnaton) unzureichende Berücksichtigung findet. Assmann sieht als »großen Verdienst« Jaspers' weniger das Achsenzeit-Theorem selbst, sondern vielmehr das methodische Herangehen, das ermöglicht, die Achsenzeit-Theorie »als kulturanalytische Heuristik« zu verwenden (Assmann 2017, S. 46). Er resümiert: »Die Figur der Wende – vom Poly- zum Monotheismus, vom Mythos zum Logos – ist vielmehr eine Eigenheit des europäischen Kulturgedächtnisses und hat dadurch die westliche Kulturphilosophie geprägt [...]. Nur Europa erinnert sich seiner Vergangenheit im Zeichen der großen Wende. Damit hängt auch die Frage nach dem Sinn oder Ziel der Geschichte zusammen, die nicht griechischen, sondern biblischen Ursprungs ist. Die christliche Geschichte schöpft ihren Sinn aus einem Ursprung – der Offenbarung – und einem Ziel – der Erlösung – und diese Struktur hält sich [...] auch durch alle Säkularisierungen durch. ›Dass wir aber überhaupt die Geschichte auf Sinn und Unsinn befragen, ist selbst schon geschichtlich bedingt: jüdisches und christliches Denken haben diese maßlose Frage ins Leben gerufen‹« (Löwith 1983 zit. n. Assmann 2019, S. 15).

Das Achsenzeit-Konzept ist – initiiert vor allem durch den Soziologen Shmuel N. Eisenstadt (Eisenstadt 1982) – zum Gegenstand eines umfassenden Diskurses geworden, der zur kritischen Sicht resp. Weiterentwicklung des Konzepts führte. Durchweg betonen die Autoren die wegweisende Bedeutung und Fruchtbarkeit des Konzepts. Hinsichtlich spezieller Fragen stehen Anmerkungen im Vordergrund, die sich mit dem nicht gewollten, aber doch impliziten Eurozentrismus, dem notwendigen Verständnis einer Mehrschrittigkeit der Entwicklung und der Berücksichtigung wechselseitiger Verschränkungen der Religionen befassen. Assmann weist u. a. hin auf den Kulturphilosophen Lewis Mumford, der in der Achsenzeit eine »Bewegung von unten«, eine Revolte der Menschlichkeit, Bescheidenheit und Gerechtigkeit gegen Macht, Habgier und Gewalt sieht (vgl. Assmann 2019, S. 212).

Taucht man als interessierter Psychiater von heute in den lebendigen Diskurs mit den vielen Aspekten der Achsenzeitphilosophie ein, möchte man anmerken, dass die Etablierung des Gut-Böse-Prinzips des Zoroastrismus von Jaspers zwar als »forderndes Weltbild« Erwähnung findet, aber in ihrer großen Bedeutung für die abrahamitischen Religionen, zunächst das Judentum, dann im Besonderen für die Gedanken- und Gefühlswelt des Christentums und des Islam nicht berücksichtigt wird. Das zoroastrische Erbe des Kampfes des Guten gegen das Böse, personifiziert durch Ahura Mazda, den Schöpfergott wie Herrn des Lichts und der Weisheit, und seinen Widersacher Ariman, den bösen Geist, bedingt eine folgenreiche Polarität von richtig und falsch. Es brachte »in die Geschichte der westlichen Hemisphäre das unerbittlich Kämpferische auch auf geistigem Gebiet« und den »Kampf der Rechtgläubigen gegen die Falschgläubigen« (Weber 1935 zitiert von Assmann 2019, S. 164). Dies meinte der zitierte Kultursoziologe Alfred Weber, älterer Bruder Max Webers, religionsgeschichtlich, aber ergänzend findet diese moralische Unerbittlichkeit auch in der menschlichen Psyche, wie sie Psychiater sehen, ihren Niederschlag. Es wäre sicher interessant dem Unterschied zu anderen Deutungen des Weltgefüges z. B. des Yin und Yang-Dualismus und ihrer Auswirkung auf die kognitiv-emotionalen Strukturen nachzugehen.

Überleitend zum nachfolgenden Kapitel sei erneut ein Blick geworfen auf Positionen von Jürgen Habermas, dem es weniger auf die zeitlich korrekte und vollständige Einordnung damaliger Kulturen/Religionen ankommt als vielmehr auf den (sozio-)kulturellen Evolutionsprozess und auf den Ausblick auf das »nachmetaphysische Denken« und die heutige Zeit. Ausgehend von seiner Feststellung zur Achsenzeit, dass eine »»materialistische Erklärung‹ nicht zu finden ist […] [für] den Wandel von einem mythologisch-kosmogonischen Weltbild zu einem in Form kosmologischer Ethiken rationalisierten Weltbild« (Habermas 2019, S. 182). befasst er sich – wie schon aufgezeigt – tiefgehend mit den Wurzeln und dem »intrinsischen Sinn« von »Mythos und Ritus«, der Bedeutung von Sprache und Schrift. Auf diesem Hintergrund formuliert er Hypothesen »über Fortschritte sowohl des kognitiven wie des sozial- und moralkognitiven Wissens« und »warum kognitiv überlegene achsenzeitliche Weltbilder entstehen, in deren Licht sich die Symbiose von Heil und Herrschaft auflöst« (ebd., S. 181).

4 Kognitiver Durchbruch

4.1 Selbstreflexives Denken und Psychotherapie

Nach Jaspers besteht das Neue der Achsenzeit darin, »dass der Mensch sich des Seins im Ganzen, seiner selbst und seiner Grenzen bewusst wird« (Jaspers 1955, S. 15). Er schreibt hierzu weiter: »Das geschah in Reflexion. Bewußtheit machte noch einmal das Bewußtsein bewußt, das Denken richtete sich auf das Denken. Es erwuchsen geistige Kämpfe mit den Versuchen, den anderen zu überzeugen durch Mitteilung von Gedanken, Gründen, Erfahrungen. [...] In diesem Chaos wurden die Grundkategorien hervorgebracht, in denen wir bis heute denken, und es wurden die Ansätze der Weltreligionen geschaffen, aus denen die Menschen bis heute leben« (ebd., S. 15). In diesen Sätzen finden sich komplexe Aspekte, die auch als eine Charakteristik des selbstreflexiven Denkens verstanden werden können, was in der Theorie und Praxis der Psychotherapie eine entscheidende Dimension darstellt.

So bauen alle verbalen Therapieverfahren auf dem Grundmoment einer Einsichtnahme in eigenes Denken und Fühlen wie eigenes Verhalten auf. Nur die Bewusstheit seiner selbst ermöglicht eine Änderung in der Einstellung zu den Menschen, eine Neubewertung von Situationen, Beziehungen, Dingen und zu sich selbst. Die einzelnen Therapierichtungen akzentuieren je nach Methode ihr Vorgehen in idealtypischer Weise.

Individuierung und Identität

Wie hat sich nun diese psychotherapeutisch so bedeutsame Fähigkeit der Selbstreflexion herausgebildet? Rudolf schreibt in seiner »Anthropologie aus psychotherapeutischer Sicht« dazu im Vergleich zum wenig veränderten »Biologisch-Animalischen« und Triebhaften: »Das selbstreflexive Denken jedoch und das Bewusstsein des Selbst könnte etwas sein, das erst in jüngerer Zeit zutage getreten ist und damit die Voraussetzungen für die historische Entwicklung der menschlichen Kultur bereitgestellt hat« (Rudolf 2015, S. 94). Selbstreflexives Denken setzte einen Prozess voraus, der seinen Beginn in den ersten Schritten zur Individuierung, zur Herausbildung der eigenen Person schon in der Frühzeit hat. Diese Schritte erscheinen in einem dialektischen Sinne mit der durch Ritus und Mythos abgesicherten Vergesellschaftung resp. Gemeinschaftsbildung verschränkt. Wie Habermas schreibt »bilden *Verlust und Wiedergewinnung der eigenen Identität* das Muster der Selbstwerdung im Durchgang durch Krisen der gesellschaftlichen Integration« (Habermas 2019, S. 261). Wesentlich für Habermas ist, dass der Ritus wie die Entwicklung der Sprache und der mythischen Erzählungen immer das spannungsreiche Verhältnis von Individuum und Gesellschaft in sich tragen. »Die Angst gleichermaßen vor den *identitätsbedrohenden Folgen* der *Exklusion* wie der *Überinklusion*, vor dem Zerreißen des sozialen Bandes und der erstickenden Zwangsintegration bildet das Thema weit zurückreichender gattungsgeschichtlicher Erfahrungen, die in rituellen Ausdrucksformen verkapselt sind. [...] Der Untergang der je eigenen Identität droht von beiden Seiten, sowohl durch eine Verstoßung aus dem Kollektiv als auch durchs Aufgehen im Kollektiv« (Habermas 2019, S. 260 f.). Es geht um die »*Aufrechterhaltung der Balance* zwischen zu großer Abhängigkeit von und zu großer Distanz zu einer ebenso forcierend prägenden wie Halt gebenden kollektiven Identität« (ebd., S. 261). Dieses »Individuierungsdrama der lebensgeschichtlichen Passagen« versteht Habermas auch ontogenetisch, also auf den jeweils einzelnen damaligen Menschen bezogen und er liefert damit zugleich eine durchaus zutreffende Skizze heutiger Psychologie der Adoleszenz. Im Nebenschluss ist darüber hinaus auch das Drama des »Ich-Verlusts« in kollektivistisch-fundamentalistischen Religionsgemeinschaften heutiger Tage angedeutet.

Phylogenetisch gesehen kommt es in dieser über viele Jahrhunderte gehenden Menschheitsphase zu einer »*Revolution in der Art der Verhaltenskoordinierung*« und damit zu »einer Umstellung von den instinktiv gesicherten, affektiv gesteuerten, durch Signale ausgelösten Interaktionen von Artgenossen, die in ihrem intentionalen Handeln [...] *egozentrisch* befangen sind, auf die symbolisch vermittelten Interaktionen von Gruppenmitgliedern, die im Horizont ihrer gemeinsamen mit den Kontingenzen der Welt [Gegebenheiten, Hinzufügung N. M.] kooperativ zurechtkommen müssen« (ebd., S. 263). Somit geht die kognitive Herausforderung, die sich mit der Entwicklung der Mythen verbindet, »Hand in Hand mit einer psychodynamischen« (ebd., S. 263). Dieser dialektische Prozess der »Individuierung durch Vergesellschaftung« (vgl. Habermas 1988, S. 187–241) findet in der sich immer weiter differenzierenden Sprache und schließlich in der Schrift (ab ca. 5.000 v. u. Z.) seine vorantreibenden Medien. Hier kann die Entwicklung nur skizzenhaft angedeutet werden; viele Zwischenschritte und Aspekte u. a. der Wahrnehmungsstruktur, der emotional-affektiven Selbstregulation und der Ethikentwicklung bleiben hier folglich unerwähnt.

»Der Mensch, mit dem wir bis heute leben« entstand, so Jaspers (1955, S. 14), in der Achsenzeit und das beinhaltete – aufbauend auf Denkstrukturen in den vorachsenzeitlichen Hochkulturen Mesopotamiens und Ägyptens – auch die Weiterentwicklung seines Bewusstseins; es ist die Zeit, in der sich die Vorstellung von der Identität der Dinge und Personen manifestiert. »Denen, die in dieselben Flüsse hineinsteigen, strömen andere und wieder andere Wasserfluten zu« (Diehls 1957, S. 24) formulierte Heraklit, vorsokratischer Philosoph aus dem ionischen Ephesos (520–460 v. u. Z.), was später von Platon u. a. zu dem berühmten »Man kann nicht zweimal in denselben Fluss steigen« und der Fluss-Metapher mit dem Kernaspekt des Panta rhei (alles fließt) weitergeführt wurde (vgl. u. a. Capelle 2008, S. 98). Die sich so verändernde Struktur des Denkens kann immer nur wechselbezüglich zur gesamten psychischen, also affektiven und motivationalen Entwicklung der Menschen gesehen werden. Ebenso wenig wie es einen ganz umschriebenen Punkt in der Entwicklung gab, in der sich der Homo sapiens quasi in einer Generation von seinen Vorfahren differenzierte, ist auch die Herausbildung des selbstreflexiven Denkens des Menschen kein zeitlich eng umschriebenes (und nur kognitiv bestimmtes) Geschehen; man muss es sich als komplexe über Jahrhunderte (und mehr) gehende Entwicklung vorstellen.

Die gesellschaftliche und kulturelle Entwicklung der Achsenzeit

Andererseits schreitet mit der sich ändernden Denkstruktur sowohl die sozial-politische Entwicklung und Ordnung voran, wie auch die kulturelle Entwicklung sich auf allen Feldern dynamisch verändert. In Weiterführung der Denkweisen und Inhalte vorachsenzeitlicher Hochkulturen entstehen neue Götterwelten. Spielten in den Schöpfungsmythen die Personifizierung von Himmel, Wasser und Erde wie die »astrale Trias von Mond, Sonne und Venus (sowohl als Abend- wie als Morgenstern)« eine Rolle (vgl. Habermas 2019, S. 288), wächst jetzt die Welt der Götter auf eine kaum noch überschaubare dreistellige Anzahl mit zunehmend anthropomorphem Charakter. Die Götter Chinas, Indiens, Persiens, Kanaans und der griechischen Antike haben nun auch emotionale Konflikte, Stärken und Schwächen; sie können auch emotionale Erlebnisweisen wie Lieben und Hassen, auch Schlafen, Tot sein etc. repräsentieren. »Hier bestehen Parallelen zu der magisch-animistischen Denkwelt des Kindes in der frühen Autonomiephase« (Rudolf 2015, S. 103).

Politisch-soziologisch gesehen bilden sich im 1. vorchristlichen Jahrtausend verstärkt die Städte als Kristallisation von Politik, Macht und Kultur. Und die Menschheitsgeschichte der Kriege findet eine zunehmende technische Ausgestaltung (Trojanischer Krieg, »Zeit der Streitenden Reiche« in China). Es beginnt ihre literarische Beschreibung: die »Ilias« von Homer (ca. 800 v. u. Z.) und »Die Kunst des Krieges« von Sunzi (ca. 500 v. u. Z.), das noch heute zur Lektüre für ostasiatische Manager und Militärstrategen auf der ganzen Welt zählt; es führt bereits von der Kriegskunst zur Lebenskunst. Aber Krieg bleibt neben anderen Bedrohungen ein beherrschendes Überlebensthema. Auch das Aufkommen von Geld als Zahlungsmittel des wachsenden, zunehmend größere Entfernungen überwindenden Handels trägt bei zur Veränderung von Denken und Bewusstsein: Nicht mehr Tauschgeschäfte realer Gegenstände, Waren, Tiere, sondern normiertes Münzgeld sind fortan die Basis des Handels (vgl. hierzu u. a. Precht 2015, S. 63 f.). Und in diesen Jahrhunderten der Achsenzeit bilden sich die ersten Wissenschaften (Astronomie, Physik, Mathematik, Medizin u. a.) heraus.

Dem Historiker Ian Morris (geb. 1960) ist es nach Jan Assmann zu danken, die Achsenzeit hinsichtlich »der *Gleichzeitigkeit* des Durchbruchs um die *Zeitlosigkeit* der Geltung ergänzt« (Assmann 2019, S. 213) zu haben. »Morris' Zusammenfassung der achsenzeitlichen Topoi ist sehr originell und hebt neue Aspekte hervor wie Mitgefühl, Selbstdisziplin, Selbstsorge (cura sui) und Herrscherkritik«

(ebd., S. 214). »Die Literatur der Achsenzeit – (konfuzianistisch und daoistisch im Osten, buddhistisch und jainistisch in Südasien, die griechische Philosophie und die hebräische Bibel mit ihren Abkömmlingen Neues Testament und Koran im Westen) – wurden zu Klassikern, zu zeitlosen Meisterwerken, die seither für Millionen Menschen den Sinn des Lebens formuliert haben« (Morris 2012, S. 252). Die nun nachlesbaren Erfahrungsweisheiten führten allerdings auch zu einem neuen Konzept des »Selbst« und einem parallelen »Geltungsverlust der Götterwelt« wie Assmann ausführt (Assmann 2019, S. 215). Mit Bezug auf die weltweit schon Jahrtausende vorbestehende, aber in der Achsenzeit akzentuiert herausgestellte Goldene Regel »Behandle andere so, wie du von ihnen behandelt werden willst« zitiert Assmann nochmals Morris: »Alle Klassiker drängen uns, die andere Wange hinzuhalten, und sie zeigen uns Wege, Selbstdisziplin zu üben. Buddha setzt auf Meditation, Sokrates zog das Gespräch vor, jüdische Rabbiner hielten zum Studium an, Konfuzius pflichtete dem bei und fügte die peinlich genaue Befolgung von Zeremonien und Musik hinzu. Und in jeder Tradition gab es Anhänger, die zur Mystik neigten, während andere einem realistisch-erdverbundenen, volkstümlichen Weg folgten« (Morris 2012, S. 253, zit. n. Assmann 2019, S. 214).

Rezeption und Resonanz der Weltbilder und Religionen der Achsenzeit im westlichen Kulturkreis

Jaspers hat für seinen Entwurf der Achsenzeit das religiöse Inhaltsgefüge der Upanishaden und des im Hinduismus hoch einflussreichen spirituellen Bhagavadgita-Gedichts, des jüdischen Tenachs, der durch die Texte früher Rabbiner und Propheten erweiterten Tora wie die Lebenslehren und Religionen vor allem der Denker Zarathustra, Konfuzius, Lao tse, Buddha und die Weisheiten der griechischen Antike (beginnend bei den Vorsokratikern) epochal-programmatisch zusammengefügt. Sie können hier nicht angemessen erörtert werden. Von Jaspers wurden die Vordenker mit ihren Lehren in einem seiner Hauptwerke »Die großen Philosophen« intensiv im biografischen Kontext dargestellt (Jaspers 1957); hinsichtlich ihrer »maßgebenden« Bedeutung für die Menschen hat er Sokrates, Buddha, Konfuzius und Jesus bereits 1955, also im gleichen Jahr wie seinen Achsenzeit-Entwurf gesondert herausgestellt (Jaspers 1975). Eine »Psychologie der Weltanschauungen« hatte er schon viele Jahre zuvor (1919) als eines seiner ersten großen philosophischen Werke vorgelegt (Jaspers 1960).

Sowohl das Christentum wie der Islam werden von Jaspers geschichtsphilosophisch als Folgeerscheinungen der geistigen Achsenzeit-Dynamik gesehen, konkret als weitere abrahamitische Religionen verstanden. Unter Achsenzeit-Kriterien wird ihnen eigenständig Neues bzgl. der Entwicklung des Geistes nicht zugebilligt. Für Jaspers sind »die großen dogmatischen Religionen seit dem dritten Jahrhundert n. Chr. ein einheitsbildender politischer Faktor« (Jaspers 1955, S. 65), mit dem Abgrenzungen, Machtansprüche und Religionskriege verbunden sind. Auch auf diesen Aspekt des geschichtsphilosophischen Entwurfs Jaspers' kann hier nicht näher eingegangen werden.

Psychiatrisch-psychotherapeutisch und ideengeschichtlich von Bedeutung ist allerdings ein Blick auf die Rezeption der östlichen Religionen im Occident. Während die jüdisch-hellenistisch-christliche Gedanken- und Kulturwelt dem westlichen Betrachter seit vielen Jahrhunderten ursprünglich vertraut ist, haben die orientalische, indische und chinesische Denkwelt mit ihren Religionen erst in den zurückliegenden zwei Jahrhunderten stärkere Aufmerksamkeit bei europäischen Vordenkern und Philosophen gefunden. Beispielhaft nur seien aufgeführt: Wilhelm von Humboldt, der die Bhagavadgita in den Schriften der Berliner Akademie (1825–1826) als »das schönste, ja vielleicht das einzige wahrhaft philosophische Gedicht, das alle uns bekannten Literaturen aufzuweisen haben« beschrieb (von Glasenapp 2008, S. 9); Goethes begeisterte Gedankenfreundschaft mit dem persischen Dichterfürsten Hafiz und sein 1819 bzw. erweitert 1827 erschienener west-östlicher Diwan (von Goethe 1999); Arthur Schopenhauer, der sich intensiv mit indischen Religionen und Mythologien befasste und erklärtermaßen den Buddhismus vor anderen Religionen vorzöge, wenn er die Wahrheitskriterien seiner eigenen Philosophie anlegte (vgl. Schopenhauer 1997). Wohlbekannt ist des Weiteren die große Bedeutung des Avesta, des heiligen Buchs der zoroastrischen Religion, für Friedrich Nietzsche und nicht zuletzt sind aus dem 19. Jahrhundert Albert Schweitzer und Karl Jaspers als begeisterte Erforscher der chinesischen Kultur- und Religionswelt mit den sich ergänzenden drei Lehren des Konfuzianismus, des Daoismus und des Buddhismus zu nennen.

Als Inspiration und beispielhafte Herausforderung chinesischer Religion für die revolutionäre Denkweise eines sozialistischen Dichters des 20. Jahrhunderts sei die Lehre Lao Tse's (571 v. u. Z. – unbekannt) für Bertold Brecht genannt; als legendärer chinesischer Philosoph gilt Lao Tse als Autor des Tao Te King, des Buchs über Tugend und Vernunft, und damit als Begründer des Taoismus und des Yin und Yang-Dualismus. (Zur historischen Einordnung von Lao Tse vgl. Assmann 2019, S. 42–52). Brechts berühmtes, oft als sein schönstes beschriebenes Gedicht »Legende von der Entstehung des Buches Taoteking auf dem Weg des Laotse in die Emigration« beinhaltet als markanten Drehpunkt die daoistische Weisheit, die lautet »Dass das weiche Wasser in Bewegung mit der Zeit den mächtigen Stein besiegt. Du verstehst, das Harte unterliegt« (vgl. hierzu auch Detering 2008).

»Kultur des Selbst«, Cura sui und philosophisch-psychologische Weisheiten

Die Gedankenwelt des ersten vorchristlichen Jahrtausends spiegelt unmissverständlich die Fähigkeit, über sich selbst nachzudenken und eigenes Handeln kritisch zu reflektieren. Dabei waren die Lehren des Judentums, des Buddhismus, Hinduismus, der griechischen und der chinesischen Meister von konkurrierenden Schulen und einem »diskursiven Streit um die Wahrheit einer Lehre« begleitet, die dem vorachsenzeitlichen, »mythischen Denken fremd« war (vgl. Habermas 2019, S. 321–323). Rudolf (2015) hat diese reflektierende Ideenwelt einer »Kultur des Selbst« und einer »Ethik des Selbst« zugeordnet. Er nimmt Bezug auf Michel Foucaults Vorlesungen am Collège de France über das menschliche

Subjekt wie es sich seit der Antike, seit den Vorsokratikern in den philosophisch-literarischen Texten präsentiert (Foucault 2009). Rudolf stellt das »Erkenne Dich selbst« (Gnothi seauton), die viel zitierte Inschrift an einer Säule der Vorhalle des Apollontempels in Delphi, deren Ursprung zumindest im 6. Jahrhundert v. u. Z. liegt, in den Mittelpunkt. Die daraus entwickelte Maxime lautet: »Mache Dich vertraut mit Dir selbst, registriere, an welchem Punkt Deines Lebens Du stehst: wage es, auch die schmerzlichen Aspekte wahrzunehmen; gestehe Dir Deine Grenzen und Fehler ein, bedenke, dass Du sterblich bist« (Rudolf 2015, S. 109). In der (nicht nur) occidentalen Kulturgeschichte fand diese Maxime eine überwältigende Resonanz.

Im christlich geprägten Westen erfahren die Inhalte und Praktiken der östlichen Religionen auf breiterer gesellschaftlicher Ebene erst seit gut einem halben Jahrhundert größere Aufmerksamkeit. Zunächst führte die spirituelle, von den USA ausgehende New-age-Bewegung (im »Zeitalter des Wassermanns«) zur Bildung neuer, oft um Lehrmeister (Gurus) zentrierter Religionsgruppen, in denen die Anwendung unterschiedlicher hinduistisch-buddhistischer Meditationsformen von großer Bedeutung waren. In den letzten Jahrzehnten sind sie eher in den Hintergrund getreten (▶ Kap. 6.3). Seit Anfang der neunziger Jahre hat jedoch die von Jon Kabat-Zinn aus den Grundgedanken und der Praxis des Buddhismus entwickelte Achtsamkeitstherapie (Mindfulness Based Therapy) in den USA und Europa eine hohe, breitgefächerte Aufmerksamkeit wie auch wissenschaftliche Reputation innerhalb der Medizin und Psychotherapie erlangt (Kabat-Zinn 1990); seine zahlreichen Bücher in Deutsch über Achtsamkeit, Meditation, Stressbewältigung und die Weisheit der Sinne besitzen große Popularität.

Von zunehmender Bedeutung ist auch die »Weisheitstherapie«, wie sie von Kai Baumann und Michael Linden (Baumann und Linden 2008), mit Bezug zu Paul Baltes (Baltes und Smith 1990) konzipiert wurde. Bei der kognitiv-verhaltenstherapeutisch ausgerichteten Weisheitstherapie geht es u. a. um Faktenwissen, Kontexterfassung wie Fähigkeiten zur Distanzierung, zum Realitätscheck, Perspektivwechsel, Ungewissheitstoleranz, Empathie und Humor. Als zentraler Aspekt der Weisheitstherapie erscheint die Fähigkeit zur differenziert-kritischen kognitiven und emotionalen Situationserfassung, vor allem auch um die Fähigkeit zur Selbstkritik und zum Perspektivwechsel. Hier finden sich Kriterien wie sie auch schon im Kontext der achsenzeitlichen Entwicklung eines rationalisierten Weltbildes und des selbstreflexiven Denkens beschrieben wurden. Schon Platon galt Weisheit (griech. Sophia) als eine Kardinaltugend. Das achsenzeitlich neue Denken hat im Sinne der oben erwähnten Zeitlosigkeit (Morris) Verhaltensvorschläge und »Weisheiten« hervorgebracht, die zu pädagogischen Lehrsätzen wie z. T. auch zu Inhalten einer psychotherapeutischen Behandlung heutiger Zeit zählen.

Für Sokrates, den Begründer des Frage-Dialogs und »Märtyrer der Philosophie« (Jaspers 1975, S. 90) galt die Wissenschaft als einziges Gut und die Unwissenheit als einziges Übel. Von Konfuzius stammen die Sätze »Was man weiß als Wissen gelten lassen, was man nicht weiß als Nichtwissen gelten lassen: das ist Weisheit« (ebd., S. 151). »Wo alle hassen, da muß man prüfen; wo alle lieben, da muß man prüfen« (ebd., S. 150) sowie »Wissen zu erwerben, ohne über das Erlernte nachzudenken, bringt nichts; nur nachzudenken, ohne zu lernen, führt zur Verwirrung« (Xuewu Gu 1999, S. 99).

Und schon die vorsokratischen Sieben Weisen des späten 7. und 6. Jahrhundert v. u. Z. wussten: »Erkenne den rechten Zeitpunkt!« (Pittakos) (zit. n. Capelle 2008, S. 38), »Maßhalten ist das Beste«, »Nichts mit Gewalt tun« (Kleobulos) (ebd., S. 37) und »Alles ist Übung« sowie »Schimpfe so, dass du schnell wieder Freund werden kannst« (Periandros) (ebd., S. 38). Aphorismen dieser Art aus der Feder all der in diesem Buch genannten und weiterer Vordenker aus dem 3.–8. Jahrhundert v. u. Z., aus der Achsenzeit, finden sich heute in kaum zählbarer Menge auf den diversen Zitat-Portalen des Internets. Es wäre sicher reizvoll, sie den Kriterien der vorbeschriebenen modernen Weisheitstherapie en Detail gegenüber zu stellen. Hier werden erneut Parallelen zu zentralen Gedanken moderner Psychotherapie (unabhängig von Schule/Ausrichtung) sichtbar; weiteres über therapeutisch geprägte »Selbstbildung und Lebenskunst« in der Antike bis hin zum Vorschlag Senecas, die Unterstützung eines Lehrmeisters oder Seelenführers zu nutzen, sei auf die Ausführungen Rudolfs (vgl. Rudolf 2015, S. 109–113) verwiesen. Erinnert sei auch an die berühmte, bis heute populäre und immer wieder neu verlegte Schrift »De vita beata« (Seneca 2010). Seneca, der führende Vertreter der Stoa führt hier die Wichtigkeit der Tugend an und dass schon das Bemühen um die Tugend einen vir bonus (guter Mensch) auszeichne, was als Grundlage der »Glückseligkeit« zu sehen ist.

Bemerkenswert sind die Parallelen dieser Gedankenwelt zu den Lehren des Konfuzius mit den zentralen Begriffen der »Tugend und Weisheit« (vgl. Rudolf 2015, S. 113–119). Rudolf zählt auch die seitens eines Meisters der Song-Dynastie vorgeschlagenen zweckmäßigen Aktivitäten zur Einübung einer gelassenen Haltung auf, die dem Therapieprogramm einer modernen psychosomatischen Klinik entnommen sein könnten. Zusammenfassend betreffe der Vorschlag der alten Chinesen bemerkenswerter Weise »nicht eigentlich die Regulation eines auftauchenden Affektes, sondern das Bemühen, der Situation andere Bedeutungen beizumessen. Das Hintergrundkonzept bildet die Idee der ständigen Entwicklungsprozesse in der Dialektik der gegensätzlichen Kräfte von Yin und Yang« (ebd., S. 115).

Jenseitsvorstellungen

Last but not least finden das Jenseits und der Tod, die seit Menschheitsbeginn in allen Religionen eine zentrale Position innehaben, im Denken der Achsenzeit eine breite philosophische Beachtung. Platon (4. Jahrhundert v. u. Z.) z. B. meinte, der Tod stelle die Trennung von Körper und Seele dar; genau wie das Schöne, das Gleiche, das Gute ist die Seele ein wahres, immerwährendes Wesen. Hingegen gibt das Sterben des Sokrates »das Bild der heiteren Gelassenheit im Nichtwissen« (Jaspers 1975, S. 92). Für den gut 100 Jahre später lebenden Epikur zerfällt die Seele beim Tod, da sie nach seiner Einstellung »atomistisch« zusammengesetzt ist (Mewaldt 1973, S. 28). Trotz unterschiedlicher Theorien resultieren eine Gleichmut und Ruhe gegenüber dem Tod, wie sie dann auch bei Seneca, einem der führenden Stoiker zu finden sind (vgl. Seneca 2010). Vergegenwärtigt man sich die in vorausgehenden Kapiteln beschriebene Bedeutung der Angst und speziell auch der Angst vor dem Tod so kann hier eine bemerkenswerte Weiterentwicklung konstatiert werden. Gelassenheit gegenüber dem Tod verbindet auch die gegensätzlichen Denkwelten von Konfuzius und Lao Tse; hier sei nur Konfuzius zitiert »Wir wissen noch nichts vom Leben, wie könnten wir etwas über den Tod wissen?« (Lunyu 1998 zit. n. von Bauer 2000, S. 316). Weder das Samsara und das Nirwana des Hinduismus und Buddhismus, noch die Paradies-Vorstellungen des Christentums und des Islam noch die unterschiedlichen Vorstellungen des Judentums und überhaupt die Angst vor dem Tod in heutiger Zeit können hier diskutiert werden; es bleibt nur der Hinweis auf entsprechende Literaturen: u. a. Ohls und Kaiser 2021, Yalom 2010, von Barloewen 2000.

4.2 Der Mythos von der Überwindung des Mythos

Jaspers beschreibt den »Beginn des Kampfes gegen den Mythos von seiten der Rationalität und der rational geklärten Erfahrung (der Logos gegen den Mythos)« (Jaspers 1955, S. 15) als ein markantes Phänomen der Achsenzeit, das mit den anderen Merkmalen wie die Wendung vom Polytheismus zum Monotheismus und dem kognitiven Durchbruch verbunden ist. Aus Sicht Jan Assmanns jedoch »gehört Karl Jaspers' Achsenzeit-Theorie neben Sigmund Freuds Ödipus-Komplex und Max Webers Weltentzauberungsthese zu den wirkmächtigsten wissenschaftlichen Mythen der Moderne. Diese Wirkmächtigkeit ist auch der Grund, hier von ›Mythen‹ zu sprechen. Ein Mythos ist in allererster Linie ebendies: ein ungemein suggestives, erklärungs- und wirkmächtiges fundierendes Narrativ, eine Weltsicht und Handeln fundierende Geschichte von normativer und formativer Geltung. Daneben aber hat unser Begriff ›Mythos‹ auch eine kritische Bedeutung, die auf die problematische Fundierung der Erzählung im Gegebenen und Nachweisbaren verweist« (Assmann 2019, S. 18). Diese spannende Gegenüberstellung, wonach die – folgt man Jaspers – zeitgeschichtlich seit 2.500 Jahren anstehende und bis heute laufende Überwindung des Mythos selbst ein Mythos ist, interessiert nicht nur Philosophen und Historiker, sondern auch Psychiater, die in ihrem Alltag zu Beginn des 21. Jahrhunderts ja sehr konkret und auf mehrfacher Ebene mit der Realität individueller und kollektiver Mythen und der Frage der Rationalität in Diagnose und Therapie konfrontiert sind.

Hippokratische Medizin und das Ursache-Wirkungs-Prinzip

Geht man von den Feststellungen und Überlegungen Habermas' zu prähistorischer Sprachentwicklung, Narration und Mythos aus und führt sich die damit verbundene, umstürzende Entstehung menschlicher Welterforschungskompetenz vor Augen, so kommt auch der Bereich der Medizin mit ihren ersten nach rationalem Kalkül handelnden Heilern/Ärzten ins Visier; dazu gehören auch die ersten Theoriebildungen und die menschliche Kausalitätssuche in der Achsenzeit. Die enge menschheitsgeschichtliche Verschränkung von Religion und Heilritual z. B. bei schamanistischen Heilern sei an dieser Stelle außer Acht gelassen. Das Sammeln von Beobachtungen und die kognitive Aufbereitung der Informationsflut ist elementarer Bestandteil medizinischen Denkens und Handelns bei der Findung von Diagnosen und auch der einfachsten Theoriebildung. Der Begriff »Ursache« und andere noch heute in der Medizin zentrale Begriffe wie »Natur«, »Symptom«, »Indikation« und Methoden, wie die des Experiments oder die der Differenzialdiagnose, gehen zurück auf die hippokratischen Ärzte der Antike. Als einer der ersten Philosophen, die ein umfassendes Kausalitätsprinzip im Sinne einer Ursache-Wirkungs-Beziehung formulierte, gilt der Vorsokratiker Demokrit (459–379 v. u. Z.). Erklärungssuche gab es aber schon zuvor; so wurde in den »mythischen Religionen« der Jungsteinzeit bereits die Frage nach dem Ursprung der Welt gestellt und eher auf ur-stofflicher Ebene bzw. der Ebene von Ur-Prinzipien beantwortet. Alle Kulturkreise haben ihre Ursprungsmythen und Kosmogonien, was an dieser Stelle nur unter dem Aspekt des menschheitsgeschichtlich schon frühen Begründen-Wollens hervorgehoben wird.

Der Mensch, ein »Ursachenbär«

Zum menschlichen Erkenntnisprozess bis hin zur qualifiziertesten Modalität, der Wissenschaft gehören gleichwohl auch fehlerhafte oder falsche Theoriebildungen. Den heutigen Menschen faszinieren die präzisen astronomischen Kenntnisse, die sich z. B. in Grabanlagen der Jungsteinzeit wie der englischen Megalith-Anlage Stonehenge manifestieren; andererseits verwundert angesichts heutigen Wissens die bis zu Galilei geltende Annahme, die Erde sei eine Scheibe. Auf der Ebene der Medizin beeindruckt uns tief das Wissen und Können mittelalterlich-muslimischer Philosophen-Ärzte wie Ibn Sinas (Avicenna) oder Ibn Ruschd (Averroes), wie uns andererseits die Heilerfolge Franz Anton Mesmers mit seiner abstrusen Theorie des animalischen Magnetismus im frühen 19. Jahrhundert zum Schmunzeln anregen bzw. über die Wirkung von Suggestion nachdenken lassen. Von dem Physiker, Schriftsteller und Aufklärer Georg Christoph Lichtenberg (1742–1799) stammt das Zitat »Man könnte den Menschen so den Ursachen-Bär, so wie den Ameisen-Bär nennen. Es ist etwas stark gesagt. Das Ursachen-Tier, wäre besser« (Lichtenberg 1971/1826). Der Philosoph und Erkenntnistheoretiker Alfred Nordmann hat Lichtenbergs »Ursachen-Bär« in Bezug gesetzt zur »anthropologischen Anthropologiekritik« Wittgensteins und dessen Bezeichnung des Menschen als »zeremonielles Tier« (Nordmann 2015). Wittgenstein, der zu den bedeutendsten Philosophen des 20. Jahrhunderts zählt, hat sich besonders mit der Philosophie der Logik befasst. Tatsächlich liegen die genannten Zuschreibungen nicht weit auseinander; Nordmann: »Vielmehr erweist sich Lichtenbergs Ursachenbär bei näherem Hinsehen als ein zeremonielles Tier, und Wittgensteins zeremonielles Tier als vor allem ursachen- und bedeutungshungrig« (ebd., S. 120). In beiden Analogbeschreibungen geht es um die obsessive Neigung des Menschen Ursachen zu finden, zu deklarieren, notfalls auch ohne hinreichende Beobachtungen resp. einer belastbaren Auswertung. So werden gleichzeitige Ereignisse rasch kausal miteinander verknüpft, obwohl sie in Wirklichkeit voneinander unabhängig sind. Es ist eine offenkundig evolutionsbiologisch begründete, mit Neugier wie Ausprobierverhalten verknüpfte Neigung Beobachtungen zu ordnen und auf ihren Zusammenhang hin zu prüfen. Nordmann fasst eine wichtige Position Wittgensteins wie folgt zusammen: »Die Zeremonien des Bedeutungsgebens verlaufen sich dort, aber erkennen sich auch dort wieder, wo dem Ursachenbär zu viel geboten wird, alles auf alles bezogen werden kann, und es nur noch um die Befriedigung geht, die Erklärungen bieten, und gar nicht mehr darum, wie es wirklich ist« (ebd., S. 126). Daraus lässt sich folgern, dass die obsessive Ursachensuche des Menschen einerseits Erkenntnisfortschritt und gesichertes Wissen begründet wie andererseits Vermutungen, Hypothesen und Glaubenskonstrukte.

Kausalitätserwartung und subjektive Krankheitserklärungen

In heutiger Behandlungspraxis ist der Arzt im eigenen diagnostisch-therapeutischen Denken und Handeln, natürlich auch im Dialog mit dem Patienten mit der Frage nach dem »Warum« und der rational-logischen Erklärung einer Erkrankung konfrontiert. Dem nicht selten drängenden Kausalitätsbedürfnis steht beim Patienten potenziell eine Antwortfigur gegenüber, die in Religionen mit Konzepten von »Fügung in Gottes Wille«, »Kismet« im Islam oder in asiatischen Religionen auch dem »Karma«, das eng mit dem Glauben an Samsara, den Kreislauf der Wiedergeburten verbunden ist.

Subjektive Krankheitserklärungen mit Theoriekonstruktionen zur Entstehung und dem Wesen einer Erkrankung inkl. der vermeintlich erforderlichen Therapie weisen eine Doppelgesichtigkeit auf: Gerade bei psychischen Erkrankungen können »Krankheitsnarrative« zu innerer Verarbeitung beitragen wie andererseits auch negative Folgen zeitigen, wenn z. B. lebensentscheidende Therapiemöglichkeiten aus Glaubensgründen im weitesten Sinne unterbleiben. Die häufig anzutreffende Komplexität der Hintergründe einer Erkrankung macht jedoch die Abkehr von monokausalen und allzu raschen Erklärungsmuster erforderlich, wenngleich in Akutsituationen eine schnellstmögliche Ursachenidentifikation für die ärztliche Handlungsfähigkeit unverzichtbar ist. Die Komplexität, gerade chronische Erkrankungen der Psyche zu erfassen und sie gut zu vermitteln, ist im Praxisalltag selten einfach. Dabei gilt es wertzuschätzen, dass subjektive Ursachentheorien des Patienten nicht nur diagnostisch wertvoll sind, sondern für den Betroffenen auch Sinn machen. Ohne überzeugende Erklärung, ohne Benennung möglicher Ursachen Krankheiten wie auch andere, allfällige Bedrohungen der Natur, auch durch andere Menschen, Tod und Abschied auszuhalten, ist herausfordernd-anstrengend, ggf. existenziell verstörend.

Die Grenzen der Rationalisierungs- und Entzauberungstheorie oder die Überwindung von Mythen als Ausgang neuer Mythen

Mit der Achsenzeit-Theorie wurde die griechische Philosophie- und Denk-Tradition (von Homer bis zur Sophistik und Sokrates) auf die allgemeine Entwicklung menschlichen Denkens transkulturell übertragen, da sich in China, Indien, Persien, Israel und Griechenland ähnliche kognitive und kulturell-religiöse Prozesse fanden. Die damit einhergehende Postulierung eines mehr oder weniger unaufhaltsamen geistigen Entwicklungsgangs von niedrigeren Stufen menschlichen Welt- und Selbstbewusstseins zu immer vollständigeren und klareren Stufen, wodurch das Achsenzeit-Konzept als eine Form der Modernisierungstheorie und These der Entzauberung und unabwendbar fortschreitenden Rationalisierung der Welt erscheint, bezweifelt Jan Assmann. »Der Rede ›vom Mythos zum Logos‹ lässt sich entgegenhalten, dass auch im Mythos sehr viel Logos steckt und umgekehrt, dass das ›logische Denken‹ nach wie vor auf bestimmte Bereiche wie Technik und Wissenschaft beschränkt ist und dass die Konzeption dieser Wende nach wie vor eine ›westliche‹ Idee bleibt, auch wenn die Achsenzeit-Theorie sie auf die ganze Welt ausdehnen und den euro-zentrischen Standpunkt überwinden will« (Assmann 2018, S. 16). In der Tat sind ganze Lebensbereiche wie Liebe, Beziehung, Freundschaft, auch Geschäfte und die Politik reiner Ratio entzogen und haben mehr mit Vertrauen, emotionaler Zuneigung, Intentionen, Glauben und ggf. mit deren Gegenpolen zu tun. Ebenso lebt das große Feld aller Kunst von anderem als dem Logos und Musik ist weit mehr als nur die pythagoreisch berechenbare Musik. Selbst die Wissenschaft ist ohne Intuition und Ahnung der Wissenschaftler nicht vorstellbar und manches sicher gewähntes Wissen erwies sich als zeitbedingter Glaube.

Interessant ist in diesem Kontext auch die Analyse des Philosophen Ralf Becker »Zahlen – Vom Mythos zum Logos und zurück« (Becker 2019). Er beschreibt den Übergang »vom Mythos zum Logos in der antiken Naturphilosophie am Beispiel von Platons Timaios. Dieser Übergang ist erst zu Beginn des 17. Jahrhunderts wirklich vollzogen: Die neuzeitliche Naturwissenschaft verbannt die Qualitäten aus dem Reich der Zahlen und geometrischen Figuren. Die Rationalisierung der Wissenschaft durch Mathematik unterliegt jedoch einer Dialektik, die den Rationalitätsbegriff selbst affiziert« (ebd., abstract). Physikalisch messen und messbar machen führe zu einer »Seinslehre, dass nur dasjenige zur objektiven Wirklichkeit gehört, was sich in Zahlen fassen lässt […] Die Naturalisierung der Mathematik generiert einen neuen, einen modernen Zahlenmythos, der über die Naturwissenschaften hinaus auch die Sozialwissenschaften und unsere alltägliche Lebenswirklichkeit beherrscht, wie sich an der Finanzökonomie zeigen lässt« (Becker 2019, abstract).

Evidenzbasierte Medizin, Heilkunst, »alternative« Heilmethoden und die Gratwanderung des Therapeuten

Menschliches Denken und Handeln folgt auch im 21. Jahrhundert nicht einfacher Ratio; Glauben und Wissen wirken zusammen. Dies ist auch bei der Formulierung von Krankheitskonzepten zu berücksichtigen. So beinhaltet die u. a. von Assmann konstatierte Verwobenheit von Mythos und Logos im menschlichen Denken die Notwendigkeit zur selbstkritischen Überprüfung eigener »wissenschaftlicher« Handlungsprämissen. Dies betrifft nicht nur sogenannte alternativmedizinische Sichtweisen. Konzepte von Krankheit und Gesundheit und Therapie unterliegen grundsätzlich auch in der Neuzeit zeitgeschichtlicher Dynamik; wissenschaftlich basierte Behandlungsleitlinien haben erklärtermaßen immer nur eine zeitlich begrenzte Geltungsdauer und bedürfen der kontinuierlichen Überarbeitung. In beachtenswertem Umfang waren oder sind sogenannte alternative Heilmethoden ohne wissenschaftliche Begründung virulent (Mesmerismus, Schamanismus, Aromatherapie, Mediumistisches Heilen, Bachblüten, Ayurveda, Heilsteine, u. a. exotische Importe und abendländisch-okkulte Methoden). Während einige im Verlauf der Zeit gänzlich ad acta gelegt wurden bzw. dezidiert als unwissenschaftlich zu klassifizieren sind, gehören andere zum heutigen breiteren therapeutischen Alltag wie u. a. die Anthroposophie (nach R. Steiner), die Traditionelle Chinesische Medizin/TCM, Kneippsche Anwendungen, Akupunktur, Homöopathie, Balneotherapie. Sie werden z. T. auch durch die gesetzlichen und privaten Krankenkassen finanziert und führen somit eine, wenngleich relativierte Bedeutung im Gesamtkonzept wissenschaftsfundierter evidenzbasierter Medizin mit. »Evidenzbasierte Medizin (EbM) ist der gewissenhafte, ausdrückliche und vernünftige Gebrauch der gegenwärtig besten externen, wissenschaftlichen Evidenz für Entscheidungen in der medizinischen Versorgung individueller Patienten. Die Praxis der EbM bedeutet die Integration individueller klinischer Expertise mit der bestverfügbaren externen Evidenz aus systematischer Forschung« (Sackett et al. 1997, S. 644). Dieses Bekenntnis zur Notwendigkeit einer empirischen Bestätigung medizinischen Wissens ist aus dem heutigen medizinischen Alltag und der Erarbeitung von Behandlungsleitlinien nicht mehr wegzudenken. Dabei ist für eine Heilkunst im Sinne des Wortes eine Verabsolutierung externer Evidenz gegenüber dem Erfahrungswissen, gegenüber der Berücksichtigung mannigfacher Kontextfaktoren (z. B. Geschlecht, Ethnie oder Alter, sozialer Situation) und der Berücksichtigung des Patientenwillens angesichts seiner individuellen Biologie und Biografie von maßgeblicher Bedeutung (vgl. hierzu u. a. Eichler et al. 2015). Das Spannungsfeld resp. die Zusammengehörigkeit von Krankheitsnarrativ des Patienten einerseits wie der ratio-fundierten Situationseinschätzung des Therapeuten ist auch für die ärztliche und psychotherapeutische Haltung und Therapieplanung von erheblicher, ernstzunehmender Bedeutung und begründet eine hochsensible Vermittlerrolle.

Auf der Basis der respektvollen Begegnung und Unterstützung der subjektiven Patientensicht bedeutet die Behandlung bei konträrer fachlicher Einschätzung eine Gratwanderung des Psychiaters/Psychotherapeuten. Die spezifische Abgrenzungsunschärfe könnte man allegorisch in Anlehnung an die Heisenbergsche Quantenphysik respektvoll vielleicht als therapeutische Unschärferelation bezeichnen: mal stützend hinter dem Patienten stehen, mal begleitend neben ihm und mal aufklärend ihm gegenüberstehen und womöglich atmosphärisch alles gleichzeitig. Entscheiden wird der Patient, nicht der Therapeut. Dessen menschliches Geschick und Professionalität besteht im grundsätzlichen Angebot einer Beziehung, die ggf. auch den Dissens aushält. Zum Begriff der Heilkunst und zur Typologie von Nervenärzten, auch Psychotherapeuten siehe auch das Kapitel »Der Sinn der Praxis« von Jaspers (1973, S. 661–686).

Ein Beispiel markanten Fehlverhaltens innerhalb wissenschaftlicher Medizin verbindet sich mit den Veröffentlichungen und der Person des britischen Arztes Wakefield. Er veröffentlichte 1998 in der wissenschaftlich renommierten Zeitschrift »Lancet« eine aufsehenerregende Studie (über acht Kinder), die den Zusammenhang zwischen einer Dreifach-Impfung gegen Masern, Mumps, Röteln mit dem Auftreten von Autismus begründen sollte; diese Studie wurde mehrfach widerlegt und der Artikel vom Lancet als unwissenschaftlich zurückgezogen. Als Hintergrund ermittelte der investigative Journalist der Sunday Times Brian Deer offenkundig merkantile Interessen des Arztes Wakefield. 2010 wurde Wakefield wegen unethischer Forschungsmethoden und unehrlicher Verhaltensweisen vom General Medical Council (britische Ärztekammer) ausgeschlossen. Er erhielt Berufsverbot (vgl. hierzu Weigmann 2018). Seit mehreren Jahren lebt er in den USA und führt dort (u. a. unterstützt vom vormaligen US-Präsidenten Donald Trump) weiter Kampagnen gegen Masern-Impfungen und vertreibt fachlich unseriöse Mittel gegen autistische Störungen. In Europa dient er vielen Gegnern der Corona-Impfung als Unterstützer (Barneoud et al. 2021, Arte-Fernsehbericht).

5 Religion und Psychiatrie im Zeichen der Aufklärung

5.1 Gemeinsame Wurzeln und Separierung

Religion und die ärztliche Behandlung nicht nur psychisch erkrankter Menschen haben tiefe gemeinsame Wurzeln: Priesterärzte des alten Ägypten, die explizit als Mittler zwischen der Welt der Götter/Dämonen und der menschlichen Welt fungierten, der Codex hammurabi Mesopotamiens, die hippokratischen Ärzte der Asklepios-Tempel-Schule, die philosophisch geprägten Ärzte Avicenna, Maimonides, die Bimaristane (Krankenhäuser) von Damaskus und Kairo und die an der einen Welt Gottes ausgerichteten Versorgungseinrichtungen des Mittelalters seien hier nur beispielhaft für die fernere Vergangenheit angeführt; seinerzeit wurde medizinische Behandlung selbstverständlich ganzheitlich gedacht und praktiziert, ohne dass es den Begriff einer »Ganzheitlichkeit« bedurft hätte. So stellte in früheren Jahrhunderten/Jahrtausenden die Medizin und vor allem die Sorge um die Seele immer einen autochthonen Teil der Religion insbesondere praktizierter Religionstätigkeit dar.

Mit Renaissance, Buchdruck, Reformation und der Entwicklung der Wissenschaften wurde das Verständnis religiösen Glaubens wie auch das Selbstverständnis zunehmend wissenschaftlicher begründeter Medizin inklusive der sich entwickelnden Psychiatrie immer wichtiger. Damit einher ging ein grundsätzlicher Diskurs über mythologische Denkmuster und ihre Überwindung durch das Vernunftprinzip des Logos. Jaspers schreibt zum Zeitalter der anbrechenden Aufklärung: »die außerordentlichen, Wissenschaft und Technik überstrahlenden geistigen Schöpfungen Europas von 1500–1800 – Michelangelo, Raffael, Lionardo, Shakespeare, Rembrandt, Goethe, Spinoza, Kant, Bach, Mozart – fordern zu einem Vergleich mit der Achsenzeit vor zweieinhalb Jahrtausenden heraus« (Jaspers 1955, S.79). Er kommt aus mehreren Gründen zu der Einschätzung, dass der Aufklärung nicht die Bedeutung der von ihm gesetzten Achsenzeit zukomme, vor allem da sie ein europäisches Phänomen geblieben sei. Stellt man diesen Aspekt und auch den Vergleich mit der Achsenzeit zurück, wird man die Wirkmächtigkeit der Aufklärung für Europa und (vor allem Nord-) Amerika für die Religion und die Psychiatrie nicht unterschätzen wollen. Zum mit der Aufklärung verknüpften sehr weitgehend-grundsätzlichen Begriff »anthropologische Wende« kann hier nur auf entsprechende philosophiegeschichtliche Literatur verwiesen werden (vgl. u. a. Hugli 2014). Die Aufklärung als Kultur- und Geistesbewegung hatte das Ziel, die Gesellschaft, ihre Institutionen und das Denken mit dem Grundprinzip der Vernunft und mit einer klaren Wissenschaftsorientierung neu zu organisieren. Diese Zielsetzung ermöglichte auch die Entwicklung der Psychiatrie als eigenständige medizinische, wissenschaftliche Disziplin; dies beinhaltete die Distanzierung der Psychiatrie von der Religion und ihren Institutionen. Die Religion selbst hingegen war nach den verwirrenden und verheerenden Kriegen des 16. und 17. Jahrhunderts mit der Kantschen Forderung einer Vernunftreligion konfrontiert. In der Folge setzte in Europa ein dramatischer Wandel ein, der sich bis heute fortsetzt und in seiner gesellschaftlichen Konsequenz zu einem nicht aufhaltbaren Bedeutungsverlust christlichen Glaubens und speziell ihrer verfassten Kirchen führte/führt. Religiöser Glaube, wie er sich heute in den jüdisch-christlich geprägten Ländern nicht nur Europas und Amerikas findet, ist ähnlich der Psychiatrie ein Produkt der Aufklärung.

Wie mit dem Aufkommen des Renaissance-Humanismus der theologische Einfluss auf die Medizin schwächer wurde, desto mehr gewannen wissenschaftliche Erklärungen auch Bedeutung für die Diagnose und Therapie psychischer Erkrankungen; dennoch fanden sich die Reformer der Versorgung psychisch Kranker oftmals religiös motiviert (vgl. hierzu u. a. Brückner 2015; Finzen 1998). Aus der in Europa aufkommenden psychiatrischen Reformbewegung des 18. und frühen 19. Jahrhunderts seien in Erinnerung gerufen: der Quäker William Tuke (1732–1822) mit dem moral treatment, das somatische Vorstellungen und Behandlungsverfahren, wie geregelte Mahlzeiten, ausreichende Erholung, genügend Schlaf und Medikamente mit dem Glauben an die Wirksamkeit von Erziehung, Erholung und menschlicher Güte zusammenführte, und der Pastorensohn Philippe Pinel (1745–1826), der als Befreier der psychisch Kranken von den Ketten gilt. Dem Prinzip der »non restraint-Behandlung« (Verzicht auf physikalische Zwangsmittel und physische Gewalt) sah sich auch der große Reformer Wilhelm Griesinger (1817–1868) verpflichtet, der als der Begründer der modernen, (natur-)wissenschaftlich wie auch sozial-integrativ ausgerichteten Psychiatrie angesehen wird; er lehrte von 1860 bis zu seinem Tode an der Charité. Die Psychiatrie war zu dieser Zeit bereits zu einer eigenständigen Fachdisziplin geworden, die nun ihrerseits begann, ihren Blick nun von außen auf die Religion und religiösen Glauben zu lenken, um ihre Bedeutung für seelische Prozesse und seelisches Befinden und das menschliche Verhalten zu erkunden. Die Abgrenzung von dem tradierten religiösen Menschenbild Religion fiel zunehmend heftig und grundlegend aus; sie findet sich kontextualisiert von der allgemeinen zeitgeschichtlichen Entwicklung.

5.2 Biografien des Wandels und der Unterschiedlichkeit

So reizvoll es für Psychiater/Psychotherapeuten auch erscheint, die skizzierte geschichtliche Entwicklung anhand individueller (Familien-)Biografien nachzuverfolgen und an ihnen den Wandel wie die Vielfalt der Entwicklungsmöglichkeiten aufzuzeigen; im Rahmen dieses Bandes können nur kurze Hinweise resp. Anregungen gegeben werden.

So repräsentiert beispielsweise die Geschichte der calvinistisch-hugenottischen Familie des Dichters Theodor Fontane (1819–1898) in markanter Weise 200 Jahre Zeitgeschichte, die mit den Religionskriegen des 17. Jahrhunderts und der religionsbedingten Flucht seiner Vorfahren ihren Ausgang nahm. Nach einem in toto selbstbewussten und erfolgreichen Akkulturationsprozess der Familie (im Königreich Preußen) finden wir an der Schwelle des 20. Jahrhunderts in Theodor Fontane einen hintergründig noch immer religiös orientierten, nunmehr jedoch die »sokratische Lehrart« favorisierenden Dichter, der subtil nachfragend den gesellschaftlich-politischen Wandel seiner Zeit beschreibt. Die Bedeutung der Religion für Fontanes vita ist erst in jüngster Zeit stärker in den Focus geraten (vgl. D'Aprile 2018).

Auch wäre es lohnend, sich die Persönlichkeitsentwicklung und die sehr unterschiedlichen religionsbezogenen Geisteshaltungen der Geschwister Alexander und Wilhelm von Humboldt zu vergegenwärtigen, deren Familie kulturell ganz im Zeichen der Aufklärung stand. Die Einstellungen zum religiösen Glauben der Brüder Humboldt spiegeln auf eine sehr besondere Weise die Auseinandersetzung um Religion und Gottgläubigkeit im humanistisch geprägten Bildungsbürgertum des späten 19. und des 20. Jahrhundert wider. Die diesbezüglichen Unterschiede resultieren ganz offenkundig nicht aus unterschiedlichen familiären Milieus und Erziehung (»keinen Tag getrennt«), nicht unterschiedlichen Wissens oder Klugheit, auch nicht unterschiedlichen Grades frühen seelischen Leidens. Der frühe Tod des geliebten Vaters traf beide schwer. Und die autobiografischen Zeugnisse machen es schwer zu sagen, wer von beiden in Kindheit, Jugend und auch später mehr an und unter sich gelitten hat, sei es (bei Wilhelm) an eigener Sinnlichkeit oder (bei Alexander) an Unruhe und Drang: Depressive Stimmungen und gravierende Selbstwertkrisen beschreiben beide in sehr eindrücklicher Weise (vgl. u. a. Geier 2016).

Alexander von Humboldt (AvH), der die »Erfindung der Natur« (so Andrea Wulf im Titel ihrer vielgelobten Biografie) bewirkt hat und der quasi faustisch wissen will, »was die Welt im Inneren zusammenhält« (vgl. Wulf 2016), gilt als beseelt von der Naturforschung. Bei seiner bekannten kognitiven Ausstattung mit phänomenalem Gedächtnis und dem Forscherdrang mit dem Motiv, die Zusammenhänge in der Natur aufzudecken, blieb ganz offenkundig wenig Raum und Antrieb sich mit der Metaphysik zu beschäftigen; seine Religion war die Natur selbst. In seinem Opus magnum, der mehrbändigen Kosmos-Buchreihe, in hohem Alter niedergeschrieben über mehrere Jahre, erklärt AvH in fesselnder, grandioser Weise die Welt und die Natur… und verzichtet vollständig auf die Nennung Gottes. Heute wird AvH politisch-weltanschaulich in besonderer Weise als früher Vertreter eines ökologischen und an Nachhaltigkeit orientierten Denkens gesehen, wie er auch für seine entschiedene Stellungnahme gegen Kolonialismus und Sklaverei geschätzt wird.[2]

---

2 Es war für den Autor ein kleines Erlebnis im Sommer 2019 zufällig an der alljährlich mit großartigem Aufzug vieler Bergmannsvereine begangenen Bergstadtmesse in Frei-

Wilhelm von Humboldt (WvH) hingegen, im öffentlichen Auftreten zwar nicht sonderlich religiös, muss als tief spirituell erlebender und religiös denkender Mensch verstanden werden. Mündigkeit, Vernunftgebrauch, das selbstbestimmte autonome Individuum, Frieden, Gerechtigkeit, Austausch der Kulturen, auch akademische Freiheit, Bildung, Weltbürgertum sind die Eckpunkte seines Bildungsideals und Religion spielte in seiner großen preußischen Bildungsreform eine klar nachgeordnete Rolle. Auch waren Kirchgang und öffentliche Rituale nicht seine Sache. Sein religiöser Glaube ist als Ausdruck einer individuellen Lebensdeutung zu sehen, die in ihrer Naturbezogenheit und dem Gefühl der Geborgenheit im Einssein mit der Welt heute verbreitete Vorstellungen von Spiritualität vorwegnimmt. Der Glaube wird von Humboldt ganz offenkundig als ausdrücklich dem Privaten zugehörig erlebt und so wird er besonders deutlich auch nur in seinen über 200 »Briefen an eine Freundin«, die posthum erschienen und über Jahrzehnte eine weite Verbreitung fanden und die zu Deutschlands bedeutendsten Briefromanen zählen (Briefe 07.09.1824, zit. n. Stupperich 1992, S. 155). In diesen Briefen an Charlotte Diede thematisiert er u. a. die Größe der Natur und des Schöpfers, die »Güte Gottes«, das Glücklichsein, die Liebe und die Pflicht (»das einzig Notwendige im Leben«). Wichtig ist ihm eine über das alltägliche Leben hinausgehende Tiefe, die der Mensch nur durch Nachdenken erreichen kann (vgl. ebd., S. 166). Bemerkenswert ist auch das Gottesverständnis seiner im Alter nochmals akzentuierten Lebensphilosophie: »Nirgends ist diese Vatersorge Gottes für jedes einzelnen Glück so wahrhaft ausgedrückt als im Christentum und im NT« (ebd., S. 164. 1,207 vom 26.09.1825). Er habe die ganze Bibel mehrfach durchgelesen. Dabei schätzte er den inneren Ertrag des Bibellesens sehr hoch ein. »Die Bücher des AT gehören [...] zu den kraftvollsten, reinsten und schönsten Stimmen, die aus grauem Altertum zu uns herübergekommen sind« (ebd., 1,147 vom 13.09.1824). Es bewegt ihn das große Thema »Leiden« und immer wieder beschreibt er seine Faszination für das Schöne, das Herausgehobene.

Und nicht zuletzt reflektiert WvH den Tod, natürlich besonders nach dem Tod seiner Frau Caroline, deren Grab er auf der Familiengrabstätte im Park seines Tegeler Schlösschens täglich aufsucht. »Die Erde, so schreibt er Neujahr 1832, sei ein Prüfungs- und Bildungsort für ein weiteres Dasein. Man müsse nur die Kraft gewinnen, das Überirdische zu fassen« (ebd., S. 167). Eine Fortdauer des Lebens nach dem Tode hält er für möglich, will sich davon aber keine »menschliche Vorstellungen« machen (vgl. ebd., 2,142 vom 06.10.1830). Wilhelms philosophische Gedanken, die er am deutlichsten im höheren Lebensalter äußerte, erinnern an Karl Jaspers' 100 Jahre später formuliertes »Konzept des Umgreifenden« wie auch die »Chiffern der Transzendenz« (vgl. Jaspers 2011), auf die im weiteren Verlauf dieses Buchs noch eingegangen wird.

---

berg/Sachsen teilnehmen und die Predigt des Pfarrers hören zu können; er hob Alexander von Humboldts sozialpolitisches Engagement, speziell auch seinen Freiberger Einsatz für den Arbeitsschutz und die sozialen Belange der Bergleute hervor und sah sie als »Ausdruck christlicher Werte«, woran auch seine fehlende Religiosität nichts mindere.

Die tiefe Zuneigung und Bezogenheit in der Polarität der Humboldt-Brüder findet eine schöne Beschreibung bei Wilhelm selbst. »Seit unserer Kindheit sind wir wie zwei entgegengesetzte Pole auseinandergegangen, obgleich wir uns immer geliebt haben und sogar vertraut mit einander gewesen sind. Er hat von früh nach außen gestrebt, und ich habe mir ganz früh schon nur ein inneres Leben erwählt« (Br II, 260, zit. n. Geier 2016).

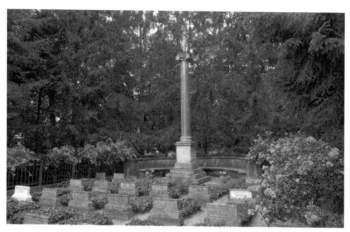

Abb. 5.1: Grabstätte der Familie von Humboldt im Park des Schlösschens Tegel (© Christoph Pewesin 2020).
Inmitten der Familiengräber erhebt sich auf einer hohen Säule die Statue der Hoffnung, die Caroline von Humboldt in Rom bei Bertel Thorwaldsen in Auftrag gegeben hatte. Wilhelm von Humboldt ging in den sechs Jahren nach dem Tode Carolines 1829 fast täglich zu stiller Besinnung zu ihrem Grabe. Auch Wilhelm, 1835, und Alexander, 1859, fanden hier ihre Ruhestätte.

5.3 Entwicklung der Religionspsychopathologie und Religionspsychologie

Als einer der ersten (deutschen) Psychiater, die sich fachlich mit Phänomenen des religiösen Glaubens beschäftigten, gilt der Vorgänger Griesingers an der Berliner Charité, Karl Wilhelm Ideler (1795–1860). Sein »Beitrag zur Geschichte der religiösen Wirren der Gegenwart – Der religiöse Wahnsinn, erläutert durch Krankengeschichten« erschien 1847 und befasste sich explizit mit den Problemseiten der Religion (Ideler 1847). Das Interesse weitete sich in der Folge auch auf die Religionen anderer Kulturregionen aus, blieb langzeitig aber für die Psychiatrie ein quasi extraterritoriales Objekt intellektuell-wissenschaftlicher Betrachtung. Emil Kraepelin führte dann 1904 als erster deutscher Psychiater Untersuchungen an der Bevölkerung ferner Länder vor Ort durch (»Psychiatrisches aus Java«, Kraepelin 1904). Die große Prägungskraft der Religion in außereuropäischen Kulturkreisen bedingte von Beginn an eine entsprechende Mitberücksichtigung in Untersuchungen und Konzepten der transkulturellen Psychiatrie.

Die von Jaspers mitinitiierte und von Kurt Schneider (1887–1967) dann konzeptualisierte Religionspsychopathologie blieb in engem Bezug zur Psychiatrie und stellte sich vor allem den klinischen Phänomenen. Die Religionspsychologie hingegen begründete durch ihre Nähe zur Religionswissenschaft einen stärker akademisch und kulturwissenschaftlich geprägten Zweig der psychologischen Wissenschaft. Als deren Begründer gilt der Philosoph, Psychologe und Mediziner William James (1842–1910) mit seinem epochalen Werk »The varieties of religious experience« (1902). Als transkulturell und an Fragen des Glaubens interessierter Mediziner ist sicher auch Albert Schweitzer (1875–1965) anzusehen, der sich – theologisch gebildet – sehr intensiv mit der Religion, der Ethik und dem Denken Chinas befasste, abgesehen von seiner Tätigkeit im afrikanischen Lambarene, die ihn weltberühmt werden ließ. Waren die zu untersuchenden Gesellschaften, Religionen und Menschen früher in fremden Ländern angesiedelt, so kann heute von einem extraterritorialen, vorwiegend intellektuell-wissenschaftlichem Interessenfeld keine Rede mehr sein. Ganz praktisch gesehen weisen ein großer Teil der psychiatrischen Patienten in Deutschland einen Migrationshintergrund auf. »Die Fremden rücken immer näher!« übertitelt der Ethnopsychiater Wielant Machleidt das Kapitel über die Verarbeitung von Fremdheitserfahrungen in seinem Aufsatz »Zur sich wandelnden Identität des Psychiaters/Psychotherapeuten im Kontext kultur- und religionssensibler Behandlungen« (Machleidt 2020). Damit ist auch die Religion nach Jahrzehnten sehr limitierter Beachtung wieder in der Psychiatrie angekommen.

6 »Weltreligionen« – Religionen der Welt

6.1 Religionen der Welt und Versuche ihrer Einteilung

Vor allem auf Basis der Anzahl ihrer Gläubigen wird heute anhaltend der Begriff der Weltreligionen verwandt, der unter den Wissenschaftlern jedoch nicht konsentiert ist. Der Begriff geht zurück auf den Religionssoziologen Max Weber und seine berühmte Schrift »Die Wirtschaftsethik der Weltreligionen« (Weber 1914). Judentum, Christentum und Islam bilden die Religionen des abrahamitischen Monotheismus; sie bauen auf Abraham (Ibrahim im Koran) auf, dem Stammvater der Israeliten nach der Tora (Gen 12,1–3). Nur für drei Religionen (Buddhismus, Christentum, Islam) ist eine universelle Verbreitung gegeben und die regional auf China begrenzte konfuzianische Lehre erfüllt für viele Wissenschaftler nicht die Kriterien einer Religion. Die Zugehörigkeit zu einer Religion ist u. a. aufgrund der unterschiedlichen Modalitäten religiösen Glaubens und unterschiedlicher administrativer wie umfragemäßiger Erfassung nur approximativ anzugeben; dies gilt im Besonderen für die Langzeitentwicklung und mehr noch für die Prognosen. Daher geben nachfolgende Angaben nur einen Blick auf die Größenordnung der jeweiligen Anhängerschaft. Bei einer Weltbevölkerung von 7,8 Milliarden Menschen (2020) werden vom Pew Research Institute (2021) auf Basis der Daten von 2015 folgende Angaben für 2020 gemacht:

- Christentum (etwa 2,3 Mrd. Anhänger) 29,5 %
- Islam (etwa 1,8 Mrd. Anhänger) 23,2 %
- Hinduismus (etwa 1.170 Mio. Anhänger) 15,0 %
- Buddhismus (etwa 500 Mio. Anhänger) 5,0 %
- Judentum (etwa 14 Mio. Anhänger) 0,2 %
- Als konfessionslos werden 14,2 % der Weltbevölkerung angegeben

In dem von Peter Antes herausgegebenem Buch »Vielfalt der Religionen« (2002) werden in alphabetischer Reihenfolge folgende Religionen abgehandelt: Baha'i-Religion, Buddhismus, Christentum, Hinduismus, Islam, Judentum, Naturreligionen, Neue religiöse Bewegungen und (mit einem Fragezeichen versehen) die Astrologie. Von Jaspers wurden gemäß der Achsenzeit-Strukturierung unterschieden: die vorgeschichtlichen Hochkulturen Chinas, Indiens und der »erhabenen« babylonischen und ägyptischen Kultur, die »Achsenvölker«, die »Völker ohne

Durchbruch« und die »nachkommenden Völker« (Jaspers 1955, S. 58–60). In der Achsenzeit (800–200 v. u. Z.) und der anschließenden Folgezeit mit seinen »Umwälzungen und Renaissancen« bildeten sich die »großen Religionen« heraus: Judentum, Christentum, Islam in Vorderasien-Europa, Hinduismus, Buddhismus in Indien und in von Jaspers nicht so scharf abgegrenzter Weise die Religion Chinas in der besonderen Mischung von konfuzianischer Lehre, Daoismus und Buddhismus. Jaspers Unterscheidung in »geschichtliche Völker«, die sich auf die Durchbruchswelt gründen, und »Naturvölker« hat sich politisch wie wissenschaftlich nicht durchgesetzt; sie erscheint aus heutiger Sicht herabwürdigend, auch wenn dies von Jaspers nicht intendiert war. U. a. beschreibt Janheinz Jahn in seinem in viele Sprachen übersetzten bahnbrechenden Buch »Muntu« schon 1958 eindrücklich die Eigenständigkeit der neoafrikanischen Kultur (Subsaharas) und ihre mangelnde Bereitschaft zum »Aussterben« (vgl. Jahn 1986).

Die Einteilung der Religionen in der religionssoziologischen und religionswissenschaftlichen Forschungsgeschichte nach inhaltlichen Kriterien (wie Ethik, Offenbarung, Schrift-/Buchgrundlage, Weisheit u. a.) ist umstritten. Das von Peter Antes im Grundriss der Religionsgeschichte gezogene Fazit verdeutlicht die Problematik: »Die Palette umfasst Göttergeschlechter, die wie die ersten im alten Griechenland ihre Macht auch wieder verlieren konnten, Göttinnen und Götter, die geboren wurden, gewissermaßen im Diesseits auf einem hohen Berg gelebt haben und sich keineswegs immer sehr ›moralisch‹ verhalten haben und dann unsterblich waren. Andere Göttergestalten befinden sich wie im Buddhismus innerhalb des Kreislaufs der Wiedergeburt und können daher sterben und in anderen Existenzformen wiedergeboren werden. Es gibt Götter und Göttinnen (Polytheismus), es gibt die Vorstellung von zwei widerstreitenden Prinzipien (Dualismus), es gibt die Vorstellung vom einen und einzigen Gott (Monotheismus) und es gibt wie in manchen philosophischen Schulen des Hinduismus das göttliche Urprinzip (Brahma), das gestaltlos gedacht wird, ja es gibt wie in bestimmten Richtungen des Christentums und des Islam eine Gottheit, über die man gar nichts aussagen kann« (Antes 2006, S. 139).

Die Vielgestaltigkeit ist beachtlich wie ihr z. T. zeitlich begrenztes Auftreten, ihre unterschiedliche Wirkmächtigkeit und ihre differierenden, von den Menschen an sie herangetragenen konkreten Aufgaben (Regen, Fertilität u. a.). Alle Religionen haben ihre spannende, zumeist dramatische Geschichte von der Gründung, ihrem Gründungsmythos bis zur Bedeutung in heutiger Zeit. Religionen sind Spiegel historischer gesellschaftlicher Gegebenheiten wie sie andererseits selbst gesellschaftliche Konvention, Inhalte und Struktur nachhaltig prägen resp. geprägt haben.

Für die Verbreitungsgeschichte des Buddhismus, die im Gegensatz zu der der zwei anderen universellen Religion Christentum und Islam wesentlich ohne kriegerische Komponente verlief, ist eine Vermischung der Glaubensinhalte mit anderen, zumeist zuvor bestehenden Religionen in einigen Regionen geradezu typisch: Eine häufig neben buddhistischer Glaubenswelt anzutreffende Vorstellung besteht in der Existenz einer unsichtbaren Sphäre der Geister (shen), die verschieden mächtig sind. Dieser Glaube ist vielfältig und vereint Elemente der Ahnenverehrung, lokaler Kulte (z. B. des mandschurischen Schamanismus) wie des

Daoismus und Konfuzianismus. Der Ahnenkult ist weltweit verbreitet, vor allem bei sesshaften und Feldbau treibenden Völkern, was als Ausdruck ihrer engen Bindungen an den Kreislauf von Leben und Tod interpretiert wird. Deutlich seltener findet er sich bei Jägern und Sammlern. Er ist vor allem Teil des chinesischen Volksglaubens (im Besonderen parallel zum Konfuzianismus) und der japanischen Shintō-Kultur; er spielt auch eine wesentliche Rolle in den afrikanischen und afroamerikanischen Religionen (z. B. Voodoo), den ethnischen Religionen Indonesiens und in den polynesischen Religionen sowie im Hinduismus. Für den asiatischen Raum sind die »Geisterhäuser« in den Hausgärten ein typisches Moment. Das hinter der Ahnen-, Toten- und Geisterverehrung liegende System ist komplex und regional differiert. Beeindruckend als synkretistischer Kult ist der Dia de los muertos in Mexiko, wenn in Übernahme vorchristlicher Rituale am christlichen Festtag Allerheiligen die Familien mit Speisen, Getränken, auch mit Gitarre auf den Grabstätten mehrere Stunden mit ihren Verstorbenen verbringen. Auch die römischen und die germanischen Religionen, sowie die Heiligenverehrung in der katholischen Kirche und im Islam sind von der Ahnenverehrung geprägt. Je nach Zeitalter und Kultur lassen sich mehr oder weniger unmittelbare Praktiken des Ahnenkults feststellen; dazu gehört auch die heute bei uns übliche Blumengabe an Grabstätten. Zu dem in muslimischen Ländern verbreiteten Dschinn-Glauben ▶ Kap. 7.

6.2 Religiöse Bindung in den Ländern und die Prognose-Frage

Religion ist originär und geschichtlich ein soziales, gesellschaftliches Phänomen. Religiöser Glaube manifestiert sich historisch gesehen in Glaubensgemeinschaften, zumeist in großer, oft supranationaler, nationaler oder ethnischer Gemeinschaft, aber auch in kleinen exklusiveren Gruppen. Die in westlich geprägten (Industrie-)Gesellschaften zunehmende Individualisierung erfasst auch die Religiosität und den Glauben, was sich u. a. in immer individuellerer Ausprägung bis hin zu ganz eigen zusammengesetztem Patchwork-Glauben zeigt. Nicht religiös zu sein bedeutet jedoch in den meisten Ländern der Welt anhaltend eine Sonderposition zu beziehen; bis vor 100 Jahren war dies generell auch in Europa sehr ähnlich – trotz der gedanklichen wie politischen Umwälzungen der Aufklärung und den politischen Entwicklungen seit der französischen Revolution. Mit der russischen Revolution setzte bekanntlich zunächst in den Ländern der Sowjetunion und dann im Gefolge des Zweiten Weltkriegs in den meisten sozialistischen Ländern eine radikale Abwendung von der Religion auf staatlicher Ebene ein. Akzentuiert seit Ende des Kalten Kriegs 1989 findet sich in vielen Ländern der Welt eine gegenläufige Tendenz: Während es in Deutschland und anderen Ländern Westeuropas, in den letzten Jahren auch in den USA zu einer kontinuierlichen Abnahme von Mitgliedschaften in den großen Kirchen und einem abnehmenden Einfluss kam, stellt sich dies in vielen (nicht allen) Ländern des politischen Ostens bis hin zu China anders dar.

Unter dem Aspekt zunehmender Individualisierung des religiösen Glaubens sei auf das historisch alte Phänomen der synkretistischen Religionen hingewiesen, die sich u. a. bei oktroyierten Wechseln der erlaubten bzw. erwünschten Religionen bilden. Im »katholischen« Lateinamerika (vor allem in der Karibik und in Brasilien) gibt es beispielsweise eine hohe Anzahl der Anhänger afro-atlantischen Religionen wie der Santería und Candomblé wie allgemein dem Ahnenglauben. Die Santería z. B. ist eine Religion unter den aus Afrika importierten Sklaven, die sich mit der katholischen Heiligenverehrung vermischt hat; sie findet im kommunistischen Kuba bemerkenswerterweise auch unter Weißen Zulauf.

Die Frage zur Prognose der Religionen und ob es weltweit zu einem Erstarken der Religion oder wie von Religionssoziologen lange angenommen zu weiterer Säkularisierung kommen wird, ist auf wissenschaftlicher Basis heute nicht global beantwortbar. Hierauf weist Heiner Meulemann in einer aktuellen Analyse »Ohne Kirche leben – Säkularisierung als Tendenz und Theorie in Deutschland, Europa und anderswo« (Meulemann 2019) hin. Konkret gibt es Indizien für beide Hypothesen: Angesichts islamischer Bewegungen im Nahen wie Fernen Osten oder evangelikaler Bewegungen in Südamerika und auch den USA könnte es zukünftig zu einer stärkeren Bedeutung der Religionen kommen; andererseits hat die Säkularisierung des öffentlichen Lebens in Verbindung mit der konstanten Abnahme der Mitgliedszahlen christlicher Kirchen in Europa, aber auch einigen anderen wirtschaftlich-technisch entwickelten Ländern eine Dimension angenommen, die eine Umkehr im Sinne einer weltweiten Desäkularisierung sehr unwahrscheinlich macht. Eine empirische Untersuchung speziell nicht-westlicher Länder ist angesichts der schwierigen Vergleichbarkeit vieler zu beachtender Faktoren (Erfassbarkeit von Zugehörigkeit, auch Glaubenspraxis, diffuse Religiosität u. a.) bislang nicht erfolgt, wie Meulemann herausstellt (ebd., S. 119). Er kommt nach Untersuchung der Länder Brasilien, Japan, Nigeria, Südkorea und Türkei zu dem Fazit, dass die länderspezifischen Unterschiede keine verallgemeinernde Antwort auf die Frage nach zunehmender Desäkularisierung in der nicht-westlichen Welt ermöglichen. Er resümiert: »Jenseits des Westens erstarkt die Religion nicht weltweit, sondern nur hier und dort. Die Welt folgt nicht einem Weg, sondern vielen Wegen, deren Weichen nicht bekannt sind« (ebd., S. 172). Er empfiehlt die Untersuchung nicht der Formen der Religiosität, sondern der Faktoren, die die Entwicklung der Religiosität allgemein in westlichen und nicht-westlichen Ländern beeinflussen.

6.3 Neue religiöse Gemeinschaften

In der New Age Bewegung (astrologisch: Wassermann-Zeitalter) der 1960er bis 1980er Jahre kamen – ausgehend von Kalifornien – diverse »Sekten« auf, die –

oft mit einem fernöstlich geprägten Mixtum aus hinduistischen und buddhistischen Traditionen – die Begeisterung für Karl Marx und Che Guevara der politisch ausgerichteten 68er-Bewegung in der studentisch-intellektuellen Jugend Europas und auch Deutschlands ablösten. Dem Boom an neuen religiösen und ideologischen Gemeinschaften und Psychogruppen stand die Mehrheitsgesellschaft oft mit Unverständnis gegenüber, auch mit Sorge angesichts dramatischer Sekten-Ereignisse (Jonestown-Massaker/Massensuizid von den Mitgliedern der Peoples Temple Gruppe 1978 in Guyana mit 909 Toten; Giftgas-Anschlag mit Sarin auf die Tokioter U-Bahn mit 13 Toten und 6.000 Verletzten durch Aum-Sekte 1995). Dies veranlasste den Bundestag 1996 zur Bildung einer Enquete-Kommission »Sogenannte Sekten und Psychogruppen«. Angesichts der Neutralitätspflicht des Staates gegenüber Religionen ist dies als bemerkenswertes Indiz seinerzeitiger gesellschaftlicher Verunsicherung und retrospektiv zugleich als ein Hinweis auf den rascher gewordenen Wandel religiösen Glaubens zu sehen. Die Enquete-Kommission kam dann 1998 u. a. zu der Empfehlung den gebräuchlichen Begriff »Sekte« aufgrund seiner »negativen Konnotation« für alle religiösen und weltanschaulichen Gemeinschaften nicht mehr zu verwenden (Deutscher Bundestag 1998, S. 19 f.). Der Abschlussbericht der Enquete-Kommission kommt zu einem insgesamt nüchternen Ergebnis: Von den sogenannten Sekten geht keine Gefahr für Staat und Gesellschaft aus. Anhänger sind in der Regel keine passiven Opfer, sondern bringen eine Reihe von Bedürfnissen, Wünschen oder Lebensproblemen mit und hoffen auf Erfüllung und Befriedigung in den Gemeinschaften (ebd., Deutscher Bundestag 1998). Diese Feststellung entspricht der grundgesetzlichen Vorgabe (Artikel 4 GG), das Bekenntnis des Einzelnen zu seinem Glauben zu respektieren.

Dessen ungeachtet ergeben sich hier für die psychotherapeutische Perspektive diagnostische wie therapeutische Herausforderungen, die aufgrund der oftmals hohen Gruppenkohärenz und meist geringen Transparenz in neureligiösen Gruppen mit dem Phänomen manipulativen Gruppendrucks und daraus resultierender individueller Abhängigkeit verbunden sind. Dass es in den zurückliegenden Jahrzehnten international zu der erwähnten kollektiven Gewalt – und Suizidhandlungen – kam, bleibt natürlich für Psychiater und Psychotherapeuten ein Faktum mit relevanter Psychopathologie. Der Psychiater Robert Jay Lifton hat hierzu umfangreich recherchiert und diskussionswerte Theorien zur Entstehung der Gewaltpropagierung in Sekten und allgemeiner noch in ideologischen Bewegungen publiziert (Lifton 2000).

Von dieser Thematik abgegrenzt ist im Sinne des zitierten Abschlussberichts der Enquete-Kommission »Sogenannte Sekten und Psychogruppen« zu unterstreichen, dass insbesondere die traditionellen Kirchen-Abspaltungen (»Sekten«) z. B. des 19. Jahrhunderts wie die Zeugen Jehovas, die Neuapostolische Kirche, die Mormonen keine Gefahr für Staat und Gesellschaft darstellen (Deutscher Bundestag 1998). In ihren Lehren und Strukturen wirken sie von außen, sprich zunehmend mit säkularem Blickwinkel betrachtet, als zwar eigenwillig, aber doch als konventionell bzw. eben als Variante christlichen Glaubens. Es soll nicht unerwähnt bleiben, dass z. B. die Zeugen Jehovas u. a. wegen ihrer pazifistischen Haltung konsequent in Opposition zum Nazi-Regime standen.

6.4   Ersatzreligionen

»Pseudo-«, »Krypto-«, »Ersatzreligionen« stellen Beschreibungen eines gesellschaftlichen Phänomens dar, die sich in ihrer Bedeutung intuitiv erschließen.
Wissenschaftliche Definitionen finden sich jedoch nicht; im Kern beschreiben
die Begriffe gemeinsam die Situation, dass ein spezielles Interesse und Glaube sowie die korrespondierende Aktivität für eine größere Gruppe Menschen, eine Gemeinschaft die Bedeutung erlangt hat, die vormals der Religion zukam. So hält
z. B. der HSV (Hamburger Sportverein) für seine treue Mitgliedschaft ein eigenes
Friedhofsangebot bereit. Seit 2020 gibt es nicht nur an Berliner adressiert die
Fanzeitschrift »Fanzine Trauer und Fußball«, die sich ganz dem Thema »Fan,
Trauer, Depression« widmet; auch auf der parallel geführten Website www.
trauerundfussball.de finden sich psychosoziale resp. Selbsthilfe-Angebote, die als
partieller Religionsersatz zu verstehen sind. Als allgemeine Charakteristika von
Ersatzreligionen, die jedoch nicht in jedem Fall vollständig erfüllt sein müssen,
könnten angesehen werden:

- Sinnstiftung im Alltag, Persönliche Identitätsstiftung, Heilsversprechen
- Sozial-emotionale Gemeinschaft Gleichgesinnter und Zusammenhalt
- Ermöglichung von Grenzerfahrungen und ekstatischer Erfahrungen
- Bereitstellung von Kultstätten, heiliger Orte, Kultfiguren
- Nutzung von Ritualen und Symbolen, Reliquien, Kultgegenständen
- Erleben und Thematisieren, z. T. Reflektieren basaler Emotionen wie Freude,
  Leid, Glück, Zusammengehörigkeit, Abschied, Tod
- Gesänge und Lieder
- Sünden, Vergehen, Strafen

Als typische Interessenfelder, in denen sich religionsartige Kulturen entwickeln,
werden der Sport (allem voran Fußball, aber auch anderer Mannschaftsport), die
Ernährung und eine spezielle Form der Musikbegeisterung häufig genannt. Zu-
rückliegend wurden eher politische Ideologien wie der Kommunismus, der Nationalsozialismus oder der Nationalismus als Ersatzreligionen angesehen.

Ohnehin: So bedeutsam das Phänomen der seit über 100 Jahren zu beobach-
tenden Ersatzreligionen und fanatischer Gruppenbildungen für die Gesellschaft
politisch, soziologisch und sozialpsychologisch ist, aus der Perspektive eines Psy-
chiaters/Psychotherapeuten interessiert ganz vorrangig nicht der Inhalt, wenn er
denn nicht im Gegensatz zu den Naturgesetzen und der allgemeinen Vernunft
steht, sondern die Funktion einer Ersatzreligion für die persönliche psychoemotionale und soziale Bilanz, die Psychopathologie und Psychodynamik des Einzelnen. So begegnen dem Psychotherapeuten auch unabhängig von evtl. Gruppen-
identifikation z. B. monothematische Lebensausrichtungen, die für sich bereits
den phänomenologischen Kern diagnostisch relevanter Pathologie von Psyche
und Verhalten darstellen. Symptome vor allem autistischer, zwangsneurotischer
oder wahnhafter Syndrome samt der dadurch oft gravierend beeinträchtigten Le-
bensläufe sind Beispiele der in menschlicher Psyche angelegten Möglichkeit zur

Extremfokussierung und selektierender Realitätswahrnehmung. Wie immer sind die Übergänge zwischen krankhaftem Verhalten und Gesundheit auch hier fließend und die Abgrenzung z. B. leidenschaftlicher, aber in eine ausgewogene Persönlichkeitsstruktur integrierten Begeisterung von fanatischem mit Vernichtungs- und Hassimpulsen verbundenen Verhalten bisweilen schwierig. Eine Ersatzreligion unterteilt die Welt in zwei Lager: die der Gläubigen und die der Nichtgläubigen, in Menschen, die Teil der eigenen Gruppe sind und Menschen, die Teil einer fremden Gruppe sind. (Verein A gegen Verein B, Fleischesser gegen Veganer, Deutsche gegen Ausländer). Das Maß, die Vehemenz der Lagerverachtung, bestimmt die Pathologie. Auch auf der kognitiven Ebene finden sich die Übergänge fließend und die Abgrenzung ist schwierig wie z. B. bei der psychiatrisch als »überwertig« klassifizierten und damit noch korrigierbaren fixen Idee vom sich entwickelnden Wahngedanken.

Aktiver Sport und eher konsumtive Sportbegeisterung sind ein gesellschaftliches Phänomen, das sehr vielen Menschen Freude bereitet; wenn Sport und Sportbegeisterung jedoch über begrenzte (Lebens- und Wochen-) Zeitspannen hinaus zum Lebensinhalt werden und berechtigte berufliche, emotional-kommunikative und soziale Erwartungen des Umfelds oder auch der eigenen Person ins Leere laufen, wird das individuelle psychische Problem offenkundig. Gesellschaftlich findet sich das Phänomen der Ersatzreligionen wie z. B. die Sportbegeisterung eingeordnet in einen wachsenden Bereich des öffentlichen Lebens, der in den letzten Jahrzehnten durch die unterschiedlichen Medien und deren Interessen sowie das allgemeine Marketing kommerzieller Interessengruppen stark gefördert bisweilen auch manipuliert wird.

6.5 Aberglaube, Medizin und Wissenschaftsfeindlichkeit

Im Gegensatz zu der Theologie nimmt die Religionswissenschaft zu Glaubensinhalten generell eine neutrale Position ein: »Aberglaube, wie Magie ist die Religion des anderen und deshalb eine falsche Religion« schreibt Zinser (Zinser 2000, S. 5 f.) und markiert damit einen Eckpunkt fundamentalistischen religiösen Denkens. Dies wird man heute, 21 Jahre später, jedoch so nicht mehr generell sagen können. Auch hier ist ein Wandel zu verzeichnen: So zitiert Vatican News am 18.11.2019 Papst Franziskus mit dem Satz »Fundamentalismus ist Plage aller Religionen«. Franziskus sehe den Dialog zwischen den Religionen nicht als »Zeichen von Schwäche«, sondern vielmehr als eine Möglichkeit, »wirksame Antworten« auf Kriege, Elend und Gewalt zu geben. In der heutigen »prekären« Welt sei der Dialog zwischen den Religionen deshalb ein »Friedensfaktor für die menschlichen Gesellschaften«: Angesichts derjenigen, die den Religionen »zu Unrecht« vorwerfen, dass sie »Hass schüren« und eine »Ursache« der Gewalt seien, laute die Antwort, dass »Fundamentalismus eine Plage ist« (Vatican News 2019). Ohne hier auf die Positionen in den anderen Religionen im Einzelnen eingehen zu können, ist aber allein das Faktum des begonnenen interreligiösen Dialogs mit dem Verzicht auf wechselseitige Bekehrung ein klarer Richtungshinweis; tatsächlich verläuft die Trennungslinie aus Sicht der Religionen bzw. ihrer Vertreter zunehmend mehr zwischen den religiös Glaubenden und nicht religiös Glaubenden. Noch allgemeiner ließe sich aus psychotherapeutischer Erfahrung die Trennungslinie zwischen den Menschen mit unerschütterbarer, fundamentalistischer Selbstgewissheit ihrer Weltanschauung und den zwar selbstbewussten, aber kritik- und korrekturfähigen Menschen (ebenfalls ungeachtet ihrer religiösen oder nicht religiösen Weltsicht) ausmachen. Dieser Unterscheidung liegen auch die Kriterien des wechselseitigen Respekts und der Fähigkeit zur Ambiguitätstoleranz zugrunde.

Was traditionellen Alltags-Aberglauben mit seinen magischen Erklärungsmustern für diverse Zusammenhänge (schwarze Katzen, Hufeisen, vierblättrige Kleeblätter etc.) und Schutzfunktionen von Amuletten, Devotionalien anbelangt, hat er sich zu eher kommunikativ-unterhaltsamer Alltagskonvention entwickelt mit noch gewisser oft von Schmunzeln begleiteter autosuggestiver Dynamik. Die Psychologie hält hier auch den Begriff der sich selbst erfüllenden Prophezeiung bereit, dem für die Welt der Horoskopie und Astrologie schon stärkere Bedeutung zukommt. Psychotherapeutisch wird ein derartiger »leichter« Aberglaube kaum Anlass zu therapeutischer Bearbeitung bieten.

Historisch gesehen bietet der Aberglauben natürlich ein weites Feld für die nicht berechtigte Verknüpfung von zwei voneinander unabhängigen Ereignissen, die sich zufällig im zeitlichen Kontext ereigneten und für die dann ein Ursache-Wirkung-Zusammenhang gestellt wurde. Es war eindrucksvoll, als 1997 im Berliner Haus der Kulturen auf dem 3. Kongress der Deutsch-Türkische Gesellschaft für Psychiatrie, Psychotherapie und psychosoziale Gesundheit e. V. (DTGPP) der renommierte deutschen Ethnopsychiater Wolfgang Pfeiffer einen Vortrag über paramedizinische Praktiken und Vorstellungen hielt und dabei entgegen der Erwartung der vielen Zuhörer nicht die Situation im fernen Anatolien zur von ihm untersuchten Region machte, sondern vielmehr die »Religiösen Aspekte der Volksheilkunde in Bayern« thematisierte (Pfeiffer 2000). Pfeiffer, Experte insbesondere des islamischen Kulturkreises, sieht in der Volksmedizin und Volksfrömmigkeit, wie sie sich z. B. in Bayern trotz Reformation und Aufklärung in der Orientierung an Heiligengestalten findet, keinen Gegensatz zur naturwissenschaftlichen Medizin; er unterstreicht den Hoffnungsaspekt sowie psychisch externalisierten Schutzaspekt. »Indem die Kulte zu psychischer Katharsis und Sinngebung verhelfen und zugleich Stützung und Zuversicht vermitteln, stellen sie einen wichtigen Bestandteil der Volksmedizin dar« (ebd., S. 17).

Hierher gehört auch der weit verbreitete Glauben an Engel, im Besonderen an Schutzengel. Wie Sebastian Murken auf dem Berliner psychiatrisch-religionswissenschaftliche Kolloqium am 24.11.2011 ausführte, glauben einer Umfrage zufolge in Deutschland 66 % der Menschen an die Existenz von Schutzengeln, aber nur 63 % an die Existenz Gottes. Dabei haben die Engel vielfältige Funktionen: Sie gewähren Schutz, Hilfe, Heilung, Sinn, Liebe, Trost und Selbstwertstärkung. Die Engelsvorstellung wird dabei funktionalisiert im Sinne eines individuellen spirituellen Konzepts zur Lebenshilfe (vgl. Murken und Namini 2007). Sie findet sich integriert in den Mainstream unterschiedlicher Momente des persönlichen Alltagsglaubens. Diese Ebene der Engelsvorstellung steht einem positiven, durchaus nicht abergläubischen, auch nicht unbedingt religiösem Weltverständnis nahe, das viele Menschen mit dem berühmten Gedicht des Theologen und NS-Opfers Dietrich Bonhoeffers verbinden: »Von guten Mächten treu und still umgeben, behütet und getröstet wunderbar, so will ich diese Tage mit euch leben und mit euch gehen in ein neues Jahr« (Bonhoeffer 2008).

Eine andere, destruktive gesellschaftliche Relevanz ist allerdings mit einer Wissenschaftsfeindlichkeit verbunden, die sich rationaler Faktenbewertung entzieht und die in unterschiedlicher Weise auch in die Praxis von Psychiatern und Psychotherapeuten hineinspielt. So werden Krankheitsbilder geleugnet, krude Verschwörungstheorien verbreitet, die weit hinausgehen über psychopathologische Phänomene überwertiger Gedanken und missionarischer Psychopathie; auch wenn hier nicht alle Diagnosekriterien erfüllt sind, muss man doch von wahnartigen Störungen sprechen, deren beachtliche Verbreitung verwundert. Diese weist zugleich auf die Schattenseiten der sozialen Medien des Internets hin. Zum gerade eröffneten Diskurs inwieweit »Verschwörungstheorien« ein Thema der Psychiatrie sind, siehe u. a. Klosterkötter 2020.

Heute wird ein Psychiater und Psychotherapeut auch abstruseste Denkkonstrukte immer auch hinsichtlich seiner psychodynamischen Funktion für den einzelnen Patienten hinterfragen. Was allerdings eine Engerfassung des altertümlichen Begriffs Aberglauben anbelangt, erscheint, obgleich bereits 300 Jahre alt, nachfolgender Grundgedanke Kants anhaltend auch für die Praxis der Psychiatrie zutreffend: »Aberglaube ist der Hang, in das, was als nicht natürlicher Weise zugehend vermeint wird, ein größeres Vertrauen zu setzen, als was sich nach Naturgesetzen erklären lässt – es sei im Physischen oder Moralischen« (Kant 2019).

6.6 Fanatismus und Terrorismus

Die Facetten des Fanatismus ermöglichen keine einfachen Zuordnungen. Er zeigt sich kollektiv wie individuell, auf religiösem wie auf säkularem Hintergrund, politisch staatlich gelenkt und/oder politisch ideologisch motiviert. Er findet sich bei psychisch zunächst mal gesund erscheinenden Menschen wie bei offenkundig manifest psychiatrisch Erkrankten. Der Theologe und Psychiater Günter Hole hat sich bereits 1995 intensiv mit dem »Drang zum Extremen und seine psychologischen Wurzeln« befasst und eine »Typologie und psychische Dynamik des Fanatikers« (Hole 1995) vorgeschlagen. Er beschreibt die gemeinsamen Merkmale des politischen und des religiösen Fanatismus und des Wahns. In Fallbeispielen macht er auch die Übergänge von traditioneller Frömmigkeit zu einem gedanklich eingeengten, von einer überwertigen Idee begleiteten, eiferndmissionarischen Fanatismus zum religiösen Wahn deutlich. Der religiöse Wahn grenzt sich ab durch seine Einbettung in eine durch weitere Symptome charakterisierte psychische Erkrankung wie z. B. eine Schizophrenie oder wahnhafte affektive Störung (vgl. ebd., S. 154–161). Bisweilen kann die differenzialdiagnostische Abgrenzung schwierig sein. An anderer Stelle nimmt Hole (1995) kritisch Stellung zur rein deskriptiven Erfassung des Fanatismus unter dem Psychopathie-Spektrum. Sie könne die »für das Verständnis und das Wesen des Fanatismus wichtigen Phänomene wie Begeisterung, Identifikation mit Werten oder auch fundamentalistische Einengung in diesem Bezugsrahmen nicht abbilden, und noch weniger die gesellschaftlich so bedeutsame Möglichkeit der fanatischen Induzierbarkeit vieler ›Durchschnittsmenschen‹ ohne primäre Normabweichung« (ebd., S. 38).

Fanatismus und fanatisch begründete Attentate haben in den zurückliegenden 20 Jahren, insbesondere nach dem verheerenden Anschlag auf das World Trade Center in New York am 11.09.2001 weltpolitisch eine sehr große Bedeutung mit immensen Auswirkungen (u. a. Afghanistan-Krieg, Irak-Krieg) erlangt. Weitere islamistische Anschläge in Europa durch Al-Qaida und das Auftreten der Terrorregimes »Islamischer Staat« in Syrien und dem Irak, die sich jeweils ohne Legitimation eigenmächtig auf den Koran berufen, stehen dabei ganz im Vordergrund. Seit spätestens dem Jahr 2000 sind rechtsextremistische Anschläge mit Todesopfern in Deutschland bekannt. Aktuell führte eine Untersuchergruppe um den Psychiater und Hirnforscher Bernhard Bogerts eine umfangreiche Recherche der Literatur (seit den 1970er Jahren) durch zu »Terrorismus aus psychiatrischer Sicht« und kommt zu wichtigen Schlussfolgerungen, die auch für den religiös motivierten Terrorismus bedeutsam sind (Seidenbecher et al. 2020). So weisen Mitglieder von Terrorgruppen zwar »kein erhöhtes Vorkommen krankheitswertiger psychischer Störungen auf«, zeigen u. a. jedoch »eine Disposition zu gewalttätigem Verhalten, das durch soziale und gruppendynamische Gegebenheiten hergeleitet werden« (ebd., S. 429) kann. Auch finden sich bei ihnen »gehäuft Persönlichkeitsakzentuierungen histrionischer, antisozialer und paranoid-aggressiver Art« (ebd., S. 429). Anders ist die Situation bei terroristischen Einzeltätern, die gehäuft psychotische und affektive Störungen aufweisen. »Die radikale Entwicklung solcher Täter entspringt entweder eigenem (paranoidem) Gedankengut oder erfolgt bei digitaler Vernetzung mit Gleichgesinnten über Hassforen im Internet« (ebd., S. 430). Ob deren Störungsbilder nun in besonderer Weise mit religiösen resp. ideologischen (Wahn-)Vorstellungen verknüpft waren, wurde nicht untersucht bzw. berichtet.

Eine derartige Verknüpfung könnte allerdings vermutet werden angesichts einiger spektakulärer Einzeltäter-Morde früherer Jahrzehnte wie die Ermordung von John Lennon durch ein Mitglied der evangelikalen »Born-Again Christians« 1980, die Ermordung von Ytzak Rabin durch einen religiös-fanatischen Studenten 1995 und insbesondere die erschütternden Einzeltäter-Morde der letzten Jahre wie der tödliche Brandanschlag eines religiös-messianischen Siedlers 2015 in Palästina, mehrere islamistisch begründete Einzeltäter-Morde in Frankreich, Belgien und Deutschland der letzten drei Jahre, die rechtsextremistisch-rassistisch bzw. antisemitisch motivierte Mordserie der NSU 2000–2006, die gleichfalls rassistischen Einzeltäter-Morde von Oslo/Utoya 2011, der Terroranschlag auf zwei Moscheen in Christchurch 2019, die Attentate von Hanau mit rassistischem Wahngebilde und von Halle mit antisemitischer und islamophober Einstellung. Die Aufarbeitung der Frage individueller Psychopathologie erscheint aus mehreren Gründen erforderlich: Die Inhalte von Wahnvorstellungen (im Übrigen auch von anderen psychopathologischen Phänomenen wie Angst und Zwang) unterliegen sehr stark den zeitgeschichtlich-kulturellen Gegebenheiten. So sind Symptome des Abgehört- oder Bestrahltwerdens durch CIA und KGB, die in früherer Berliner Frontstadt-Atmosphäre zum psychiatrischen Alltag gehörten, weitgehend verschwunden. Neu aufgetreten sind allerdings nach eigenem Eindruck zeitgeistabhängig homophobe, sowie rassistisch-antisemitisch durchsetzte paranoide Gedankengebilde wie sie nach derzeitigem Informationsstand auch bei den Attentätern von Hanau und Halle vorlagen. Dieser Zusammenhang ist nicht ohne Bedeutung, da für diese Gedankenwelt den Medien, der öffentlichen Meinung und der politisch gesellschaftlichen Diskussion eine Mitverantwortung zukommt.

In der vorgenannten Untersuchung wird zur religiösen Bindung bei islamistischen Terroristen angeführt, dass »die weit überwiegende Mehrzahl [...] weder eine religiöse Erziehung noch profundere Kenntnisse des Koran hatten«, jedoch bei Selbstmordattentätern u. a. auch eine tiefere Religiosität gefunden wurde (Seidenbecher et al. 2020, S. 425). Demnach spielt neben anderen Faktoren wie der individuellen Disposition (z. B. Persönlichkeitsstörung, Dissozialität, Psychose) und das soziale Netzwerk, das die Durchführung terroristischer Taten befördere, auch das rechtfertigende Narrativ unabhängig von der Tiefe der inhaltlichen Durchdringung des Sachverhalts (!) eine wichtige Rolle auf dem »Weg in den Terrorismus«.

Experteninterview mit Prof. Dr. theol. Dr. phil. Peter Antes

Mönter: Vielen herzlichen Dank für Ihre Bereitschaft zu einem Interview über die Bedeutung der Religion resp. des religiösen Glaubens für die seelische Gesundheit der Menschen (geführt am 22.10.2020). Sie sind Autor zahlreicher wissenschaftlicher Bücher über die Religionen der Welt und waren Präsident der International Association for the History of Religions. Als Gründungsmitglied unseres Berliner Arbeitskreises Religion und Psychiatrie sind Ihnen auch die Fragen der Psychiater- und Psychotherapeuten nach manchen gemeinsamen Veranstaltungen ja durchaus vertraut:

Mönter: **Sehen Sie Gemeinsamkeiten der traditionellen (großen) Religionen mit Blick auf ihre salutogenetische Bedeutung? Wenn ja, worin bestehen diese Gemeinsamkeiten?**
Antes: Allen Religionen geht es darum, für das Wohlbefinden des Menschen Sorge zu tragen. Wie allerdings Wohlbefinden konkret definiert wird und welche Handlungsanweisungen dazu gegeben werden sowie inwieweit es sich um körperliches oder seelisches Wohlbefinden bzw. um beides handelt, wird durch die

einzelnen religiösen Traditionen der Menschheit sehr unterschiedlich beschrieben. Insofern kann man sagen, dass sich die traditionellen Religionen salutogenetisch um den Menschen sorgen, dass diese Sorge sich aber nur in dieser allgemeinen Form als Gemeinsamkeit formulieren lässt; Unterschiede treten sofort zutage, wenn es um die Konkretisierung dieses Anliegens geht.

Alle religiösen Traditionen richten sich an den Menschen, dennoch ist es ein Unterschied, ob wie im Judentum, Christentum oder Islam gelehrt wird, dass der Mensch nur einmal auf der Erde lebt oder ob wie im Hinduismus und Buddhismus sein Dasein eingebunden ist in den großen Strom des Lebens mit vielen Geburten und Toden, deren Wiedergeburten weit über das Menschsein hinausgehen, weil tierische sowie jenseitige Existenzen mit eingebunden sind und der Mensch weit mehr als Teil der Natur verstanden wird als angesichts der Einmaligkeit des Lebens auf dieser Erde. Dadurch hat beispielsweise der Buddhismus im Umgang mit Tieren eine weit salutogenetischere Haltung (einschließlich von Krankenhäusern und Schutzzonen für Tiere) entwickelt als etwa das klassische Christentum.

Mönter: **Gibt es nach Ihrer Einschätzung Religionen, die mit krankhaften psychischen Zuständen/Verhalten wie z.B. Verwirrtheit, Angstzuständen, Depression und Suizidabsichten in besonderer Weise stützend oder auch abwehrend-repressiv umgehen?**

Antes: Krankhafte psychische Zustände oder ein entsprechendes Verhalten wird in den meisten religiösen Traditionen auf negative Faktoren zurückgeführt. Im Hinduismus und Buddhismus ist schlechtes Karma für krankhaftes psychisches Verhalten verantwortlich. Auch magische Kräfte wie der böse Blick oder Gestalten wie Teufel oder Dämonen können als Ursache für krankhaftes psychisches Verhalten in Frage kommen, so dass die Palette möglicher Störfaktoren eine Vielzahl von Ursachen haben kann. Ähnliches gilt für Judentum, Christentum und Islam. Hier sind vor allem böse Geister, vornehmlich der Teufel, als Störfaktoren für das menschliche Wohlbefinden gängige Erklärungen und betreffen in ihren Auswirkungen nicht nur den Körper, sondern vor allem auch die Seele. Angstzustände und Besessenheit zählen mit zu den häufigsten Einwirkungen böser Kräfte und zeigen ihre Wirkung bis in körperliche Reaktionen hinein. Deshalb ist klassisch der Exorzismus eine weithin praktizierte Heilmethode. Selten ist, dass wie im Islam abweichendes psychisches Verhalten als besondere Gnadengabe Gottes gedeutet wird, weshalb die volkstümlich als »verrückt« Bezeichneten dort nicht selten im Umkreis von heiligmäßig lebenden Sufis (Mystikern) anzutreffen sind. Der Grund für diese Hochschätzung der Verrücktheit ist die Vorstellung, dass Gott die, die ihm über lange Zeit sehr treu gedient haben, aus ihrem Dienst durch geistige Umnachtung entlässt, wie ein guter Herr seinen Sklaven als Lohn für ihre treuen Dienste irgendwann die Freiheit schenkt.

Mönter: **Gibt es Ihrerseits abseits der Chronologie eine begründbare Einteilung der Religionen nach Inhalten, Zielsetzungen (Ethik, Heils- oder Erlösungserwartungen oder die Unterscheidung von Offenbarungs- und Weisheitsreligionen)?**

Antes: Es hat immer wieder Versuche in der Religionswissenschaft gegeben, derartige Einteilungen vorzunehmen. Sie haben den Sinn, einzelne Aspekte, die für bestimmte religiöse Traditionen charakteristisch sind, hervorzuheben und die einzelnen religiösen Traditionen dadurch zu profilieren. Eine solche Einteilung kann zu durchaus unterschiedlichen Zuordnungen für ein und dieselbe Religion führen. So können beispielsweise der Buddhismus, der Hinduismus und das Christentum als Erlösungsreligionen gemeinsam betrachtet werden, während der Hinduismus im Unterschied zu Buddhismus, Christentum und Islam nicht als Stifterreligion gilt. Wählt man dagegen die Sparte monotheistische Religionen oder Offenbarungsreligionen so zählen das Judentum, das Christentum, der Islam und die Bahai-Religion dazu, nicht aber der Buddhismus.

Da diese Auflistungen nicht selten mit Werturteilen verbunden wurden, hängen ihre Zuordnungen oft auch von den Vorlieben und Wertschätzungen der betreffenden Autorinnen und Autoren ab und sind daher als generelle Wertmaßstäbe nicht zu gebrauchen, ja bisweilen sogar für die weniger privilegierten religiösen Traditionen gefährlich, da sie leicht zu deren Nachteil politisch missbraucht werden können.

Mönter: Sehen Sie in der historischen Entwicklung der Religion zum Monotheismus einen »kognitiven Durchbruch« bzw. würden Sie von einem (erkennbaren) Ziel der Evolution der Religion z. B. hin zu mehr Logos statt Mythos sprechen?

Antes: Was zu den Werturteilen gesagt wurde, gilt vor allem mit Blick auf die Entwicklung zum Monotheismus. Die Berufung auf einen einzigen Gott hat nicht selten dazu geführt, dass andere Religionen, in denen mehr als eine Gottheit verehrt wird, abgewertet oder nicht mehr toleriert wurden, so dass deren Gläubige nicht selten Intoleranz und Bekämpfung zu spüren bekamen. Auch die Bewertung der Entwicklung im Sinne der Evolution hängt dabei sehr von den Vorlieben und Wertmaßstäben derer ab, die solche Bewertungen vornehmen. So ist es über lange Zeit in Europa üblich gewesen, der Entwicklung zum Monotheismus eine Höherentwicklung einzuräumen, heute machen andere positiv geltend, dass Polytheismus viel offener für religiöse Vielfalt seien und daher toleranter gegenüber anderen religiösen Überzeugungen agieren als eine dogmatisch auf einen einzigen Gott, den »wahren Gott« festgelegte Religion, die in der Verehrung anderer Götter nur unzulässige Fehleinschätzungen der Wirklichkeit sieht. Ein Vergleich des tatsächlichen Verhaltens monotheistischer wie polytheistischer Religionen gegenüber anderen religiösen Traditionen zeigt jedoch, dass es Toleranz und Intoleranz in beiden religiösen Vorstellungen gibt.

Mönter: Religionsgründer suchen oft die Nachfolgeschaft, die Identifikation. Die großen Religionen zeigen sich zumeist als übernationale und ethnienübergreifende Gemeinschaften. Dennoch finden sich in der Religionsgeschichte rasch Spaltungen, Bruderkonflikte, Religionskriege. Wie sehen Sie das von Hans Küng initiierte »Projekt Welt-Ethos«?

Antes: Nicht alle Religionen haben einen Gründer. Beispiele hierfür sind der Hinduismus und das Judentum. Zudem wollten nicht alle – heute als Religionsgründer bezeichneten historischen Gestalten – eine Religion gründen. Markantestes Beispiel hierfür ist Jesus, der bis zu seinem Tode Jude gewesen ist. Die Gründung des Christentums als eigenständige, vom Judentum unabhängige Religion erfolgte erst nach dem Tode Jesu. Auch der Buddha hat sich wohl selbst nicht als Religionsgründer gesehen, sondern als Reformer der vedischen Religion.

Mit Blick auf die großen weltweit heute auftretenden religiösen Traditionen ist die Aussage, Religionen seien als übernationale, Ethnien übergreifende Gemeinschaften angelegt, in der Retrospektive richtig, in der historischen Entwicklung aber keineswegs eindeutig. So etwa gab es im frühen Christentum eine Debatte darüber, ob Nicht-Juden überhaupt aufgenommen werden sollen. Eine ähnliche Debatte gab es im frühen Islam bezüglich der Frage, ob die Botschaft des Koran nur an Araber oder an alle Menschen gerichtet ist. Wahr ist dagegen, dass es in den meisten religiösen Traditionen von Anfang an eine Vielzahl von Interpretationen gegeben hat, die erst später im Zuge von Vereinheitlichungen oder Neuinterpretationen zu internen Spaltungen oder politischen Auseinandersetzungen geführt haben. Als typische Beispiele können hier unter den Stifterreligionen der Buddhismus, das Christentum und der Islam genannt und für Religionen ohne Stifter die Hebräische Bibel genannt werden.

Die frühesten uns überlieferten Schriften aus dem Buddhismus stammen alle aus einer Zeit, in der bereits die Spaltung in die Altvorderen und die Mahayanis stattgefunden hatte, weshalb der Theravada- und der Mahayana-Buddhismus sich als authentische Auslegungen der Lehre des Buddha behaupten können. Ähnlich vielgestaltig ist die Deutung Jesu im Neuen Testament. Die Unterschiede traten offen zutage, als es darum ging, daraus im 4. Jahrhundert eine einheitliche Lehre über Jesus (Christologie) zu machen. Auch im Islam ist die Spaltung in Sunniten und Schiiten älter als die Endfassung des Koran unter dem 3. Kalifen Uthman (644–656 u. Z.).

Die Entstehungsgeschichte der Hebräischen Bibel, die die Christen »das Alte Testament« nennen und zusammen mit den Juden als »Heilige Schrift« anerkennen, zeigt in all ihren Bestandteilen, dass es sich um Festlegungen (Kanonisierungen) von Textsammlungen handelt, die diese gegenüber anderen weniger umfangreichen oder umfangreicheren abgrenzten. Dies gilt für die Tora, deren Festlegung auf fünf Bücher Mose eine Begrenzung auf nur vier oder eine Ausweitung auf sechs oder mehr ablehnte. Ähnliches gilt für die Propheten und die weiteren Schriften, die insgesamt die Hebräische Bibel bilden.

Küngs Projekt »Welt-Ethos« hat als Anliegen zu zeigen, dass alle religiösen Traditionen eine gemeinsame Schnittmenge ethischer Prinzipien haben, die als verbindlich gelten und die Grundlage für menschliches Handeln darstellen. 1993 hat deshalb das Parlament der Weltreligionen in Chicago eine gemeinsame »Erklärung zum Weltethos« verabschiedet. Die Gemeinsamkeiten betrafen dabei allerdings eine sehr hohe, recht abstrakte Ebene, wenn es etwa in Anlehnung an das Tötungsverbot der Zehn Gebote aus der Hebräischen Bibel in dieser Erklärung als unverrückbare Weisung heißt: »Verpflichtung auf eine Kultur der Gewaltlosigkeit und der Ehrfurcht vor allem Leben«.

»Gewaltlosigkeit und Ehrfurcht vor allem Leben« implizieren mehr als nur unerlaubtes Töten, zudem gibt es auch erlaubte Formen des Tötens wie das Töten von Gegnern im Krieg oder die Todesstrafe. Ähnliches ließe sich über die restlichen unverrückbaren Weisungen sagen, was die Möglichkeiten und Grenzen einer solchen Erklärung zeigt.

7   Religion in Berlin

7.1   Entwicklung in Tradition des Toleranzediktes von 1685

Berlin, Hauptstadt der Bundesrepublik Deutschland, ist mit über 3,6 Millionen Einwohnern auch Deutschlands größte Stadt. Ihrem Ruf als Metropole Weltstadt der Kultur, Politik, Medien und Wissenschaften verzeichnet sie eine große Attraktivität für Zuzügler aus dem europäischen und außereuropäischen Ausland. Damit knüpft Berlin nach der Unterbrechung durch die nationalsozialistische und rassistisch motivierte Selbstisolierung der NS-Zeit und der gebremsten Entwicklung während der Zeit der Teilung Berlins und Deutschland wieder an die Jahrhunderte zurückreichende Tradition einer attraktiven Weltstadt für Menschen aus der ganzen Welt an. So war es im 17. Jahrhundert die Einladung des großen Kurfürsten im Edikt von Potsdam (1685), die die Hugenotten Frankreichs, die Reformierten Süddeutschlands und österreichische Juden nach Berlin kommen ließ.

Im 19. Jahrhundert beginnend und sehr stark dann in den ersten drei Dekaden des 20. Jahrhunderts entwickelte sich Berlin nicht nur zur Zentrale zwischen Ostpreußen, Schlesien und Rheinpreußen, sondern auch zum wichtigen Anziehungspunkt osteuropäischer Völker. Nach dramatischer Unterbrechung durch die NS-Diktatur kam es dann in den späten 1950er Jahren aufgrund von staatlichen Anwerbeabkommen zu einer starken Zuwanderung von Menschen aus überwiegend katholischen Ländern Südeuropas, dann auch aus der Türkei und den Maghreb-Staaten. Religionssoziologisch sind für Berlin natürlich die 40 Jahre des »real existierenden Sozialismus« der DDR mit der kirchen- und religionseinschränkenden Gesellschaftspolitik bis heute prägend geblieben, wie man an spezifisch niedrigen Zahlen jeweiliger Religionszugehörigkeit sieht. Nach der Wiedervereinigung 1990 wuchs die Zahl ausländischer Zuwanderer nach Berlin stetig an, in den letzten Jahren um mehrere Tausend jährlich und im Kontext der großen Migrationsbewegung häufig auch aus außereuropäischen Ländern.

7.2 Religionen in Berlin heute

In Deutschlands Hauptstadt gab es im Erhebungszeitraum 2009–2011 knapp 970.000 Christen in der Hauptstadt, das sind noch knapp 28 % der Einwohner; rund 576.000 von ihnen sind evangelische Kirchenmitglieder (19 %), 331.000 (9 %) sind katholisch, die Veränderungen der letzten Dekade sind noch nicht erfasst (Statista Studie; Zugriff am 22.10.2020). Für die Muslime wird der Anteil auf 8 % geschätzt; für alle weiteren wird ein Prozentsatz von zusammen unter 1 % angegeben (Bettendorf 2019). 63 % der Berliner Bevölkerung sind auf Basis vorstehender Zahlen konfessionslos. Mit diesem hohen Anteil an (nach Selbstbezeichnung) Atheisten, Agnostikern oder auch werteorientierten Humanisten zählt Berlin sicher zu den säkularsten Hauptstädten weltweit. Zugleich beeindruckend ist allerdings die Vielfalt der in Berlin vertretenen Religionen.

In einer zweieinhalbjährigen Forschungsarbeit haben Berliner Religionswissenschaftler noch vor der großen Zuwanderung der letzten beiden Dekaden versucht, ein möglichst umfassendes Bild der religiösen Situation in Berlin zu Beginn des 21. Jahrhunderts zu geben, das auch heute noch Aussagekraft hat. In einer beeindruckenden Recherche und Dialogarbeit mit den Vertretern der Religionsgemeinschaften ist »Religion in Berlin – Ein Handbuch« (Grübel und Rademacher 2003) entstanden. Es beschreibt auf gut 600 Seiten 360 (!) in Berlin bis 2003 aktive, (mehr oder minder eigenständige) »greifbare« Religionsgemeinschaften, die als z. T. angegriffene Gruppe auch die Solidarität untereinander suchen (▶ Abb. 7.1). Die vorgestellten jüdischen, christlichen, muslimischen, hinduistischen, buddhistischen und neu-religiösen Gemeinschaften mit ihren je eigenen Gedanken- und Kulturwelten zeigen eine nicht eingrenzbare Dimension von

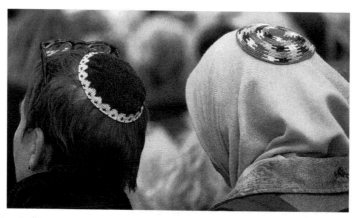

Abb. 7.1: »Berlin trägt Kippa« (© Achim Wagner 2018).
Nach wiederholten antisemitischen Angriffen auf jüdische Mitbürger der Stadt fand im April 2018 in Berlin eine große Solidaritätskundgebung statt, an dem sich Menschen aller Glaubensrichtungen und Religionen beteiligten. Mit dem Tragen der traditionellen jüdischen Kopfbedeckung demonstrierten sie für religiöse Toleranz und gegen Antisemitismus.

Welterklärungsmustern und »Lebensphilosophien« auf; sie sind Ergebnis der großen menschheitsgeschichtlichen Suche nach einem erklärenden und innerlich stimmig-beruhigenden Glauben. Hierauf kann nicht ins Detail eingegangen werden. Zwei psychiatrisch-psychotherapeutische relevante Facetten religiösen Glaubens, der unter Muslimen verbreitete Dschinn-Glaube und die im christlichen Kontext in Deutschland bereits sehr zurückgedrängte Praxis der Teufelsaustreibung, sollen näher dargelegt werden, da hierzu besondere Erfahrungen und Einblicke im Berliner Arbeitskreises »Religion & Psychiatrie« gewonnen werden konnten.

7.3 Ruqyah/Cin cikarma (Dschinn-Beschwörung) und Exorzismus in Berlin 2020

Seit den frühen 1970er Jahren in der Berliner Psychiatrie tätig, ist dem Autor bis vor einigen Jahren in persönlichem Kontakt kein Fall eines praktizierten Exorzismus begegnet und auch nicht von Kollegen an ihn herangetragen worden. Erst mit der Etablierung des Arbeitskreises (AK) Religion & Psychiatrie im Verein für Psychiatrie und seelische Gesundheit 2008 tauchte das Thema im persönlichen Blickfeld auf: Einerseits wurden der eine oder andere Fall expliziten religiös-wahnhafter Symptomatik an den AK herangetragen, bei denen dann das Verständnis und der therapeutische Umgang mit der Störung intensiver zu besprechen waren. Auch die diagnostischen Klassifikationen und Differenzialdiagnosen wahnhafter Störungen bis hin zu Trance und Besessenheitszuständen (ICD-10: F44.3) gaben Anlass zu intensiverer Diskussion. Im Rahmen des in der Einleitung beschriebenen von 2012 bis 2019 laufenden PIRA-Projekts (Psychiatrie – Information – Religion – Austausch) und durch den Kontakt speziell zu türkischen und arabischen Moschee-Gemeinden und Imamen rückte das Thema deutlich näher. Zu den Erfahrungen in den Beratungsgesprächen wie auch auf den Informationsveranstaltungen und Seminaren zum Thema der vermeintlichen Verursachung psychischer Symptome durch Dschinnen (engelartige Geistwesen) wird auf frühere Publikationen verwiesen (Mönter et al. 2017; Mönter et al. 2020a).

Zum Thema »Besessenheit« und »Exorzismus« liegen weder seitens christlicher Kirchen noch muslimischer Organisationen offizielle Zahlen vor. In der Praxis der Psychotherapeuten und Psychiater kommt es hochwahrscheinlich zu einer nicht repräsentativen (Unter-)Wahrnehmung des Phänomens, da sowohl im Selbstverständnis »betroffener« Menschen wie im ggf. praktizierten Hilfeangebot religiöser Autoritäten zunächst mal keine psychotherapeutische oder psychiatrische Fragestellung gesehen wird. Hier scheint aber nun eine Einstellungsänderung einzusetzen. Auf die diversen im Internet angebotenen Mittel zur Bekämpfung von Dschinnen wird hier nicht eingegangen; sie ähneln sehr den bekannten esoterischen Vermarktungsangeboten. Der nachfolgende Beitrag beruht nicht auf einer Recherche von Studien oder einschlägiger Literatur, sondern auf persönlichen Eindrücken und Einschätzungen aus der Beratungsarbeit im PIRA-Projekt, eigenen Vortragsveranstaltungen und dem vertrauensvollen Austausch im AK Religion & Psychiatrie mit Christoph Soyer SJ, dem Leiter der Katholischen Glaubensinformation des Erzbistums Berlin von 2011–2018 sowie Abdallah Hajjir, Imam und Vorstandsvorsitzender der Gemeinde Darul Hikma (Haus der Weisheit) in Moabit, sowie Ender Cetin, Taha Sabri und anderen Imamen kooperierender türkischer und arabischer Gemeinden. Dieser Austausch, der von den Teilnehmern als außergewöhnliche Informationsmöglichkeit erlebt wurde, bot einen Einblick in eine öffentlich wenig diskutierte, für in der Psychiatrie Arbeitende kaum zugängliche eigenständige Lebenswelt.

Ruqyah/Cin cikarma (Dschinn-Beschwörung)

Hervorzuheben ist der Kontakt mit Sheikh Abdallah Hajjir; er kam 1978 aus Jordanien nach Berlin, ist Bauingenieur und mittlerweile deutscher Staatsbürger. Während des großen Flüchtlingszustroms 2016/2017 engagierte er sich mit großer Hilfsbereitschaft und offenen Türen für die Geflüchteten; auch steht A. Hajjir in besonderer Weise für Offenheit und den zivilgesellschaftlichen Austausch mit Vertretern aus Politik und Gesellschaft u. a. auch zu Themen der Homophobie im Islam. Mit ihm und seiner Gemeinde (ca. 500 Mitgliedern, deren Familiengeschichte vornehmlich in arabischen Ländern wurzelt) kooperierte das PIRA-Projekt über mehrere Jahre (Beratungen, Infoveranstaltungen). Dass er im PIRA-Kreis von Muslimen und Nicht-Muslimen über Grundkonzepte der arabischen Geisterlehre und seine konkreten Praktiken berichtete, diese auch anschaulich präsentierte, ist besonders den muslimischen arabischen und türkischen Kolleginnen und Kollegen des AK zu danken, die hier wie auch in der Moschee-Arbeit allgemein eine entscheidende Brückenfunktion innehatten.

Einige Eindrücke und Einschätzungen aus der PIRA-Projektarbeit seien nachfolgend zusammengefasst.

- Der Glaube an eine Geisterwelt mit Dschinnen und Dämonen, auch Sheitan (Satan) als deren oberster »Vater« ist unter den in Berlin lebenden Muslimen anhaltend verbreitet. Er hat vorislamische Wurzeln.
- Im Koran werden Dschinnen in mehreren Suren erwähnt, da sich der Prophet direkt an sie wendet. Sie werden im Koran moralisch indifferent dargestellt, können also gut und böse sein.
- Der Koran kritisiert an anderer Stelle das »Übel aller Menschen, die auf okkulte Bestrebungen aus sind« (Sure 113).
- In Sure Al-Baqarah 102 heißt es: »und Salomo war kein Ungläubiger, sondern es waren die Aufrührer, die Ungläubige waren und das Volk Schwarze Magie lehrten«.
- Eine verbindliche, autorisierte Fassung des Dschinn-Glaubens gibt es nicht; es handelt sich um Interpretationen (somit eher um Volksglauben resp. Volksfrömmigkeit).
- Dschinnen werden danach als von Gott aus rauchloser Flamme erschaffen angesehen, während Engel und Menschen, die beiden anderen Wesen mit Ver-

nunft, aus Licht und Lehm gebildet wurden. Die Dschinnen sind danach Wesen mit luftigem oder feurigem Körper.

- Sie sind nach dieser Vorstellung nicht greifbar und können in wechselnder Gestalt auftreten. Sie gelten als Mittelwesen zwischen Menschen und Engeln und vor allem können sie wie auch Sheitan Besitz von Menschen ergreifen (umstrittene Vorstellung).
- Es gibt danach sehr unterschiedliche Kategorien der Geister mit unterschiedlichen anthropomorphen Eigenschaften wie u. a. auch Namen, Lebensdauer. Insbesondere können sie Positives und Negatives bewirken bzw. im Schilde führen.
- Einige »zeitgemäße« Interpretatoren betrachteten den Begriff Dschinn wesensgleich mit der Bakterie! Auch Bakterien sind Lebewesen, die eine »Energie« haben und sich gerne irgendwo einnisten. So sagt der Prophet z. B. auch, dass Dschinnen sich unter den Fingernägeln (Bakterien), oder an Orten, wo sich viel »Müll« ansammelt, oder im Blut des Menschen befinden können. Es gibt aber auch Theologen, die dem widersprechen, oder auch beides als möglich halten.
- Die bösen Dschinnen fliehen vor dem Koran und können mittels bestimmter Prozeduren verdrängt werden, die von Imamen und auch von anderen wie »Kundigen« wie z. B. Hodschas (Religionsgelehrte ohne offizielle Ausbildung) mit und ohne Bezahlung durchgeführt werden können.
- Amulette können einen besonderen Schutz vor »Hexerei«, »Magie« darstellen; von den islamischen Theologen werden sie überwiegend abgelehnt.
- Es war im PIRA-Arbeitskreis umstritten, ob der Glaube an Dschinnen in den türkisch-muslimischen Gemeinden gegenüber den arabischen weniger verbreitet ist.
- Typische Prozeduren (»Ruqyah«), Dschinnen zu vertreiben, sind gemeinsame Gebete oder Beschwörungen mit Gebeten seitens des »Kundigen«.
- Die Anwendung der Ruqyah ist freiwillig und nicht alle Imame praktizieren die Ruqyah; manche Imame berichteten uns allerdings, von ihren Gläubigen sehr stark mit Wünschen danach bedrängt zu werden, auch mit unerbetenen Geldgaben.
- Das Beschwerdebild bei vermeintlicher Dschinn-Besessenheit ist sehr vielfältig, kann auch (leichtere) körperliche Beschwerden und familiäre Probleme umfassen. Eine generelle Gleichsetzung mit Menschen, die in medizinischer Sicht psychosomatisch erkrankt sind, erscheint nicht angebracht.
- Psychiatrischer Behandlungsbedarf aufgrund schwerwiegender Störungen scheinen tendenziell, aber nicht immer erkannt zu werden. Syrische Kollegen berichteten konkrete Fälle mit langen, z. T. für die Betroffenen kostspieligen »Vorbehandlungen« mit Ruqyahs (und Amuletten).
- An der imaginativ-suggestiven Wirkung einer Suren-Rezitation, wie sie Imam Najjir im AK beispielhaft vortrug, bestehen kaum Zweifel; diese wird eindrucksvoll durch eine entsprechend demonstrative Gestik, die der Austreibung des Dschinns dienen soll, unterstützt.

In jedem Fall stellte die Kooperation mit den Psychiatern und Psychotherapeuten des PIRA-Projekts in allen einbezogenen sechs Moschee-Gemeinden eine bewusste Öffnung hin zu medizinisch-therapeutischer Professionalität dar. Bei ansonsten guter Nachfrage der PIRA-Beratungen blieb die Weiterverweisung speziell in diesen Fällen jedoch öfter ohne Erfolg. Dass jedoch ein kontinuierlicher Dialog zwischen einer Gruppe muslimischer und nicht-muslimischer Psychotherapeuten und Psychiatern mit Imamen und Religionslehren arabischer und türkischer Moschee-Gemeinden in Berlin möglich war, widerlegt Behauptungen von einer sich grundsätzlich und fundamentalistisch abschottenden muslimischen Gegenwelt. Es kommt auch auf die Angebote der Mehrheitsgesellschaft an.

Näheres zum Thema Dschinn u. a. bei Assion 2020, Rüschoff 2018.

Exorzismus

Zur Thematik des Exorzismus im Katholizismus bezieht sich der Autor nachfolgend weitgehend auf einen Vortrag und Austausch mit Christoph Soyer SJ, Leiter der Katholischen Glaubensinformation, an den im Erzbistum Berlin von 2011 bis 2017 bei Fragen des Exorzismus verwiesen wurde. Pater Soyer berichtete (Soyer 2017), dass es im Bistum Berlin z. Z. keinen Exorzisten gebe, obwohl nach innerkirchlicher Regel jedes Bistum einen solchen benannt haben sollte. Dies charakterisiert bereits die Grundsituation, dass der Exorzismus im Kirchenrecht ausgewiesen ist (CIC can. 1172 § 1 u. 2), aber in der Anwendung der einzelnen Bistümer sehr unterschiedlich gehandhabt wird. Auf internationaler Ebene finden sich diese Unterschiede noch wesentlich markanter mit berichteten hohen Anwendungszahlen z. B. in Polen und Italien. Auch hält die katholische Kirche weiterhin an der Existenz des Bösen fest, wenngleich »Teufel – Satan – Dämonen« als personale Wirklichkeiten sprachlich kaum noch verwandt werden. Christoph Soyer, der nach Gärtnerlehre und dem Studium der Sozialarbeit und Philosophie 1999 in den Jesuitenorden eingetreten ist, berichtete, dass in den sechs Jahren seiner Zeit als Beauftragter etwa 25 Personen bei ihm um Rat gesucht hätten. Nach seinem Eindruck, der u. a. auf einem psychologischen Aufbaustudium in den USA aufsetzt, litten die Anfragenden durchweg an schwereren psychischen Störungen wie u. a. einer Schizophrenie, bipolarer oder depressiver Erkrankung. Es bestand immer hoher Leidensdruck, wobei folgende Symptome im Vordergrund standen: vom Teufel immer wieder aufgeweckt werden, verflucht worden zu sein, von Strahlen am Denken gehindert zu werden. Auch sei vom Verschwinden von Gegenständen sowie von Geistern, Mächten, Seelen Verstorbener, die sprechen und Verwirrung stiften, berichtet worden. Nach Einschätzung von Christoph Soyer handelte es sich bei den geschilderten »Besessenheit« um Krankheitsphänomene, die primär medizinisch behandelt werden müssen, aber seelsorglich begleitet werden sollten. Die Alternative von medizinischer Behandlung versus Exorzismus sieht C. Soyer als »theologisch falsch«; Exorzismus könne auch nicht als ultima ratio gelten. Die deutsche Bischofskonferenz habe schon 1984 Rom vorgeschlagen eine »Liturgie zur Befreiung von dem Bösen« vorzulegen, weil die bisherige Form des Exorzismus nicht mehr akzeptabel ist. Stattdessen aber habe der Vatikan 1999, ziemlich überraschend, einen neuen Ritus für den »Großen Exorzismus« vorgestellt, der – zurückgehend auf das Jahr 1614 – neben Segens- und Bittgebeten an Gott um Schutz (deprekatorische Gebete) weiterhin auch imprekatorische (imperative, befehlende) Gebete an böse Geister gerichtete Befehle enthalte, »auszufahren«, eine Person zu verlassen oder auf diese keinen schädlichen Einfluss auszuüben. C. Soyer bedauert, dass die imprekatorische Gebetsform, die zum magischen Denken gehöre, nicht völlig gestrichen worden sei. Somit hat sich offenkundig der psychologisch erklärende, metaphorische Ansatz, wonach Besessenheit sich »aus dem Unbewussten der Gedanken, Gefühle, innere Regungen und Bildern« generiert und »das Böse« nicht mehr als vom Teufel, sondern von Bedrohungen der Rahmenbedingungen, der Macht von Systemen, unerbittlichen Sachzwängen etc. ausgeht, nicht durchsetzen können. Hier wird eine Glaubens-Diskrepanz innerhalb der katholischen Kirche deutlich, die mit dem Bildungsstand, den wirtschaftlichen und gesellschaftlichen Gegebenheiten der einzelnen Länder zu korrelieren scheint. Für die meisten Länder Europas dürfte der Ritus des Großen Exorzismus zu weiterer Entfremdung der Bevölkerung von der katholischen Kirche beitragen.

Exorzismus-Praktiken in anderen Konfessionen, Religionen werden hier nicht erörtert, da sie im AK Psychiatrie & Religion kein eigenständiges Thema waren. Nachfolgende Überlegungen zum professionellen Umgang mit Teufels- und Geisterglauben sind gleichwohl übergreifend zutreffend, da sich diese nicht auf den speziellen Inhalt des Glaubens, sondern auf die Funktion für den Einzelnen im Kontext seelischer und körperlicher Gesundheit beziehen. Ohnehin geht es für die psychiatrische und psychotherapeutische Praxis ausdrücklich um den religionssensiblen Umgang mit betroffenen Patienten wie mit deren religiös motivierten »Heilern« und nicht um den Inhalt. Es geht um Dialog und Auflockerung fundamentalistischer Positionen, die intrapsychisch hinter einer starren Abwehrhaltung oftmals bereits als niederdrückend erlebt werden. Dass Segenswünsche für einen guten Tag, ein gesundes Leben, einen erfolgreichen Abschluss jedweder Unternehmung, ein gutes Gelingen im weitesten Sinne zum konstruktiven Kommunikationsalltag gehören, ist einem Psychotherapeuten selbstverständlich vor Augen; dies gilt selbst für säkulare, inhaltliche – metaphorische Verabschiedungsworte, Rituale und Handlungen Hinterbliebener beim Tod eines Menschen. Das Christentum stellte über viele Jahrhunderte eine die Kultur und die gesellschaftlichen Werte des Abendlands immens prägende Kraft dar; diese Dimension findet sich in der mehr oder minder christlich geprägten eigenen Sozialisation wieder. Vermutlich fällt es manchem Psychotherapeuten mit dieser Sozialisation in seiner Gegenübertragung schwerer, zur Irrationalität eines hier konkret beschriebenen katholischen Teufelsglauben die passende Distanz zu finden. So erscheint es zugleich therapeutischerseits leichter, einen kriegstraumatisierten und sich vor Voodoo-Zauber schutzsuchenden Menschen aus anderer Kulturwelt in seinen hergebrachten Stabilisierungs- und Abwehrskills zu bestärken, als einem Teufelsgläubigen christlicher Provenienz ähnlich affektneutral zu begegnen. Dessen Gebetsrituale zur Teufelsabwehr wirken womöglich ob größerer Vertrautheit distanzbedürftiger als die eher exotische anmutende Bildung z. B. eines Hände-Schutzdaches über dem eigenen Kopf gegen Voodoo-Zauber.

Zur religionssensiblen Haltung gehört unmissverständlich aber auch Benennung geschäftsmäßiger finanzieller Ausnutzung von Gläubigen und vor allem

die Ahndung persönlichkeitsverletzender, die Gesundheit schädigender Ruqyiah-
und Exorzismus-Praktiken. Selbstverständlich sind Rechtsverstöße zur Anzeige
zu bringen und strukturelle Hintergründe aufzuzeigen. Schwere, ja todbringende
Folgen für derart behandelte, malträtierte Menschen werden auch in Deutschland noch immer berichtet. So lief im November 2020 in Berlin der Prozess gegen einen islamischen Wunderheiler an, der eine 22-jährige Frau zusammen mit
Angehörigen des Opfers mit einer »Salzwasserbehandlung«, die dem Vertreiben
von Dschinnen dienen sollte, zu Tode gebracht haben soll. 2017 fand der bisher
letzte abgeschlossene Exorzismus-Prozess in Deutschland statt: Fünf Koreaner
und Koreanerinnen hatten in einem Frankfurter Hotel vor dem Hintergrund einer Mischung aus christlichen, schamanischen und buddhistischen Vorstellungen eine Verwandte einem Exorzismus unterzogen, bei dem diese zu Tode kam.
In furchtbarer Erinnerung bleibt der Tod der Studentin der Religionspädagogik
Anneliese Michel im Jahre 1976, die nach mehreren, von ihr selbst gewünschten
großen Exorzismen in Würzburg mit einem Gewicht von 31 kg an Unterernäh-
rung starb. Die katholischen Priester, die die Exorzismen durchgeführt hatten,
wurden in einem umstrittenen Prozess wegen fahrlässiger Tötung durch Unter-
lassen zu mehrmonatigen Freiheitsstrafen auf Bewährung verurteilt.

Sowohl beim Dschinn-Glauben wie beim Teufelsglauben werden intrapsychi-
sche Vorgänge externalisiert, was psychodynamisch zu nachvollziehbarer Entlas-
tung führen kann. Prophylaktisch und therapeutisch wegweisend ist das bereits
angeklungene anthropologische Verständnis, das auf Schwarz-Weiß-Muster, Pro-
jektionen und Verteufelungen verzichtet und stattdessen auf Respekt vor dem jeweils anderen, auf Diskurs wie inneren Dialog, Entscheidungsfreiheit und persönliche Verantwortung setzt.

8 Religiöser Glaube und Identität

»Identität« hat sich als Begriff und Versuch zu einer jeweilig inhaltlichen Kernbestimmung über sehr viele Bereiche ausgebreitet. So unterliegen u. a. ethnische wie nationale, kulturelle wie politische, betriebliche, geschichtliche und gesellschaftliche, moralische wie religiöse Identitäten einem breiten Diskurs. Auch die geschlechtliche Identität als scheinbar vorgegebene biologische Realität wird in der Transgender-Diskussion in einem bislang nicht gekannten Maße zur Diskussion gestellt. Es geht offenkundig immer darum, das Wesenhafte des menschlichen Daseins, zumindest den Kern eines Aktivitätsbereichs zu erfassen, da dessen Verständnis in einer zunehmend individualisierten und von Pluralismus gekennzeichneten Situation nicht mehr selbsterklärend ist. Die Identitätsfrage ist vor allem in westlich geprägten Gesellschaften für den Einzelnen zentral geworden; »Wer bin ich – wenn ja, wie viele« lautet das angesichts sonstiger Resonanz für philosophische Themen bemerkenswerte Erfolgsbuch (Precht 2007). Natürlich ist das Identitäts- (und Authentizitäts-) Thema schon lange elementarer Bestandteil psychotherapeutischer Theorie und Praxis.

8.1 Religion und Identitätsbildung

Identität zeigt sich im Magnetfeld der Pole-Unverwechselbarkeit und gleichzeitiger, immerwährender Veränderung, auch wenn man letztere nicht bemerkt. Die geniale Heraklit zugeschriebene Fluss-Metapher »Alles fließt« (Panta rhei) und ihre Bedeutung für das reflexive Selbstverständnis des Menschen wurde bereits in ▶ Kap. 4 erörtert.

Individuelle menschliche Identität ist per se gebunden an die biologische Gegebenheit der eigenen Leiblichkeit und ihrer Entwicklung, an die gegebene und erlebte Geschlechtlichkeit sowie an die soziale Gegebenheit und ihre Entwicklung: vom Säugling zum Kleinkind, von Abgrenzung aus elementarer Bedürftigkeit (und Symbiose mit der Mutter) über alle Reifungsschritte zur Autonomie in der gesamten Lebensspanne bis hin zum langsamen oder bisweilen abrupten Enden. Ohne das Wechselspiel von Abgrenzung und Identifizieren ist die Entwicklung einer persönlichen Unverwechselbarkeit nicht vorstellbar. Zum Konzept des dialektischen Prozesses der »Individuierung durch Vergesellschaftung« (Habermas 2019) ▶ Kap. 2. Für die Entwicklung des persönlichen religiösen Glaubens, der ja Teil des persönlichen Selbstverständnisses ist, erscheint das Konzept der Ich-Identität, wie es der Psychoanalytiker Erik Erikson formuliert hat, hilfreich (Erikson 1968):

Nach Erikson (1968) entsteht Ich-Identität sukzessiv mit Beginn in der Pubertät im frühen Jugendalter als »Zuwachs an Persönlichkeitsreife, den das Individuum am Ende der Adoleszenz der Fülle seiner Kindheitserfahrungen entnommen haben muß um für die Aufgaben des Erwachsenenlebens gerüstet zu sein« (ebd., S. 123). Jugendliche suchen in dieser Phase nach der eigenen Identität. Sie erarbeiten sie sich, finden ihre Identität durch Ausprobieren von Selbstständigkeit und der Auseinandersetzung mit den eigenen Zielen und Werten. Misslingt es, die eigene Identität zu erarbeiten, findet der Jugendliche keine »Rolle« in seinem Leben. Ich-Identität ist somit »eine soziale Funktion des Ichs«, die darin besteht, »die psychosexuellen und psychosozialen Aspekte einer bestimmten Entwicklungsstufe zu integrieren und zu gleicher Zeit die Verbindung der neu erworbenen Identitätselemente mit den schon bestehenden herzustellen« (ebd., S. 143).

Die Familie, Freunde, informelle Gruppen, Region, Volk bzw. Nation: Sie alle, voran die Familie, haben eine wichtige Rolle für die Entwicklung der Ich-Identität inne. Die Bildung einer stabilen Identität, die verschiedene Rollen (Teil-Identitäten) integrieren kann, ist wesentliche Voraussetzung für seelische Gesundheit und sozial kompetentes Handeln. Ein unsicheres Gefühl der eigenen Identität beinhaltet, dass es für den Menschen/Patienten schwierig ist, ein stimmiges Gefühl der (biografischen) Kontinuität und Kohärenz für die eigene Person zu erleben. Es geht um das Gefühl für ein inneres Sich-Selbst-Gleichsein, ein Wissen um die eigene Unverwechselbarkeit und deren Bejahung, das ein selbstbewusstes Gegenübertreten zu anderen ermöglicht.

Zur stabilen Identität gehört auch eine der Persönlichkeit adäquat reflektierte Entwicklung einer eigenen Weltanschauung bzw. Religion. »Religionen sind Überzeugungen, die die Welt und den Menschen erklären wollen und die einen Weg anbieten, den Menschen aus seiner unerlösten Situation zu befreien«, sagt der Theologe Thomas Bremer (Beljakowa et al. 2016, S. 208). Er kommt in diesem Buch zum Thema der nationalen Identitätsbildung in Russland in einem Experteninterview zu Wort. Unerlöst ist sicher ein eher theologisch konnotierter Begriff; dennoch scheint er auf den seelischen Entwicklungsprozess und die basale Orientierungssuche des jugendlichen Menschen durchaus übertragbar. »I shall be released« singt Bob Dylan 1967 in lebensgeschichtlich schwieriger Zeit und verweist mit den Worten des Titels, die den Refrain beschließen, in Analogie zur Klage eines Gefängnisinsassen auf eine religiöse Erlösung hin; eine Erlösung verstanden als Sehnsuchtsausbruch eines jungen Menschen, der die Grenzen sprengen will, die die Alltagswillkür ihm setzt (Dylan 2016):

»They say everything can be replaced
They say every distance is not near
So I remember every face
Of every man who put me here

I see my light come shining
From the west down to the east
Any day now, any day now
I shall be released

They say every man needs protection
They say that every man must fall
Yet I swear I see my reflection
Somewhere so high above this wall

I see my light come shining
From the west down to the east
Any day now, any day now
I shall be released

Now, yonder stands a man in this lonely crowd
A man who swears he's not to blame
All day long I hear him shouting so loud
Just crying out that he was framed

I see my light come shining
From the west down to the east
Any day now, any day now
I shall be released«

Für die religiöse Identität eines Menschen ist die Adoleszenzphase wegweisend. Hier erfolgt Identifikation mit den Vorgaben der Eltern oder aber ihre Ablehnung und die Neuorientierung. Dabei ist noch nicht unbedingt die inhaltliche Festlegung auf eine bestimmte Religion gegeben bzw. gebahnt. Es formt sich jedoch die Basis für Religiosität oder mehr noch die psychoemotionale und motivationale Struktur, die eine Ansprechbarkeit für Inhalte und/oder Form der Religion bzw. abseits einer Religion für die existenziellen Fragen beinhaltet. Auf die zahlreichen entwicklungspsychologischen, sozial- und geisteswissenschaftlichen und politischen Definitionen und Beschreibungen der Identität sei hier nur summarisch hingewiesen; sie widersprechen sich weniger als dass sie unterschiedliche Aspekte der Identität in den Vordergrund stellen. Eine Zusammenfassung ergänzender Aspekte psychospiritueller Entwicklung findet sich bei Utsch, der zu folgender Quintessenz kommt: »Die reife gläubige Hoffnung hingegen zeichnet sich dadurch aus, dass sie Zweifel zulässt und dennoch zu einem Handeln aus gläubiger Zuversicht motiviert« (Utsch 2018, S. 715).

Der Begriff »Patchworkidentität«, wie ihn Heiner Keupp als Ausdruck eines Prozesses »alltäglicher Identitätsarbeit«, der ein »unabschließbares Wirken am Patchwork« von Teilidentitäten darstellt, bietet nochmal eine Weiterführung für das Verständnis religiöser Identität, dabei geht es um ein »manchmal widersprüchliches, meist ambivalentes Nebeneinander von Unvereinbarem« (Keupp 1999, S. 266). Das Nebeneinander von streng rationaler, wissenschaftlich exakter Herangehensweise und rational gesehen unscharfer Spiritualität oder religiösem Glauben findet sich mit der Patchwork-Figur gut abgebildet. Auch weit nach jugendlicher Identitätsfindungsphase mit ihren Sinnkonstruktionen entspricht auch die lebensgeschichtlich spätere Religionsfindung insbesondere nach dem Durchleben von Grenzerfahrungen (bei Krankheit, Leiden, Verlust, Todesangst) der Unabschließbarkeit der skizzierten »Identitätsarbeit«.

Gleichfalls instruktiv für die Beantwortung der Frage, warum ein einzelner Mensch sich religiösem Glauben zuwendet, ist eine Unterscheidung, wie sie Wolfram Kurz – ein führender Vertreter der Frankl'schen Logotherapie und Exis-

tenzanalyse – formuliert hat (vgl. Kurz 2005): Danach sind im Prinzip eine existenzielle und eine schicksalsorientierte Ebene zu unterscheiden. Die existenzielle
Problematik berührt die Zielorientiertheit, die Absichtsorientierung, die Inten-
tionalität der menschlichen Psyche. Verkürzt gesagt: Der Mensch ist ein ziel-
und sinnorientiertes Wesen, und der zentrale Beweggrund seines Lebens ist der
Wille zum Sinn: Sinngeben angesichts der Endlichkeit unseres Lebens, der Unendlichkeit von Raum und Zeit, Sinngeben angesichts offener Fragen nach dem
Woher und Wohin, angesichts des Elends in der Welt und des Bewusstseins vom
Ausgeliefertsein menschlichen Daseins. Dass die Menschen in ihren vielfältigen
Kulturen und Traditionen unterschiedliche Sinndeutungen formulieren, dass es
religiöse und nicht religiöse Antworten, vor allem aber keine absolute Antwort
gibt, ist offenkundig. Im Gegensatz zu der existenziellen Problematik, mit der jeder Mensch konfrontiert ist, hat die schicksalsbezogene Problematik in der Un-
terscheidung von Wolfram Kurz einen exklusiven Charakter. Hier geht es um
Krankheit, Behinderung, um Heimatlosigkeit und ungewollte Einsamkeit, um
Kriegsfolgen, tragische Schuldverstrickungen und anderes mehr (vgl. Kurz 2005).
Auch hier ist die Nähe dieser Situationen zu den Grenzerfahrungen Jaspers au-
genscheinlich.

8.2 Kollektive religiöse Identität

Die Verschränkung und Überschneidung von kollektivem und individuellem religiösen Glauben ist schwer zu übersehen; beim Versuch der Abgrenzung wird
nicht zu Unrecht auf den Unterschied zwischen individuozentrierten versus sozio-
zentrisch Gesellschaften verwiesen, der auch die Art des Glaubens mitbestimmt.
Doch hier ist Vorsicht bzw. Differenzierung geboten: Auch in den seit der Reformation zu verstärkter individueller Glaubensbildung gekommenen westlichen
Ländern kennen wir kollektivistische, gesellschaftliche Phasen mit geradezu ge-
danklicher wie marschierend-kriegsbereiter Gleichschaltung großer Bevölkerungs-
teile wie beispielsweise im Nationalsozialismus und Faschismus. Andererseits hat
»die Erfahrung der Individualität, das Leiden an ihr und ihre Überwindung, wohl
nirgends ergreifenderen Ausdruck gefunden als bei anatolischen Mystikern wie
Mevlana Rumi und Junus Emre; auf erheiternde Weise dagegen bei Nasreddin
Hoca« (Pfeiffer 1998, S. 18), wie der Ethnopsychiater Wolfgang Pfeiffer schon
1997 auf dem deutsch-türkischen Psychiatrie-Kongress in Istanbul herausstellte
(ebd.). Die Namen lassen sich ergänzen wie auch allgemein in den eher soziozent-
rischen Ländern Asiens sich immer wieder markant die Politik und Gesellschaft
prägende Einzelpersonen finden (z. B. Kemal Atatürk, Mahatma Gandhi, Mao Tse
Tung).

Allen Religionen und Glaubensgemeinschaften inhärent ist die Forderung zumindest die Förderung kollektiver Identität u. a. durch Kleidungs-, Bet-, Essens-
und Fasten-Vorschriften bzw. Gebote und Alltagsroutinen, Rituale und zeremo-

nielle Feiern an den Lebenswenden von der Geburt über die Erwachsenen- (und Mysterien-) Initiation, die Eheschließung bis zu Krankheit und Tod. Sie sind in ihrer Vielfalt und Wirkmächtigkeit höchst beeindruckend. Für Habermas (2019) zählen sie zum »sakralen Komplex«, ohne den Religionen auch in der Moderne nicht überlebensfähig sind. Religiöse Gebräuche und Rituale finden sich oftmals in kultur- und religionsfremdem Umfeld (»Diaspora«) besonders ausgeprägt und stehen u. a. psychologisch für den wichtigen Autonomieaspekt. Die Glaubensbetonung in der Diaspora ist ein Phänomen, das der in der generationenübergreifenden Zeitschiene zumeist dominierenden Assimilation und Akkulturation an den zunächst fremden, örtlichen Glauben gegenübersteht. Auch hier gibt es eine Vielfalt in der Entwicklung bis hin zu expliziten Mischreligionen mit dann eigenen Ritualen und Inhalten.

Ebenso findet sich innerhalb der Religionen eine große Variationsbreite kollektiven Verhaltens: Während z. B. ultraorthodoxe Juden sich einer Erwerbstätigkeit fernhalten und ihre Aufgabe ganz im gemeinschaftlichen Studium der heiligen Schriften und der Aufzucht/Erziehung vieler Kinder sehen, üben viele Juden ihre Festtagsrituale oft nicht mehr im engeren Sinne religiös, sondern ausschließlich traditionsgeneriert aus; obgleich familiär ausgeführt erzeugt die weltweit synchrone Ausübung ein tiefverwurzeltes, geschichtlich und schicksalsmäßig geprägtes, stolzes Gemeinschaftsgefühl mit vielfach als glückhaft geschildertem Charakter. In fast allen großen Religionen, vor allem im Buddhismus und im Christentum, ferner im Hinduismus und im Daoismus gibt es ein Mönchtum, das im monastischen (klösterlichen) Leben religiöse Vollkommenheit und im mystischen Streben nach der diesseitigen Vereinigung mit der Gottheit sucht. Im Islam gibt es korrespondierend das Sufitum mit einer ins 10. Jahrhundert zurückgehenden Musik- und Tanz-Überlieferung.

Wunder – das Beispiel Lourdes

Wunder und Berichte von Wundern stellen erlebensmäßige Höhepunkte im Leben von Gläubigen dar und stärken die Glaubensgewissheit gerade auf der nicht kognitiven Ebene; sie werden als übernatürlich verursacht verstanden und stellen eine Durchbrechung von Naturgesetzen dar. Im etymologischen Wörterbuch (Kluge 1975, S. 869) wird auf eine vom Wortstamm des Begriffs ausgehende Deutung des Wortes (althochdeutsch wuntar) hingewiesen; danach gehört das Wort möglicherweise zu indogermanisch »uen« (»verlangen«) und »Wunder« wäre dann verwandt mit »Wunsch«. »Wunder haben in den Offenbarungsreligionen u. a. die wichtige Aufgabe, die Glaubwürdigkeit der Religion und ihrer Propheten zu erweisen« (Schöler 2008, S. 1), so der Islamwissenschaftler Gregor Schoeler von der Universität Basel. Wunder gibt es in allen Religionen. »Das Wunder ist des Glaubens liebstes Kind«, lässt Goethe seinen Faust formulieren (von Goethe 1808, S. 54).

Hingewiesen sei auf zwei konträre literarische Verarbeitungen der vor allem von chronisch Kranken angetretenen katholischen Wallfahrt nach Lourdes: auf Franz Werfels (1991) Erfolgsroman »Das Lied von Bernadette« von 1941 und auf

Kurt Tucholskys (1975) essayistischen Berichte über Lourdes I bis IV von 1927. Sie können nach eigenem Eindruck vor Ort als nachvollziehbar angesehen werden. Werfels Roman handelt von den Marienerscheinungen des Mädchens Bernadette Soubirous, die den Grund der Wallfahrten abgeben. 15 Jahre vor Franz Werfel hatte der gleichfalls jüdische Schriftsteller, Gesellschafts- und Religionskritiker Kurt Tucholsky (unter dem Pseudonym Peter Panter) in seinem »Pyrenäenbuch« einen distanzierteren, im Unterton ironischen Reise- und Besuchseindruck veröffentlicht und resümiert: »Es ist grundfalsch, die Natur von Massenerscheinungen am Individuum zu studieren und in verkehrter Gründlichkeit bei ihm anzufangen. Das Wesen des Meeres ist aus dem Tropfen nicht ersichtlich. Lourdes ist ein Massenphänomen und nichts als das« (Tucholsky 1975, S. 56–86).

Eine psychoanalytische, sozialpsychologische Untersuchung von Franz Werfels Roman findet sich unter dem Titel »Wahrheit, Wahn und Wunder – Zur psychoanalytischen Sozialpsychologie religiösen Wunderglaubens« bei Angelika Ebrecht (2009).

Wallfahrten und Gedenk-Prozessionen

Die großen Gebetsveranstaltungen mit Prozessionen und häufig auch viele Jahrhunderte alten (Wallfahrts-)Traditionen führen viele, viele Tausend Menschen zusammen. Ziel von Wallfahrten sind die religionsgeschichtlich jeweils besonderen, »heiligen« Orten wie das für alle abrahamitischen Religionen wichtige Jerusalem, das bald 3.000 Jahre alte Grab Hiobs im Oman, die Vatikanstadt in Rom, Mekka als dem Geburtsort Muhammeds und Medina als späteren Aufenthaltsort, Benares am heiligen Ganges sowie bedeutsame Orte aus Buddhas Leben wie z. B. Bodh Gaya, dem Ort der Erleuchtung. Die Wallfahrten und Prozessionen datieren oft schon aus den ersten Jahrhunderten der Religion oder sie schließen sogar an Vorgänger-Rituale an; so liegen Anfänge des Haddsch nach Mekka in vorislamischer Zeit. Für den gläubigen Moslem stellt die Wallfahrt nach Mekka das bewegendste Ereignis in seinem religiösen Leben dar. Wichtige schiitische Wallfahrtsorte mit über 1.500-jähriger sehr lebendiger Tradition sind Quom und Kerbala, wo u. a. sich selbst geißelnde Schiiten an den Tod Hussein im 7. Jahrhundert erinnern. Viele Gedenkprozessionen finden auch dezentral an Festtagen statt wie die Kreuzwegprozessionen im Christentum, die Durga-Puja des Hinduismus, bei der der Sieg der Göttin Durga über den Dämon begangen wird und die buddhistischen Vesakh-Prozessionen, die den Kreislauf des Lebens feiern. Die großen Gebetsveranstaltungen mit Prozessionen und häufig auch viele Jahrhunderte alten (Wallfahrts-)Traditionen führen viele Tausend Menschen auch unterschiedlicher Nationalität zusammen. Ziel von Wallfahrten sind des weiteren Orte, an denen sich im Verständnis der Gläubigen Wunder ereignet haben. Prozessionen und Wallfahrten induzieren kollektiv-symbiotische, regressive Einstellungen bis hin zu ekstatischen Verzückungs- und Verschmelzungsgefühlen. Religionsübergreifend sind sie als Ausdruck von Volksfrömmigkeit anzusehen, die mit der Überzeugung der Offenbarung einer Gottheit selbst oder einer vermittelnden Person an bestimmten Orten oder auch mit der Präsentation eines legendenumwobenen Kunstwerks (z. B. einem »Gnadenbildnis«) oder Gegenstands (Reliquien wie der »Heiliger Rock in Trier«) verbunden sind. Hiervon zeugen auch die vielfältigen Votiv-Tafeln.

In Europa beginnt die Tradition der Wallfahrten nach Vorläufern wie der Via Francigena (von Canterbury nach Rom) im 4. Jahrhundert, um dann im Mittelalter aufzublühen. Johann Wolfgang von Goethe wird der Satz zugeschrieben »Europa ist auf der Pilgerschaft geboren, und das Christentum ist seine Muttersprache«, wofür allerdings keine sicheren Textquellen existieren (vgl. Pilgerforum 2019). Der »Jakobsweg« zum (vermuteten) Grab des Apostels Jakobus in Santiago de Compostela steht historisch im Zusammenhang mit der Gegenbewegung zur arabisch-muslimischen Eroberung Spaniens im 9. Jahrhundert (vgl. Coelho 1987). 1987 erhob der Europarat die Wege der Jakobspilger in Europa zur ersten europäischen Kulturstraße (Council of Europe Cultural Route). Im Jahr 2019 begingen (bei zuvor jährlicher wachsender Anzahl) knapp 300.000 Pilger diesen Weg (Statista 2020). Andere Pilgerwege und Wallfahrten erfreuen sich auch in Deutschland wachsender Beliebtheit. Martin Luther nannte das Pilgern ein »Narrenwerk« und verglich es mit dem Ablasshandel. Der Jakobsweg ins spanische Santiago de Compostela war schon damals beliebt: »Lauft nicht dahin«, mahnte Luther, denn man wisse nicht, ob dort der heilige Jakob begraben liegt oder ein toter Hund. Heute richten auch Landeskirchen wieder Pilgerwege neu für Protestanten ein (vgl. u. a. Käßmann 2007 sowie Röther 2016). Die weltweit größte christliche Wallfahrt (20 Millionen Pilger pro Jahr) verbindet sich mit Villa de Guadalupe (Mexiko-Stadt) als Ort einer Marienerscheinung von 1531, gut zehn Jahre nach der Cortez'schen Eroberung. Pilgerziele für orthodoxe Christen sind u. a. die Klöster, aber insbesondere die biblischen Orte im »Heiligen Land« (Geburtsgrotte, Grab Christi). Die meistbesuchten Wallfahrtsorte weltweit sind hinduistisch und befinden sich in Indien.

Religiöse Gebote und religiöses Brauchtum wie die Opferdienste, Zeremonien, die Rituale an den Lebenswenden von Geburt bis Tod, auch das Beten, Fasten, der Wunderglaube sowie das weit in die Menschheitsgeschichte zurückreichende Phänomen der Wallfahrten im Speziellen sind nicht nur historisch und religionswissenschaftlich interessant. Für die Erforschung von Resilienz und generell salugenetischer Faktoren drängen sich sozialpsychologische Aspekte der Wallfahrten wie »Auszeit mit Achtsamkeit«, Selbstbesinnung, Gemeinschaftserleben im Wandern, Beten und Singen sowie die immer wieder beobachtbare und berichtete große Ergriffenheit und nicht zuletzt die individuelle Bestärkung des Lebenssinnes geradezu auf (▶ Abb. 8.1).

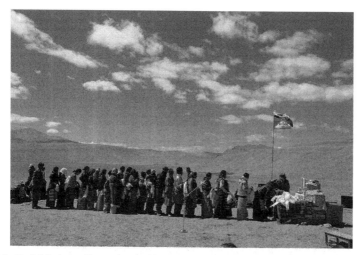

Abb. 8.1: Buddhistische Nomaden huldigen dem Dalai Lama (© Nerida Mönter 2015).
In 4.500 m Höhe, im Ladakh, huldigen buddhistische Nomaden, angereist zu
Pferd, zu Fuß, per Truck, dem auf der rechten Seite präsentierten Bildnis des
Dalai Lamas. Es ist bemerkenswert, dass der Führer des tibetanischen Buddhis-
mus mit seiner Lehre gleichermaßen sowohl Nomaden der Gebirgswüsten des
Himalayas wie die Intellektuellen der westlichen Welt zu seinen Anhängern
zählen kann.

9 Persönliche Statements zum religiösen Glauben

Glaubensinhalte spielen bei dem Prozess der Identifizierung mit einem Glauben, einer Religion zumeist eine untergeordnete Rolle. Tritt man ein in die Diskussion über den »Wahrheitsgehalt« einzelner Religionen, so stößt man unweigerlich und rasch auf spezifische Inhalte und Annahmen, die sich einem rationalen Vergleich mit daraus resultierender Wahr-Falsch-Bewertung entziehen. Dies war auch für Karl Jaspers eine klare Vorgabe und Basis seiner Erkenntnistheorie. Assmann beschreibt die Quintessenz des Jasperschen Konzepts »Von der Wahrheit« (Jaspers 1947) so: »Wahrheit ist bei Jaspers eine Frage der ›Kommunikation‹. Der Begriff nimmt eine zentrale Stelle in seiner Philosophie ein. Niemand besitzt die Wahrheit, aber man kann sich ihr nähern im Gespräch und Austausch« (Assmann 2018, S. 183). In dem Sinne des Erzählens und des Zuhörens und nicht des Behauptens sind auch die nachfolgenden Beschreibungen des eigenen Glaubens mehrerer Mitglieder des Berliner PIRA-Projekts resp. des AK »Religion & Psychiatrie« zu verstehen.

In dem interreligiösen Projekt »PIRA« (für: Psychiatrie – Information – Religion – Austausch) des Arbeitskreises »Religion & Psychiatrie« im Verein für Psychiatrie und seelische Gesundheit (VPsG) haben zehn Psychiater und Psychotherapeutinnen über mehrere Jahre (2012–2019) zusammengearbeitet mit dem Ziel, die psychiatrische und psychotherapeutische Versorgung speziell religiös gebundener Menschen, die nur erschwert den Weg in die professionelle Hilfe finden, zu verbessern. Sie standen über die direkte nach außen gerichtete Projektarbeit in einem besonderen Prozess der Kommunikation; sie gingen gemeinsam in das Museum für islamische Kunst und trafen sich zum Iftar, dem Fastenbrechen im Ramadan, sie besuchten gemeinsam das Weihnachtsoratorium und eine Aufführung von Lessings »Nathan« am Potsdamer Hans-Otto-Theater. Der Schwerpunkt des Projekts lag in der Beratung und in Informationsveranstaltungen in muslimischen Gemeinden (vgl. Projektbeschreibung u. a. in Mönter et al. 2020a, S. 216–230). Es wurden viele hundert Patienten, häufig auf Zuweisung der kooperierenden Imame bzw. Priester psychotherapeutisch beraten und ggf. in qualifizierte Weiterbehandlung (stationär und ambulant) vermittelt. Unterstützt wurde die Therapeutengruppe sowohl in ihren größeren Informationsveranstaltungen (in Kirchen, vorrangig in Moscheen) wie auch in mehreren 2-tägigen Workshops mit Imamen durch weitere Akteure der Psychiatrie in Berlin.

Die folgenden Statements von Mitarbeitern des PIRA-Projekts sind nicht repräsentativ. Den Autoren ist für ihre Bereitschaft, die angegebenen Fragen zu ihrem persönlichen Glauben zu beantworten, nachdrücklich zu danken. Eine Kommentierung erfolgt nicht. Die partiell gewünschte Anonymisierung entspringt der Befürchtung eventueller Diskriminierung. Weitere Projekt-Akteure scheuten angesichts teils dramatischer biografischer Momente in ihrer religiösen Biografie vor einer Veröffentlichung ihrer Erlebnisse und Schlussfolgerungen zurück. Hierfür wie auch dafür, dass nicht alle Autoren ihren Beitrag mit vollem Namen zeichnen mochten, besteht ausdrückliches Verständnis.

Zu folgenden Fragen wurde vom Autor um Antwort gebeten:

1. Welche Bedeutung hat/wie wichtig ist mir mein religiöser Glaube oder meine Weltanschauung (für mein Selbstverständnis)?
2. Woher habe ich ganz persönlich diesen Glauben, diese Weltanschauung erworben?
3. Woher haben meine Eltern/Vorbilder diesen Glauben?
4. Was ist mir am wichtigsten in meinem Glauben?
5. Wie sehe ich den Glauben, das Selbstverständnis anderer?

Die Fragen werden in den Beiträgen der Übersichtlichkeit halber im Text wiederholt, soweit darauf eingegangen wurde.

Die Beiträge mit thematischer Überschrift der Autoren und ihren persönlichen Daten:

»Mein religiöser Glaube«

Hadice A., geboren 1974 in einer Kleinstadt in der südöstlichen Türkei, in Berlin aufgewachsen und beschult. Ärztin für Psychiatrie und Psychotherapie.

»Ich bin fehlsichtig. Mein religiöser Glaube ist wie eine Gleitsichtbrille, durch die ich die Nähe (mein Inneres) und die Weite (meine Umwelt) schärfer sehen kann. Somit stellt für mich mein religiöser Glaube einen beständigen und zuverlässigen Begleiter auf meiner Forschungsreise nach innen und außen dar. Meine Gleitsichtbrille wurde im Laufe meines Lebens durch die göttliche Offenbarung und unzählige Menschen und Ereignisse immer wieder angepasst. Ich fand meine Position auf diesem Planeten und hoffe, dass mich mein Glaube auch in Zukunft hält, wenn ich in freudigen oder traurigen Momenten den Boden unter meinen Füßen verliere.

Meine ersten Vorbilder waren meine Eltern und mit Sicherheit haben sie einen großen Beitrag zur Stärkung meines seelischen Immunsystems beigetragen. Nicht nur mit ihrem Leben, sondern auch mit ihrem Tod haben sie mir viel beigebracht. ›Der Tod ist alt, aber für jeden neu‹, sagt Turgenev. So war es für mich auch, als meine Mutter ›unerwartet‹ starb und mein Vater palliativ erkrankt war. Ich fand mich womöglich das erste Mal in einer aktiven und intensiven Auseinandersetzung mit Daseins- und Glaubensfragen. Es fühlte sich wie die praktische Prüfung des bis dahin angehäuften Religionswissens an und ich weiß nicht, ob ich damals diese Prüfung bestanden habe. Das wichtigste für mich war und ist, die Hoffnung in Bezug auf die Barmherzigkeit meines Schöpfers nicht zu verlieren. Neben meinen Eltern haben meinen Glauben die heiligen Schriften, die

Prophetengeschichten, verschiedene Wissenschaftler, Philosophen, Künstler, Freunde, Bekannte, Schriftsteller und sämtliche ›Anti-Vorbilder‹ geformt. Der Respekt vor dem Glauben und das Selbstverständnis anderer ist für mich selbstverständlich. Den Menschen zu respektieren, bedeutet gleichzeitig Gott zu respektieren, der diese Vielfalt geschaffen und allen Lebewesen ihre Daseinsberechtigung gegeben hat. In der Interaktion mit den Menschen interessieren mich ihre Menschlichkeit und ihr edler Charakter, nicht ihre intimste Angelegenheit zwischen ihnen und ihrem Schöpfer. Diese unsichtbare Grenze der Intimität anderer und auch der eigenen gilt es zu respektieren und zu wahren. Mit einem Zitat von Christian Morgenstern (2017, Psychologisches 1892) möchte ich abschließen.

»Ich halte es nicht für das größte Glück,
einen Menschen ganz enträtselt zu haben,
ein größeres noch ist,
bei dem, den wir lieben,
immer neue Tiefen zu entdecken,
die uns immer mehr die Unergründlichkeit
seiner Natur nach ihrer göttlichen Seite hin offenbaren.«

Könnte man diese Sicht Morgensterns über die Liebe vielleicht auf den Menschen im Allgemeinen übertragen?«

»Nach langer Suche angekommen«

Dr. med. B. A., geboren 1972 in Syrien, in Deutschland seit 1990. Arzt für Kinder- und Jugendpsychiatrie und -psychotherapie.

Welche Bedeutung hat mein religiöser Glaube für mein Selbstverständnis?
B. A.: Grundsätzlich, essenziell, existenziell, orientierungsgebend, sinnstiftend. Die Religion beantwortet für mich die wichtigsten Fragen des Lebens: Woher kommen wir? Und wohin gehen wir? Und warum sind wir da?

Woher habe ich ganz persönlich diesen Glauben, diese Weltanschauung erworben?
B. A.: Zunächst durch die Eltern, Familie und mein soziales Umfeld, aber entscheidend war meine eigene Suche und der Austausch mit vielen Menschen, denen ich in meinem Leben begegnet bin, wie z. B. Lehrer, Kommilitonen und Freunde. Ich habe viele Fragen gestellt und aktiv nach Antworten gesucht. Auch haben Begegnungen mit Menschen anderen Glaubens oder Personen mit anderen Weltanschauungen zu meiner Glaubenssuche beigetragen. Letztendlich spielt die Rechtleitung Gottes für mich eine wichtige Rolle. Darunter verstehe ich meine Selbstfindung auf der Basis der Offenbarung Gottes wie sich im Koran, aber auch in der Thora und dem christlichen Evangelium zeigt und meiner inneren Bereitschaft, der »Fitra«, die mich auf Gott ausrichtet. Man kann auch sagen, dass mein Bedürfnis und Wunsch nach Orientierung und Sicherheit im Glauben erfüllt werden konnte. Ich bin auch philosophischen Fragen nachgegangen mit vielen W-Fragen, habe auch vergleichende Recherchen, soweit ich konnte, ge-

macht und gehe anhaltend weiter inneren Zweifeln nach, solange bis ich keinen Zweifel mehr spüre. Ich bin auf andere Menschen kontaktsuchend eingegangen und begegnete auch Glaubensvertretern und Missionaren verschiedener Religionen- und Weltanschauungsrichtungen. Ich habe den Dialog gesucht und ihn gerne angenommen, wenn es mir angeboten wurde. Ich wurde von einem studentischen Bibelkreis eingeladen und habe die Einladung freundlich verstanden und angenommen und nahm fast sechs Monate regelmäßig jeden Sonntag aktiv daran teil. Die Bibel wurde gelesen und wir diskutierten im Bibelkreis unter gläubigen Studenten anhand biblischer Texte über Gott und die Welt. Für mich stimmen die Grundsätze der monotheistischen Religionen überein, da sie letztlich einer Quelle entstammen.

Ich habe mich über Buddhismus belesen und buddhistische Tempel in Berlin aufgesucht. Ich habe den Kontakt zu jüdischen Studenten aufgesucht und freundlich mitdiskutiert. Ich habe mit meinem Biologie-Professor in meiner Universität über die Evolutionstheorie (These) diskutiert, da ich diese für die Entstehung des Lebens als nicht bewiesen ansehe. Eine Evolution kann immer stattfinden, aber sie erklärt die Entstehung der Materie und den ersten Ursprung des Lebens nicht: Ich habe mich mit Atheismus und Materialismus und zur Urknalltheorie belesen und beschäftigt. Auch innerislamisch habe mich mit den unterschiedlichen Schulen und abspaltenden Sekten auseinandergesetzt. Ich habe mich u. a. mit dem Bahaitum beschäftigt und war auch in einem Bahai-Kreis, hörte und diskutierte mit. Die Suche und die Bestätigung begleiteten mich mehrere Jahre, bis ich mich sicher fühlte in meinem in mir geborenen und dann gefundenen und übereingestimmten Glauben. Schrittweise habe ich meine Zweifel überwunden und wurde in meinem Glauben fester. Dabei kann ich mich sehr gut an viele schöne Begegnungen und hochinteressante Gespräche der Zeit meiner Suche erinnern.

Besondere Vorbilder für mich sind mein Vater und meine Mutter. Die Propheten und Gesandten Gottes (Mohammad, Abraham, Moses und Jesus) sind für mich die maßgeblichen Personen der Geschichte. Zwei Lehrer waren in meiner Schul- und Jugendzeit wichtig: der eine aufgrund seiner offenen und logischen Argumentation über viele Themen, der andere aufgrund seiner unterstützenden emotionalen Ausstrahlung.

Woher haben meine Eltern/Vorbilder diesen Glauben?

B. A.: Meine Eltern haben ihren Glauben durch ihre Vorfahren (vermutlich auch durch eigenes Interesse und Rechtleitung Gottes). Gott hat seine Schöpfung nie verlassen und entsandte Propheten und Offenbarungen und ließ in seiner Schöpfung (seinem Werk) einleuchtende Zeichen auf ihn hinweisen. Die Propheten und die Gesandten Gottes haben eine Offenbarung von Gott erhalten und der Menschheit weitergegeben.

Was ist mir am wichtigsten in meinem Glauben?

B. A.: Das Wissen von Gott, unserem Schöpfer, der alles erschaffen hat, und die Beantwortung der Fragen: Woher? Wohin? Warum?

Wie sehe ich den Glauben, das Selbstverständnis anderer?
B. A.: Die monotheistischen Glauben sehe ich als Bestätigung für meinen monotheistischen Glauben. Die anderen Glauben und Weltanschauungen sehe ich als Ergebnis von menschlicher Suche nach Antworten auf die wichtigsten Fragen des Daseins. Respekt gebührt allen Menschen.

Gab es besondere Lebenssituationen, die für die innere Glaubensfindung maßgeblich war?
B. A.: Ja, mehrere. Eine der wichtigsten erlebte ich im Alter von zwölf Jahren, als mein Großvater verstorben war und wir im Heimatdorf meines Vaters in Syrien am feierlichen Begräbnis teilnahmen. Die Angst vor dem Tod und die Fragen nach einem möglichen Wiedersehen im Paradies haben mich sehr beschäftigt. Innere Ruhe konnte ich im Glauben finden.

»Glaube als Kraftquelle und Startrampe«

Harro Lucht, 1950 in Halle/Saale geboren, 1957 nach Hamburg, 1963 zurück in die DDR, Theologiestudium, Pfarrstellen in Cottbus, in Greifswald 1981–87 als Studentenpfarrer, 1987–89 im Prenzlauer Berg, Berlin. Wegen Stasi-Schikanen, z. B. Vorladung zur stundenlangen Vernehmung im Gefängnis, Ausreise am 06.10.1989.

Welche Bedeutung hat mein religiöser Glaube für mein Selbstverständnis?
Lucht: Welche Rolle spielt mein religiöser Glaube für mein grundsätzliches Selbstverständnis? Diese Frage erinnert mich an den Heidelberger Katechismus: »Was ist dein einziger Trost im Leben und im Sterben?« Mein Antwortversuch: »Dass ich nicht allein auf mich gestellt bin, mich nicht mir selbst verdanke, mich nicht in aufreibender Kraftanstrengung selbst verwirklichen muss, sondern zu meinem Bruder und Herrn Jesus Christus gehöre.«

Im Glauben an Gott weiß ich mich gewollt und geliebt, zu Freude und Dankbarkeit befreit. Gott ist mein Gegenüber, das mich, meine Motive und mein Handeln befragt, mich zu Antwort und Verantwortung herausfordert. Er lässt mich Schuld erkennen, lädt mich aktiv und passiv zu Vergebung und Neuanfang ein.

Wo habe ich ganz persönlich diesen Glauben, diese Weltanschauung erworben?
Lucht: Ich habe mich in einer bestimmten Lebenssituation der Kirche und dem christlichen Glauben zugewendet. Bei dieser Entscheidung, die sich Schritt für Schritt vollzog und sich für mich im Nachhinein immer wieder als richtig erwies, haben auch Vorbilder eine Rolle gespielt. Obwohl sie verschiedenen Weltanschauungen anhingen, hatten sie übereinstimmend vorgelebt, dass es richtig ist, seiner Überzeugung treu zu bleiben, auch wenn das bedeuten kann, empfindliche Nachteile in Kauf zu nehmen. Zur Vorgeschichte meines Hineinwachsens in den Glauben gehört, dass ich mit kommunistischen Eltern aufwuchs, die beide in der SED waren. Mein Vater ließ sich mit anderen Genossen, darunter dem

Schriftsteller Erich Loest, vom XX. Parteitag der KPdSU (1956) inspirieren, Entstalinisierung und Demokratie zu fordern. Das endete mit seiner Verurteilung als Staatsverräter zu achteinhalb Jahren Gefängnis. Mein Vater saß also wegen seiner marxistischen Überzeugung in einem Staat, dessen ideologische Grundlage angeblich der Marxismus war. Dieses (erste) Vorbild nötigte mir Respekt ab.

In fast der gesamten Haftzeit meines Vaters lebten mein Bruder und ich bei den Großeltern in Hamburg. Da die Familie meinte, mein Vater könnte dann eher entlassen werden, kehrten wir beide 1963 in die DDR zurück. Bald merkte ich in der Schule, woher hier der Wind weht. Als ich wieder einmal zu spät kam, deutete ich auf meine Armbanduhr: »Die Kirchturmuhr hat auch diese Zeit angezeigt!« Der Lehrer in sehr barschem Ton zu mir: »Die Kirche hat hier überhaupt nichts zu sagen, das wirst du auch noch begreifen!« Bald darauf kamen die beiden freundlichsten Mitschülerinnen zu uns und fragten: »Wollt ihr nicht mit zum Konfirmandenunterricht kommen?« Wir hatten zunächst keine Ahnung, worum es hier geht, gingen mit und so begann der Einstieg ins Abenteuer mit dem Christentum.

Nach frei gewählter Taufe und Konfirmation mit 14 Jahren folgte die »Junge Gemeinde«. Sie war das erlebbare Gegenmodell zur Schule, wo Ein- und Unterordnung gefordert waren, möglichst mit Gleichschritt und Mitgliedschaft in Jungen Pionieren, FDJ, Teilnahme an der Jugendweihe.

Junge Gemeinde hieß: Wöchentliche Zusammenkunft von Mädchen und Jungen in guter Atmosphäre, angeleitet von Kantor, Gemeindehelferin, später einer Pastorin. Gespräche über biblische Gestalten – vor allem ergriff mich der Jesus der Bergpredigt –, über Glaubenszeugen wie Gandhi, M. L. King, Niemöller, Bonhoeffer. Gespräche, in denen jeder und jede aufgefordert war und die Freiheit hatte, seine Anschauung zu Gehör zu bringen. Wir erlebten, dass es möglich war, Eigenes auszuprobieren und gleichzeitig Rücksicht auf den anderen zu nehmen. Wir erlebten die heilsame Kraft des Gesprächs.

Woher haben meine Eltern/Vorbilder diesen Glauben?
Lucht: Auch die Leiter dieser Jugendkreise waren Vorbilder für mich. Woher sie ihren Glauben hatten, ist für mich nicht ohne weiteres erkennbar. Aber dass sie bereit waren, 1953 ihre Zugehörigkeit zur Jungen Gemeinde (nach damaliger Propaganda eine »CIA-Agentenorganisation«) beizubehalten, obwohl sie damit das Recht verloren, die EOS (das Gymnasium) zu besuchen, hat mir immer imponiert.

Als weitere Vorbilder, denen persönlich zu begegnen ich das Glück hatte, muss ich Männer und Frauen der »Bekennenden Kirche« nennen (vor allem Martin Niemöller, der uns in Halle bei unserer Pastorin Renate Müller besuchte; Kurt Scharf, den wir als ausgebürgerten DDR-Bürger in die Greifswalder Studentengemeinde einluden; der Berliner Propst Siegfried Ringhandt, der bei den Nazis und in der DDR inhaftiert gewesen war und Frau Dr. Gertrud Freyss, die in den dreißiger Jahren mehrfach Niemöller eine Kopie seines Predigtkonzepts zusteckte, bevor er auf die Kanzel ging, nachdem ihm die Gestapo bei seinem Eintritt in die Kirche die Predigt abgenommen hatte. Niemöller soll dann lautstark begonnen haben: »Sind die Herren von der Gestapo schon da? Na, dann kann ich ja anfangen!«).

Was ist mir am wichtigsten in meinem Glauben?

Lucht: Das wichtigste an meinem Glauben ist die Möglichkeit der ständigen Selbstbefragung und Selbstkorrektur, wie sie sich im Gespräch mit Gott, im Gebet, ereignet. Dieses Gespräch findet im erweiterten Sinne statt mit allen Christenmenschen, egal ob sie Zeitgenossen sind oder in der Geschichte gewirkt haben. Wenn dieses Gespräch in einer lebendigen Gemeinschaft, im Austausch von Sorgen und Freuden im Hier und Jetzt geschieht, erweckt es leicht die Kraft, sich auch den größeren Fragen außerhalb der Gemeinde zuzuwenden: Gerechtigkeit, Frieden, Bewahrung der Schöpfung.

Wie sehe ich den Glauben, das Selbstverständnis anderer?

Lucht: Da deren Lebensumstände und deren getroffenen Entscheidungen ihre Lebensumstände und ihre Entscheidungen sind, kann ich sie nur respektieren. Wenn andere erkennbar für die Lebendigkeit des Lebens, für freiheitliche und demokratische Verhältnisse eintreten, betrachte ich sie als Verbündete und freue mich über die Gemeinschaft mit ihnen. So war es uns auch möglich, in den 1980er Jahren in die Greifswalder Studentengemeinde marxistische Autoren wie Stephan Hermlin, Stefan Heym, Jürgen Kuczynski und Heiner Müller oder den jüdisch-atheistischen Philosophen Rudolf Schottlaender als Gesprächspartner einzuladen, uns mit von offizieller Seite abgelehnten Künstlern (von Freya Klier und Bärbel Bohley bis Reimar Gilsenbach und Adolf Endler) und den jungen unangepassten Künstlern vom Prenzlauer Berg auszutauschen.

»Die Zweifel bleiben ... und das ist gut so«

Günter Meyer, 1960 in Cloppenburg geboren. Ausbildung zur Krankenpflege in Münster, Fachpfleger für Psychiatrie in Berlin, Studium Kunstgeschichte und klass. Archäologie an der FU in Berlin und La Sapienza in Rom, Promotion Kulturwissenschaften an der Heinrich-Heine-Universität Düsseldorf. Prof. Dr. phil., Professur für psychiatrische Pflege an der Ostfalia, Wolfsburg.

Welche Bedeutung hat mein religiöser Glaube für mein Selbstverständnis?

Meyer: Die Bedeutung meines Glaubens ist in meinem Leben sicherlich keine gleichbleibende Konstante gewesen. Die Auseinandersetzung mit dem Glauben hat sich in den verschiedenen Lebensphasen und mit dem zunehmenden Alter immer wieder gewandelt und in diesem Kontext hat sich auch die Bedeutung ständig verändert. Durch die konkrete Erfahrung mit einer krankheitsbedingten Bedrohung meines Lebens hat die religiöse Überzeugung in der persönlichen Auseinandersetzung über Sinn und Hoffnung sowie ethische Werte und Tugenden eine wichtige Rolle eingenommen. Sie hat mir in den Krisen eine gewisse Stärke verliehen und gibt mir auch heute noch im Alltag eine Orientierung. Als Agnostiker bin ich jedoch davon überzeugt, dass die Existenz Gottes nicht nachweisbar ist. Diese Haltung steht für mich nicht im Widerspruch zu meinem Glauben und entspricht dem eines agnostischen Theisten. Durch meinen Glauben sehe ich mich innerlich gefestigt, ohne dass ich diese Einstellung nach außen kundtun muss. Religiöse Dogmen, die den Anspruch erheben, für alle gültig sein zu müssen, lehne ich aus tiefster Überzeugung ab. In einer pluralistischen Gesellschaft gilt es, einen gemeinsamen Nenner zu finden, der alle Religionen und auch die atheistische Weltanschauung miteinbezieht. Diese Grenze der religiösen Überzeugung ist ein wichtiger Bestandteil meines Selbstverständnisses für jede religiöse Überzeugung und ganz besonders für meinen eigenen Glauben.

Wo habe ich ganz persönlich diesen Glauben, diese Weltanschauung erworben?

Meyer: Persönliche Vorbilder für meinen Glauben habe ich nicht wirklich gehabt. Ich habe zwar viele Menschen kennengelernt, die in meinen Augen vorbildhaft leben oder gelebt haben, aber sie konnten es mir nicht abnehmen, meinen persönlichen Weg zu finden. Meine persönlichen Wegbereiter habe ich hauptsächlich in der Literatur, der Kunstgeschichte und der Philosophie entdeckt.

Die komplexen theologischen und tiefgründigen philosophischen Aussagen in vielen Werken der bildenden Kunst wie z. B. in der niederländischen Malerei (z. B. Jan van Eyck oder Rembrandt) faszinieren mich bis heute. Sie haben mich geöffnet für eine positive Auseinandersetzung mit religiösen Themen. Die Kraft biblischer Legenden und religiöser Metaphorik beeindruckt mich immer wieder, wie sie eine Spannbreite der Ansprache entwickeln kann für eine ländlich-bäuerliche Sichtweise bis hin zu fundierten philosophischen Interpretationen.

Ein weiterer wichtiger Aspekt war sicherlich die Beschäftigung mit der Quantenphysik, sie hat mir eine Betrachtungsweise ermöglicht, über eine rein naturwissenschaftliche und damit verbunden eine ausschließlich atheistische Welterklärung hinauszugehen.

Woher haben meine Eltern/Vorbilder diesen Glauben?

Meyer: Meine Kindheit war geprägt von einem tief katholischen Umfeld. Ich bin katholisch erzogen worden und hatte einen klassisch katholischen Werdegang, zuerst Ministrant, dann Lektor und schließlich Organist. Meine Ausbildung zum Krankenpfleger habe ich an einem katholischen Krankenhaus gemacht; danach kam es zum Bruch mit vor allem mit der Institution Kirche und ihren Normierungen wie auch – weniger radikal – mit dem religiösen Glauben. Mein späteres Studium der Kunstgeschichte und klassischen Archäologie habe ich dann u. a. auch an der Gregoriana in Rom absolviert.

Mein Großvater war Kirchenorganist und hat mir eine sehr musikalische Nähe zum Glauben vermittelt. Wegen seiner sehr introvertierten norddeutschen Mentalität war es leider nicht möglich, über Religion zu sprechen, aber wir konnten gemeinsam musizieren. Er hat mir schon sehr früh Orgelunterricht erteilt und versucht, darüber mit mir eine Beziehung aufzubauen. Ich bin mir heute sicher, dass er vor allem über die Musik seinen Glauben gefunden und gefestigt hat. Er war ein tiefreligiöser Mensch und davon überzeugt, diesen Glauben auch im Nationalsozialismus verteidigen zu müssen. Er opponierte 1936 öffentlich im »Kreuzkampf«, als es darum ging, in den Schulen Kreuze durch Hitler-Portraits zu ersetzen und er setzte sich für verfolgte Juden ein. Diese Haltung, seine Angst zu überwinden und sich für eine gerechte Welt einzusetzen, beindruckt mich bis heute. Vielfach beobachte ich heute in meinem Umfeld eine zunehmende freiwillige Selbstzensur, um ja nicht bei Extremisten, beispielsweise in den sozialen Medien, aufzufallen. Den Mut, Haltung zu beziehen, ohne fundamentalistisch zu sein, kann man daher nicht hoch genug einschätzen.

Meine Eltern haben dagegen über die Jahre einen sehr atheistischen, formalisierten Katholizismus gelebt. Fundamentale Überzeugungen der katholischen Lehre, wie das Leben nach dem Tod, haben sie nicht glauben können; andererseits haben sie widerspruchsfrei den Rosenkranz gebetet.

Wie bei vielen in unserem Dorf bestand ihr Glaube vorwiegend im Einhalten von Ritualen. Der Glaube wurde auch primär damit begründet. Genau diese Haltung hatte in meiner Pubertät zunächst dazu geführt, meinen Glauben zu radikalisieren, sogar mit der Absicht, in einen Orden einzutreten, um mich später für eine längere Phase radikal von Kirche und vom Glauben abzuwenden und mich zum Atheismus zu bekennen.

Was ist mir am wichtigsten in meinem Glauben?
Meyer: Essenziell und nur scheinbar widersprüchlich für meinen heutigen Glauben ist der Zweifel. Der Zweifel war in all den Jahren eine Konstante und hat mir nie das Gefühl, endlich angekommen zu sein, erlaubt und zugestanden. Ich war und bin immer auf der Suche und dieses ständige Suchen ist mir zu einem wichtigen Faktor in meinem Glauben geworden. Daher lehne ich Dogmatismus und Fundamentalismus grundsätzlich ab. Wichtige Werte im Glauben sind für mich daher Großzügigkeit, Toleranz sowie Gerechtigkeit, so dass daraus für mich folgt, mutig, verantwortlich und versöhnlich zu sein.

Wie sehe ich den Glauben, das Selbstverständnis anderer?
Meyer: Der Glaube kann nur aus einer persönlichen Überzeugung entstehen und darf nicht als Schwert instrumentalisiert werden. Alle großen Weltreligionen haben sich von der Macht korrumpieren lassen und furchtbare Verbrechen begangen. Für diese Grausamkeiten müssen alle Religionen und Gläubigen die Verantwortung übernehmen. Diese offene Auseinandersetzung mit der eigenen Geschichte schmerzt, ist aber für mich Zeichen für mutigen Glauben. Die Akzeptanz von Homosexualität, von einer gleichberechtigten Stellung der Frau, von Andersgläubigen sowie Atheisten ist in meinen Augen als politische und religiöse Haltung unverhandelbar. Andererseits erlebe ich die großen Weltreligionen mit einer großen philosophischen Tiefe. Angefangen von dem Gebot der Liebe im Christentum, der Barmherzigkeit im Islam oder Gelassenheit im Buddhismus, um nur einige Beispiele zu nennen, besitzen die Weltreligionen Konzepte, die über ihre jeweiligen Grenzen hinaus eine allgemeine Gültigkeit beanspruchen können.

»Zweifels Werk und Glaubens Beitrag«

Sabrina Scherzenski, geb. 1979 in Mönchengladbach, seit 2008 in Berlin. Dipl.-Psychologin, Psychologische Psychotherapeutin (VT).

Welche Bedeutung hat mein religiöser Glaube für mein Selbstverständnis?

Scherzenski: Ich würde mich nicht als religiös im klassischen Sinne beschreiben. Meine phasenweise sehr intensive, häufig aber auch sehr kontroverse Auseinandersetzung mit Religion, Glaube und Kirche, die mich seit meiner Jugend begleitet, hat mein persönliches Wertesystem, meine Sicht auf die Welt und die Fragen um den Sinn des Lebens sehr deutlich geprägt. Ich frage mich häufig, warum ich mich so intensiv mit Religion beschäftigt habe und immer noch beschäftige, obwohl ich weder eine innere Haltung zu Gott noch zu irgendeiner anderen Entität habe und meine eigene Kirche, deren patriarchalen, konservativen und zutiefst undemokratischen Strukturen entschieden ablehne. Zugleich ertappe ich mich jedoch in unterschiedlichsten Momenten immer wieder dabei, wie ich mich im Gemeindeleben, bei religiösen Feierlichkeiten oder in Phasen tiefer Trauer durch »Kirche im weiteren Sinne« sehr getragen, gehalten, bewegt oder inspiriert fühle.

Meine Kinder habe ich taufen lassen, mein großer Sohn wird bald zur Kommunion gehen. Warum? Vielleicht weil mich mein Reiben an, meine Auseinandersetzung mit meiner Religion und Kirche, meine Beschäftigung mit Sinnhaftigkeit, Spiritualität und Gesellschaft sehr geprägt haben und ich diese nicht missen möchte. Ich glaube, ohne meine Zugehörigkeit zu einer Kirche hätte ich dies in dieser Intensität sicherlich nicht durchlebt. Meinen Kindern möchte ich das nicht vorenthalten.

Meine Weltanschauung im weiteren Sinne ist jedoch nicht nur durch meine Auseinandersetzung mit Religion und Glauben geprägt, sondern ganz entscheidend auch von meiner Faszination für Wissenschaft, Forschung und vor allem Astrophysik. Leider verstehe ich die Versuche, die großen Gesetzmäßigkeiten des Universums zu erklären, die Quanten- und die Relativitätstheorie durch String- oder M-Theorien zu vereinen, nicht in aller Gänze, aber allein die Idee, dass unser Universum mir seinen drei räumlichen und einer zeitlichen Dimension nur eine Membran in einem höher dimensionalen Kosmos zu sein scheint, macht einem deutlich, dass sich außerhalb unserer erfassbaren Welt Dinge auftun, die wir nur indirekt oder nie zu verstehen in der Lage sein werden. Ein wirksames Prinzip, vielleicht für den ein oder anderen in der Vorstellung eines Gottes verdichtet, scheint es zu geben. Aber auch im Unmittelbaren erlebe ich immer wieder ein Gefühl von Demut gegenüber der Natur, der »Schöpfung«. Vielleicht kommt dieses Gefühl noch am ehesten an das heran, was andere als »Spiritualität« beschreiben. Es hat aber sicherlich nichts mit der Anerkennung einer Allmacht im klassisch religiösen Sinne zu tun.

Wo habe ich ganz persönlich diesen Glauben, diese Weltanschauung erworben?

Scherzenski: Vor allem durch starke innere Konflikte mit der mich umgebenden, gelebten Religiosität, was nicht zuletzt zu einer Neugier auf andere Vorstellungen, Religionen und Weltanschauungen geführt hat.

In meiner Jugend war ich im Jugendzentrum unserer Gemeinde sehr aktiv. Dort durfte ich mit einem offen bisexuell lebenden Sozialarbeiter im Rahmen von Jugendgottesdiensten, religiösen Wochen und zahlreichen Partys, die Erfahrung einer sehr offenen, toleranten, modernen und wilden Kirche machen. Aber auch der Pfarrer, der mich nach einem Jahr intensivstem Unterricht firmte, obwohl ich mich weigerte, einen Großteil des Glaubensbekenntnisses mitzubeten und mein Religionslehrer in der Schule (ich hatte Religion als viertes Abiturfach), der die kritische Gegenüberstellung unterschiedlichster Thesen von Küng bis Ratzinger liebte, haben mich sehr geprägt – und später dann natürlich meine Arbeit mit Menschen unterschiedlichster Herkunft und Religion. Nicht zu vergessen ist aber auch meine Großmutter mit ihrer warmherzigen und entwaffnend einfachen Religiosität. Auf meine sehr aufgebrachten Reden zur Gleichstellung von Homosexuellen in der Kirche erwiderte sie nur: »Der liebe Gott hat es halt von jedem gemacht.«

Woher haben meine Eltern/Vorbilder diesen Glauben?
Scherzenski: In den Familien meiner Eltern spielte Religion stets eine große Rolle. Als meine Großmutter mütterlicherseits, aus einer typischen katholischen Ruhrgebietsfamilie stammend, meinen Großvater, einen Protestanten, heiratete, wurde dies von ihrer Familie nur widerwillig akzeptiert. So fand die Ökumene früh Einzug in unsere Familie. Mein Großvater hatte wenig bis gar keinen Bezug zu seinem Glauben. Meine Großmutter hingegen besuchte regelmäßig die Kirche. Ich denke manchmal, dies war ihr einziger »Rückzugsort« und ihre Flucht aus der klassischen 1950er-Jahre Hausfrauenehe. Außerdem sang sie für ihr Leben gern. Mein Großvater untersagte ihr jedoch im Theaterchor zu singen, was stets ihr größter Traum war. Den Kirchenbesuch zu verwehren, traute er sich jedoch nicht. Was sonst wohl die Nachbarn gesagt hätten? Die Familie meines Vaters wurde vor allem durch die dörflichen Traditionen geprägt. Starb jemand aus der Dorfgemeinschaft, wurde gemeinsam am Dorfkreuz der Rosenkranz gebetet, der sonntägliche Kirchenbesuch gehörte genauso dazu, wie das »Glaube, Sitte, Heimat«-Bekenntnis des Schützenvereins oder der aus den eigenen Gärten und Feldern reichlich gefüllte Altar zum Erntedankfest.

Was ist mir am wichtigsten in meinem Glauben?
Scherzenski: Am ehesten sind es aber die zwischenmenschlichen Implikationen und werteorientierten Haltungen, wie Nächstenliebe, Gerechtigkeit, Akzeptanz, Vergebung, Dankbarkeit etc., die sich aus meinen »religiösen« Überzeugungen ergeben und mich leiten, also jene religiösen Werte, die im Einklang stehen mit stärker humanistisch geprägten Wertorientierungen von Toleranz, Gleichheit und (individueller) Freiheit.

Wie sehe ich den Glauben, das Selbstverständnis anderer?
Scherzenski: Erst einmal betrachte ich ihn/es mit großer Neugier. Das Bezugssystem meines Gegenübers kennenzulernen, es nachzuvollziehen und seine Haltungen und Überzeugungen verstehen zu lernen, reizt mich nicht nur in meiner Tätigkeit als Psychotherapeutin. Auch war es mir immer ein Bedürfnis, die Hin-

tergründe der zahlreichen politischen, religiösen und kulturellen Konflikte auf dieser Welt zumindest ansatzweise zu verstehen. Neben den großen geopolitischen Interessen ganzer Nationen sind es eben oft auch das religiöse und kulturelle Selbstverständnis der Einzelnen bzw. der Gruppe, die es einzubeziehen gilt.

Ich erlebe in meinen Begegnungen mit Menschen unabhängig von Herkunft oder religiösen Überzeugungen häufig eine große Schnittmenge hinsichtlich sehr grundlegender Werte und Bedürfnisse, wie das eines friedvollen Miteinanders, körperlicher Unversehrtheit oder familiärer Verbundenheit. Die Unterschiede betrachte ich jedoch als nicht minder spannend und als gelegentlich sehr hilfreich für eine kritische Reflexion eigener Vorstellungen. Dennoch gibt es bestimmte Positionen, die für mich nicht in Frage zu stellen sind, wie die Toleranz gegenüber Andersdenkenden/-lebenden oder die Gleichheit von Frau und Mann. Diese gilt es für mich gegenüber dogmatischen und fundamentalistisch religiösen Überzeugungen zu verteidigen.

10 Religion, Staat, Gesellschaft und Politik

10.1 Heil und Herrschaft

Das Thema des Verhältnisses der Religion zu Staat und Politik füllt viele Regale mit Geschichts- und Soziologie-Bänden. Die psychiatrische Sicht ist »nur« in dem allgemeinen Sinne relevant, als der gesellschaftliche und politische Kontext für psychische Erkrankungen bedeutsame Hintergründe darstellen können. Der Zustand demokratischer Grundrechte und die innere Verfasstheit der Gesellschaft bzgl. Toleranz und Respekt (hier konkret gegenüber der eigenen Religionszugehörigkeit) sind wesentliche Kontextfaktoren für das Entstehen und die Aufrechterhaltung psychischer Störungen. Es ist nicht möglich, hier auf die vielfältigen Aspekte des Verhältnisses zwischen den einzelnen Gläubigen, seiner Gemeinschaft und dem Staat einzugehen; sie müssten immer separat für jedes Land angesehen werden. Bereits mit der Achsenzeit setzte ein Prozess der Delegitimierung einer zuvor »mythisch gedeuteten Einheit von Heil und Herrschaft« ein (vgl. Habermas 2019, S. 327–344). Der Eindruck einer in den vergangenen drei Jahrtausenden unabweisbar, wenngleich langsam voranschreitenden Trennung von Kirche (Religion) und Staat wird jedoch konterkariert durch das Phänomen des 20. Jahrhunderts mit totalitären Weltanschauungsdiktaturen. Diese können als Ausdruck höchst doktrinär verordneter Ersatzreligionen mit gottgleichen Führern und apokalyptischen Heilsversprechungen und Mythosbildung (Hitler, Stalin, Mao Tse Tung u. a.) gesehen werden. Dass neuerdings in China, dem mit 1,4 Milliarden Einwohnern bevölkerungsreichsten Land der Erde, der Konfuzianismus von der herrschenden KPCh (Kommunistischen Partei Chinas) wiederentdeckt und gefördert wird, ist nach der heftigen Bekämpfung insbesondere unter Mao Tse Tung sehr bemerkenswert. Andererseits hat der »Volksglaube«, der wesentlich durch Ahnenverehrung und die Vorstellung, es existiere eine unsichtbare Sphäre der Geister (shen), geprägt wird, in China immer seine Bedeutung und Verbreitung gehabt. Karl Jaspers hat sich in seiner inneren Emigration während der NS-Zeit intensiv mit der chinesischen (Religions-)Geschichte befasst. Wie auch andere europäische Intellektuelle war er fasziniert vom chinesischen philosophisch-religiösen Denken, beginnend mit den Denkern der Achsenzeit, Konfuzius, Lao Tse und anderer. Das im weiteren Lauf der Geschichte parallele Auftreten konfuzianischer, daoistischer und ab dem 1. Jh. n. u. Z. buddhistischer Lehren hat zum Begriff der »Drei Lehren« geführt, die sich in unterschiedlicher Weise auch gegenseitig beeinflusst haben. Berührung, Abgrenzung und wechselseitige Beeinflussung dieser Lehren bis hin zur Berücksichtigung des Volksglaubens mit Ahnenkult und den Umgang mit christlichem und islamischem Glauben stellen ein derart breites Themenfeld dar, dass hier nicht einmal der Versuch klärender Ausführungen unternommen werden kann. Auch die Unterdrückung des tibetanischen Buddhismus, des islamischen Glaubens der Uiguren und der Kasachen müsste dem als konfuzianisch deklarierten »Harmonie«-Anspruch der kommunistischen Regierung gegenübergestellt werden. Das herausfordernde Potenzial religiös-philosophischer Denkkultur Chinas, wie es auch Karl Jaspers beeindruckt hat, völlig unerwähnt zu lassen, würde allerdings nicht der Thematik dieses Buchs in der Karl Jaspers Bibliothek gerecht werden.

10.2 Diskriminierung, Unterdrückung, Gewalt und Krieg

Die von Religionen ausgehende Aggressivität ist in westlichen Gesellschaften ein zentrales Kriterium ihrer Glaubwürdigkeit. Die Bewertung des Umgangs resp. des Verhältnisses der jeweiligen Religion zur Gewalt im Innern einer Gesellschaft wie gegenüber Nachbarn bestimmt ganz wesentlich über deren Akzeptanz oder Ablehnung. In der psychiatrischen Praxis kann die individuelle Betroffenheit maßgeblicher Hintergrund geklagter Symptomatik sein, wenn die staatliche oder gesellschaftliche Normvorgabe (z. B. die Scharia) oder auch subtiler die Normvorgabe der eigenen Glaubensgemeinschaft vitale Eigeninteressen und Bedürfnisse sanktioniert. Die Spannweite der religiös begründeten oder zumindest religiös konnotierten Sanktionen reicht von Folterung und physischer Auslöschung (z. B. Todesstrafe bei Homosexualität oder sonstigem nicht erlaubtem Geschlechtsverkehr), Missachtung der Frauen bis zu Stigmatisierung und verbaler Abwertung im demokratischen Alltag (»Türkensau«, »Judensau«, »Schweinefleischfresser«). Die Diskriminierung Andersgläubiger und die Unterdrückung der eigenen Gläubigen gehört zur Geschichte aller Religionen, die, wenn sie auch die staatliche Macht innehatten/innehaben, sich zumeist noch umfassender darstellt. Hier können abseits des Hinweises auf repressionsbedingte tiefe psychische Traumatisierungen nur einige Stichworte gegeben werden: Christenmorde im römischen Reich, Hexenverbrennungen des Mittelalters, schwerste Misshandlung und vermutlich Morde an ledigen Müttern und ihren Kindern in irischen katholischen Heimen, Todesstrafe im Islam bei Glaubensabfall und Ermordung weiblicher Babys im Hinduismus bis heute, sexueller Missbrauch (vermutlich in allen religiösen Institutionen), Pädophilie und sadistische körperliche Züchtigungen. Mit einer opfergerechten Aufarbeitung und transparenten Benennung der Vergehen oder auch Verbrechen tun sich religiöse Institutionen auch in Deutschland bis heute sehr schwer, was für die betroffenen Opfer dieser Gewalt eine zusätzliche gravierende Belastung bedeutet.

Neben der auf die gesellschaftliche Binnenstruktur gerichteten Aggression stehen die Kriege gegen andere Länder und Nationen, bei denen der Religion oft eine wichtige, wenn nicht bestimmende Bedeutung zukommt. Diesem in erster Linie politisch, historisch und religionswissenschaftlich zu untersuchenden Sachverhalt kann hier nicht nachgegangen werden. Hegemoniale Herrschaftsstrukturen, territoriale Machtansprüche, ethnische Konflikte und wirtschaftliche Interessen stellen wesentliche Hintergrundfaktoren für Kriege dar, die von den jeweils vorherrschenden Religionen (oder auch Ideologien) in der einen oder anderen Weise unterstützt werden. Verwiesen sei in diesem Kontext auf die wichtige Übersicht von Hartmut Zinser, der aufzeigt, dass Religionen schon aus inneren Gründen nicht friedfertig sind (Zinser 2015). Zinser spricht vom »Kriegspotential der Religionen« und fordert eine Entpolitisierung der Religion; alle Glaubensrichtungen sollten mit ihrer Geschichte selbst ins Gericht gehen und kriegstreibende Aussagen verurteilen. Hartmut Zinsers Untersuchung führt eindringlich vor Augen, wie selbst Religionen, die Gewaltlosigkeit lehren, Krieg – zum Teil auf krummen Wegen – immer wieder gerechtfertigt haben. Ein aktuelles Beispiel religiöser Rechtfertigung eines Angriffskrieges bietet Patriarch Kyrill, Oberhaupt der russisch-orthodoxen Kirche. Laut Deutschlandfunk legitimierte er am 06.03.2022 in seiner Sonntagsansprache in der Moskauer Christ-Erlöser-Kathedrale den russischen Angriff auf die Ukraine. »Dieser diene unter anderem dem Schutz seiner Kirchenmitglieder vor Menschen, deren sexuelle Orientierung nicht den Werten seines Glaubens entspreche« (Deutschlandfunk Nachrichten am 09.03.2022). Hierfür sei er sowohl intern in seiner Kirche wie von anderen orthodoxen Kirchenoberhäuptern und Repräsentanten anderer Kirchen weltweit massiv kritisiert worden. Hier muss die Überlegung angemerkt werden, dass alle Religionen »man made« sind und damit immer die den Menschen eigene Denk- und Affektwelt widerspiegeln und sie diese zugleich in einem dynamisch-dialektischen Verhältnis selbst mit entwickelt haben/entwickeln. In allen Religionen gibt es auch die friedfertigen Glaubensinhalte; sie belegen mit ihren Zielvorstellungen die mühsame zivilisatorische Entwicklung der Menschheit. Trotz ihrer begrenzten Umsetzung in allen Religionen stehen sie doch auch für die Kraft der Desiderate. Hiervon spricht beispielsweise auch der atheistische Philosoph Umberto Eco in dem berühmten Dialog mit dem seinerzeitigen Kardinal von Mailand Carlo Maria Martini »Woran glaubt, wer nicht glaubt« (Martini und Eco 2000). Eco betont die religiöse, moralische und poetische Kraft des Modells Christus als »Modell der universalen Liebe, der Vergebung für die Feinde und des zur Rettung der anderen geopferten Lebens« (ebd., S. 92).

10.3   Religionsfreiheit

An vielen Orten der Welt werden Menschen aufgrund ihres religiösen Glaubens oder ihrer Weltanschauung verfolgt und diskriminiert. Angehörige fast aller Religions- und Weltanschauungsgemeinschaften finden sich unter den Tätern wie unter den Opfern dieser Verfolgung und Diskriminierung. Die Religionsfreiheit ist in der »Allgemeinen Erklärung der Menschenrechte« vom 10. Dezember 1948 in Art. 18 und in dem Internationalen Pakt über bürgerliche und politische Rechte vom 19. Dezember 1966 festgelegt (vgl. Wissenschaftlicher Dienst Deutscher Bundestag 2006). Auch wenn nicht alle Staaten der UN im rechtsverbindlichen Sinne dem auf die Religionsfreiheit bezogenen internationalen Menschenrechtsabkommen bislang beigetreten sind (wie u. a. Saudi-Arabien, Bangladesch, Pakistan), gelten die Menschenrechte im Verständnis der Vereinten Nationen als universell, unveräußerlich und unteilbar.

Dass die Konferenz der Organisation Islamischer Staaten (heute Organisation für Islamische Kooperation, OIC) am 5. August 1990 mit seinen seinerzeit 45 Mitgliedsstaaten die »Kairoer Erklärung über Menschenrechte im Islam« verabschiedete und explizit betonte, dass die in ihr genannten Rechte und Freiheiten der islamischen Scharia unterliegen (Art. 25 der Erklärung: »The Islamic Shari ah is the only source of reference for the explanation or clarification of any of the articles of this Declaration« (zit. n. Wissenschaftlicher Dienst Deutscher Bundestag 2006, S. 14) dokumentiert die unterschiedliche Auslegungsmöglichkeit der Menschenrechte nicht nur in puncto der aktiven und passiven Religionsfreiheit, sondern u. a. auch in puncto gleicher Rechte von Mann und Frau. Die Tatsache, dass manche muslimischen Länder auch die UN-Menschenrechtsformulierungen in eigene, nationale Gesetze übernommen haben, trägt zu der unklaren Situation bei, wonach selbst auf der Rechtsebene noch kein einheitliches Verständnis über diesen wesentlichen Aspekt der Menschenrechte erreicht ist. Hinzu kommt die Diskrepanz, dass in mehreren Ländern u. a. in China oder Russland formal rechtlich die Religionsfreiheit gewährt, faktisch aber nicht realisiert wird. Zur weiteren Information bzgl. der weltweiten Situation der Religionsfreiheit verweist der Autor auf den 2. Bericht der Bundesregierung zur weltweiten Lage der Religionsfreiheit von 2020 (Bericht der Bundesregierung 2020) sowie auf das Themenheft 5/2020 der Zeitschrift für Menschen- und Minderheitenrechte »Für Vielfalt« (vormals »Pogrom«), herausgegeben von der Gesellschaft für bedrohte Völker (2020).

Verfolgung aus religiösen Gründen ist in Deutschland historisch schon mit den Pogromen des Mittelalters verbunden (▶ Abb. 10.1). Verletzung der Religionsfreiheit bis hin zum religiös-ethnisch motivierten Genozid ist nach dem Holocaust der NS-Zeit ein großes gesellschaftliches Bewältigungsthema. Über viele Jahrzehnte hin konnte es in persona eines Opfers, aber auch eines durch eigene Taten später verstörten Täters noch in der psychiatrischen Praxis ankommen. Zur eigenen Behandlungserfahrung in Berlin zählen traumatisierte Holocaust-Überlende wie deren Kinder, aber auch schuldig gewordene Täter wie (mehrfach) deren Kinder. Es ist der Fachgesellschaft DGPPN und nicht zuletzt ihrem seinerzeitigen Präsidenten Frank Schneider zu danken, die überfällige Aufarbeitung der Psychiatrie im Nationalsozialismus in »Erinnerung und Verantwortung« angegangen zu haben (vgl. u. a. Schneider 2011).

Eine aktuelle persönliche Konfrontation mit Opfern eines religiös motivierten Genozids verknüpft sich mit der Übernahme der psychotherapeutischen Betrauung für die im Nordirak beheimateten Jesiden seitens des in der Einleitung erwähnten Berliner Gesundheitszentrums für Flüchtlinge/GZF (www.gzf-berlin. org). Die Gräueltaten der Terror-Miliz »Islamischer Staat« vom Sommer 2014 an

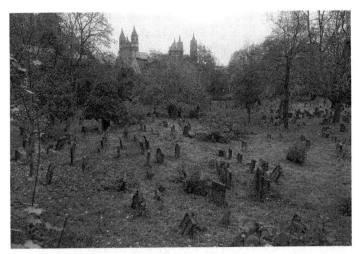

Abb. 10.1: Jüdischer Friedhof »Heiliger Sand« mit Wormser Kaiserdom
(© Achim Wagner 2017).
Der Heilige Sand, Friedhof der jüdischen Gemeinde Worms, gilt als ältester
erhaltener jüdischer Friedhof in Europa. Die ältesten der etwa 2.500 Grabstei-
ne stammen aus dem 11. Jahrhundert. Der Dom St. Peter zu Worms wurde
von 1130 bis 1181 erbaut. Im 11. Jahrhundert genossen die Wormser Juden
den besonderen Schutz des Kaisers. Das Verhältnis zu den christlichen Mitbür-
gern scheint weitgehend friedlich gewesen zu sein. Als im Frühjahr des Jahres
1096 die Kreuzfahrer sich von Frankreich aus auf den Weg ins Heilige Land
machten, führte sie ihr Weg durch die Städte am Rhein. Es kam zu Plünderun-
gen, Ermordungen und Zwangstaufen (vgl. Reuter 2005).

den Jesiden sind allen Lesern gewiss noch vor Augen. Die motivationale Basis
des Genozides erwuchs auf der ideologischen Grundlage mehrerer Fatwas, die
die Jesiden als Ungläubige einordneten (vgl. hierzu u. a. Kizilhan 2018). Vom
Land Brandenburg wurden 2019 die jetzt vom GZF betreuten jezidischen Famili-
en i. R. eines Sonderkontingents unter Mithilfe des UNHCR (wie zuvor vom
Land Baden-Württemberg) aufgenommen.

10.4 Religiös geprägte politische Bewegungen/ Gemeinschaften

Ganz im Gegensatz zu noch immer staatstragenden bzw. staatsnahen Religionen
finden sich in den zurückliegenden Jahrzehnten ambitionierte politische Gruppierungen, die ihre Motivation und ihre Begründungen zentral aus dem religiösen
Glauben ableiten. Diese demokratische und sozial engagierte Seite des religiösen
Glaubens einschließlich des damit verbundenen Mutes und der eigenständigen

Interpretation heiliger religiöser Schriften wahrzunehmen, ist in der professionellen therapeutischen Begegnung mit religiös Gläubigen in mehrfacher Hinsicht bedeutsam. Über die Wahrnehmung dieses u. U. sehr wichtigen persönlichen Lebensinhalts hinaus dient es auch dem therapeutisch relevanten Verständnis von der inneren Freiheit zu eigener Positionsfindung auch bei ggf. einengenden traditionsgeleiteten Vorgaben oder, allgemeiner gesagt, der Stärkung von Zivilcourage.

Widerstandsbewegungen

Weltweite Beachtung fanden die »Theologie der Befreiung« als soziale und sozialrevolutionäre Bewegung Lateinamerikas, die Bürgerrechtsbewegung um Martin Luther King und der kirchlich formierte demokratische Widerstand in der ehemaligen DDR. Erinnerungswürdig ist zudem auch der religiös motivierte Widerstand gegen das NS-Terror-Regime, wie er durch mutige katholische Einzelkämpfer, kleinste Gruppierungen wie die christlich-humanistisch ausgerichtete »Weiße Rose« und die »Bekennende Kirche« als etwas größere Oppositionsbewegung evangelischer Christen oder auch einige Glaubensgemeinschaften wie u. a. die Zeugen Jehovas repräsentiert sind. Viele der christlichen Widerständler haben ihren Einsatz mit dem Leben bezahlen müssen. Religiös motivierter politischer Widerstand gibt/gab es auch in anderen Religionen (»Buddhistenkrise« in Südvietnam 1963, Mahatma Gandhi in Indien, Black Muslim in den USA u. a.), worauf nicht näher eingegangen werden kann.

»Wie kann man als Christ, als Christin inmitten von Armut und Ungerechtigkeit leben?« Diese Frage stand am Beginn der Entwicklung der Theologie der Befreiung in den 1960er und 1970er Jahren. Näheres zu Lateinamerikas Protestbewegungen gegen Ausbeutung, Entrechtung und Unterdrückung findet sich u. a. im namengebenden Buch »Theologie der Befreiung. Perspektiven« des peruanischen Theologen Gustavo Gutiérrez (vgl. Becka 2021) und aktuell auf der Internetplattform der Theologie der Befreiung (2020, Link im LV).

Civil rights movement

Die Bürgerrechtsbewegung (englisch Civil rights movement) in den USA hatte als antirassistische soziale Bewegung ihre historische Hochphase zwischen den späten 1950er Jahren und dem Ende der 1960er Jahre; für viele Aktivisten der Bürgerrechtsbewegung war die christliche Religion der entscheidende Begründungshintergrund für ihr Engagement. Viele schwarze Kirchen bildeten das institutionelle Herz dieser Bewegung. Zudem waren es viele Geistliche, die die Bewegung anführten, allen voran Martin Luther King. Mehrheitlich von Nachfahren afrikanischer Sklaven getragen fand die Bewegung auch Unterstützung bei weißen Amerikanern, denen es gleichfalls ein zutiefst christliches Anliegen war, ein ungerechtes politisches System zu überwinden. Es gab zahlreiche Protestaktionen und Protestmärsche; legendär ist der »Marsch auf Washington für Freiheit und Arbeit« 1963, bei dem Friedensnobelpreisträger und Baptistenpastor Martin Luther King vor mehr als 250.000 Menschen seine »I have a dream«-Rede hielt. Nur wenige Jahre später wurde er ermordet. Zur Bedeutung der religiösen Gospel-Musik in der Civil rights movement und Vorläufer in der Social-Gospel-Bewegung schon zu Beginn des 20. Jahrhunderts (▶ Kap. 16.2). Weiterführende Literatur u. a.: Bahr 2004.

Kirchliche Widerstandsbewegung in Polen und der DDR

Verglichen mit den vorstehend angesprochenen Bewegungen erscheint der kirchliche, namentlich protestantische Widerstand gegen die DDR-Regierung der späten 1980er Jahre als weniger breit, aber im Zusammenwirken mit anderen Kräften beachtlich erfolgreich. Bereits zehn Jahre zuvor hatte die stark katholisch geprägte polnische Solidarność-Gewerkschaft/Bewegung mit ideeller Unterstützung durch den aus Krakau stammenden Papst Johannes Paul II (Karol Wojtila) den Beginn des Endes sozialistischer Diktatur nicht nur in Polen eingeleitet.

Allen geschilderten religiösen oder wesentlich religiös mitgeprägten Bewegungen liegt die Entscheidung einzelner gläubiger Menschen zu mutigem Protest und Zivilcourage zugrunde. Dieses demokratische und an humanistischen Werten ausgerichtete Potenzial religiöser Gemeinschaften wird in der breiteren Öffentlichkeit nur begrenzt wahrgenommen.

10.5 Religion und nation building – Das Beispiel: Russisch-Orthodoxe Kirche (ROK)

Nach über 70 Jahren staatlicher, zeitweilig brutalster Unterdrückung kam es in den 1990er Jahren zu einem Wiedererwachen der russischen Orthodoxie, die von kaum jemandem vorausgesagt worden war. Auch in weiteren Ländern Ost-Mittel-Europas entwickelten sich nach dem Auseinanderbrechen des Warschauer Pakts und dem Zerfall der Sowjetunion ähnliche Prozesse der Rereligionisierung allerdings mit sehr unterschiedlichen historischen, gesellschaftlichen und politischen Kontextfaktoren. In Russland setzte der wiederwachte Glaube der Orthodoxie erst nach dem Zerfall des imperialistischen Sowjetreiches ein. In der beeindruckenden Beschreibung »Kreuz und Kreml« (Bremer 2016) zeichnet Thomas Bremer, Professor für Ökumenik, Ostkirchenkunde und Friedensforschung an der Katholisch-Theologischen Fakultät der Westfälischen Wilhelms-Universität Münster, diese Entwicklung nach, die mit der Christianisierung als Konsequenz politisch-militärischen Agierens des damaligen Fürsten Wladimir im Jahr 988 ihren markanten Ausgangspunkt hatte. Es war das byzantinische Erbe, das über viele Jahrhunderte Staat und Kirche in »Einklang« (auch mit einem Begriff aus der Antike »symphonia« genannt) für dasselbe Ziel, dem staatlich-gesellschaftlichen Wohlergehen, zusammenwirken ließ. Die Konfliktgeschichte von Kirchen und Kommunismus hat

Thomas Bremer zusammen mit Nadezhda Beljakova und Katharina Kunter in »›Es gibt keinen Gott!‹ Kirchen und Kommunismus« (Beljakova et al. 2016) nochmal gesondert herausgearbeitet, worauf hier nur hingewiesen werden kann. Für das Phänomen der nation building durch die Religion ist historisch nach Jahrzehnten oft sehr brutaler Unterdrückung der Russisch-Orthodoxen Kirche (ROK) und Ermordung von kirchlichen Funktionsträgern und Gläubigen die Tausend-Jahr-Feier der Taufe der Kiewer Rus' 1988 von entscheidender Bedeutung: Sie markierte die Wende: »Als Mehrheitskirche wird fortan die ROK als eine faktisch mit dem Staat eng verbundene Institution angesehen. In Armee, Polizei, Geheimdienst wurden Kapellen und geistliche Betreuung eingerichtet; bei der öffentlichen Vereidigung des Präsidenten erfährt der Patriarch als oberster kirchlicher Repräsentant prominente Beachtung, was wie eine inoffizielle Legitimierung wirken kann. Der Einklang zwischen Staat und Kirche ist ebenso unübersehbar wie die Absicht, nach dem Wegfall des sozialistischen Wertesystems ein neues verbindliches, der Orthodoxie entlehntes Wertesystem gesellschaftlich zu implementieren« (unveröff. Expertengespräch mit T. Bremer am 20.08.2020)[3].

Die heutige Landschaft der Religionen und der Religiosität in Russland ist nach der Einschätzung Bremers durchaus bunt. Es gibt keine verlässlichen staatlichen Statistiken, aber mittlerweile doch valide Umfragen, die allerdings ein sehr vielschichtiges Bild wiedergeben. »In repräsentativen Umfragen bekennen sich zur Orthodoxie etwa 70 %, zum Islam etwa 9 % (vorwiegend in kaukasischen Regionen) und zu kleineren Religionsgemeinschaften [...] Als ›verkirchlichte‹ Orthodoxe können nach diesen Umfragen nur ca. 5–7 % der Bevölkerung angesehen werden; die übrigen sind als ›nominale‹ oder Kulturorthodoxe anzusehen. Im heutigen Russland lassen sich viele Erscheinungen im parareligiösen Bereich beobachten. Der Glaube an Astrologie, an UFOs, an Wunderheilungen und zahlreiche andere übersinnliche Phänomene ist weitverbreitet. Für viele Menschen ist der Glaube an solche Dinge offenbar kein Gegensatz zu ihrer orthodoxen Religiosität. Anderseits ist deutlich, dass ›Orthodoxie‹ im heutigen Russland nicht nur die orthodoxe Kirche bezeichnet, sondern auch eine Chiffre für viele andere Inhalte darstellt. Das Identitätsangebot, das die Orthodoxie heute in Russland darstellt, ist eng mit der russischen Nation, aber auch mit der historischen Größe Russlands (und nicht selten der Sowjetunion) verknüpft. Im Gegensatz zu anderen Ländern Europas, in denen christliche Bekenntnisse zwar auch zur Herausbildung nationaler Identität beitrugen, sieht die ROK auch in ihrem Selbstverständnis hierin explizit eine ihre zentralen Aufgaben. Dieses Selbstverständnis hat eine lange Historie und geht einher mit der Abgrenzung zu westlichen Vorstellungen von Zivilgesellschaft und Demokratie wie auch zu Menschenrechten (Beispiele: Meinungsfreiheit, Umgang mit Homosexualität)« (ebd.). Nach seiner Prognose befragt sagt Bremer (ebd.): »Das moderne Russland ist ein Staat, in dem sich dieselben Erscheinungen und Anfragen finden lassen, die es in westlichen Gesellschaften gibt. Die ROK wird sich mit ihrer einseitigen Kultivierung

---

3 Leider konnte das gesamte Interview mit T. Bremer wegen der Umfangbegrenzung dieses Bandes nicht zum Abdruck kommen.

traditioneller Werte von den Strömungen der Moderne isolieren und auf Dauer stark an gesellschaftlicher Bedeutung verlieren. In der Folge kann die Herausforderung für die Entwicklung eines wiederum neuen, individuell verbindlichen Wertekanons und einer nationalen Identität, die ohne imperiale Tendenzen und ohne orthodoxe Ausrichtung auskommt, kaum überschätzt werden« (ebd.). Bremers Einschätzung findet durch den am 24.02.2022 von der Putin-Regierung begonnenen Angriffskrieg gegen die Ukraine eine unerwartet furchtbare Bestätigung.

11 Psychische Gesundheit und Mündigkeit – Zwei Seiten einer Medaille

Nach der vorausgehenden Thematisierung der politischen Bedeutung von Religion für Gesellschaft und Staat geht es in den nachfolgenden Kapiteln um die Bedeutung des religiösen Glaubens für Krankheit und Gesundheit des einzelnen Patienten, so wie er sich im Kontext großer und kleiner religiöser Gemeinschaften im Alltag heutiger Psychiater und Psychotherapeuten darstellt. Und es geht um die Selbstbestimmung sprich Mündigkeit des Patienten, die zum psychodiagnostisch-therapeutischen Feld heute dazugehört.

Seelische Gesundheit und Mündigkeit stehen in einem besonderen Verhältnis zueinander. Nach allgemeinem Verständnis schließt seelische Gesundheit die Mündigkeit eines erwachsenen (sprich rechtsmündigen) Menschen selbstverständlich ein; ohne Mündigkeit keine seelische Gesundheit. Mündigkeit anderseits geht als der weitergefasste Begriff über das Vorliegen seelischer Gesundheit hinaus. Beiden Begriffen gemeinsam ist eine gewisse Unschärfe. Analog zu anderen Grundbegriffen menschlicher Existenz (z. B. Freiheit) ist auch für das Verständnis seelischer Gesundheit und Mündigkeit ein graduell differenzierendes Verständnis erforderlich, das mehrere Dimensionen berücksichtigt. Die Begriffe unterliegen zudem einem zeitgeschichtlichen Wandel und bedürfen immer wieder der jeweiligen gesellschaftlichen und letztlich auch rechtlichen Neuformulierung. Ein definitives Urteil, eine sichere Trennung von Krank und Gesund ist oft nicht nur schwer zu treffen, sondern für die Gesamtheit einer Person nicht möglich bzw. nur hinsichtlich einzelner Dimensionen möglich. Für die Feststellung der Mündigkeit des menschlichen Individuums besteht gesellschaftlich-rechtlich zwar ein verlässlicher Rahmen, aber der Wandel der Rechtsvorstellungen über die mündige Selbstbestimmung ist unstrittig und reicht weit in den Bereich der Gesundheit hinein. Mit der demokratisch konsentierten Vorstellung vom »mündigen Bürger« verknüpft sich darüber hinaus eine noch größere Bandbreite von Erwartungen an Kompetenzen wie auch Urteilsfähigkeit und – nicht nur an der Wahlurne – an die politische Selbstbestimmung, die im Sinne des von Kant 1784 formulierten »Sapere Aude – Habe Mut, dich deines eigenen Verstandes zu bedienen!« (Kant 1784, S. 1) gesondert zu betrachten sind.

Trotz ihrer Unschärfen reflektieren die Begriffe seelische Gesundheit und Krankheit einerseits wie Mündigkeit und Recht auf Selbstbestimmung andererseits individuell und gesellschaftlich hochrelevante Gegebenheiten des Menschen wie zwei Seiten einer Medaille. Einer Medaille, die über den Ist-Zustand in seiner jeweiligen Situation und Zeit hinaus zugleich immer auch ein menschliches (gesellschaftliches) Petitum beinhaltet. Dies wird nicht zuletzt bei dem hier zu behandelnden individuellen religiösen Glauben deutlich.

11.1 Psychische Krankheit

11.1.1 Zur Praxis der Feststellung psychischer Krankheit

Zur Fragwürdigkeit des Krankheitsbegriffs (Karl Jaspers)

»Was krank im Allgemeinen sei, das hängt weniger vom Urteil der Ärzte, als vom Urteil der Patienten ab und von den herrschenden Auffassungen der jeweiligen Kulturkreise. Das ist bei der großen Masse der körperlichen Erkrankungen nicht merkbar, bei den Krankheiten der Psyche aber sehr. Derselbe seelische Zustand führt den einen unter dem Titel krank zum Nervenarzt, den anderen unter dem Titel Schuld, Versündigung in den Beichtstuhl« (Jaspers 1973, S. 652). Die in Jaspers luzider Beschreibung bereits 1913 skizzierte definitorische Problemkonstellation hat in den letzten Jahrzehnten zu einem intensiven Diskurs von Gesundheitsforschern, Psychiatern und Philosophen geführt, der hier nur sehr begrenzt auf einige Aspekte und zudem »nur« mit Fokus auf den religiösen Glauben reflektiert werden kann.

Jaspers spricht von der Fragwürdigkeit des Krankheitsbegriffs und beschreibt mannigfach die Paradoxien des Begriffspaars Krankheit und Gesundheit. Für ihn ist »krank [...] ein Unwertbegriff, der alle möglichen Unwerte umfasst« und daher »auf seelischem Gebiet gar nichts besagt«. Er sieht in der Vorstellung, wonach »Krankheiten besondere Wesen waren, die von den Menschen Besitz ergriffen hatten« einen »Rest der alten Dämonenlehre in rationaler Form«. Er schlägt stattdessen vor zu sagen: »Das ist ein unter den und den Gesichtspunkten ungünstiger Vorgang; oder: das ist ein Vorgang, der vermutlich oder sicher bald noch ungünstigere Vorgänge nach sich zieht« (Jaspers 1973, S. 653).

Wichtiger erscheint ihm diagnostisch gesehen vielmehr die Frage »Was für Erscheinungen sind in der menschlichen Seele möglich?« und aus therapeutischer Perspektive die Frage »Welche Mittel gibt es, um die – sehr verschiedenen – Wünschbarkeiten im seelischen Leben zu fördern? Dazu brauchen wir in beiden Fällen den Begriff des ›Kranken überhaupt‹ gar nicht« (ebd., S. 656). Nun gibt es nicht erst heute über den traditionell diagnostisch-therapeutischen Aspekt hinaus sozial-, versicherungs- und arztrechtliche, auch forensische Fragestellungen, die mit der Feststellung einer psychischen Erkrankung verknüpft sind und damit die Position des psychisch Erkrankten in der Gesellschaft definieren. Daher erscheint zur Vermeidung der Stigmatisierung von Personen wie ausdrücklich auch zu reflektierter Fundierung alltagspraktischen psychiatrischen Handelns eine vertiefende Klärung der philosophisch-anthropologischen Grundlagen der Begriffe von Krankheit und Gesundheit notwendig. Auch Jaspers hat sich – weit über die obenstehenden kurzen Zitate hinausgehend – umfänglich und differenzierend mit dem Thema befasst, was hier jedoch nur hintergründig Berücksichtigung finden kann.

Psychiatrischer Alltag

Zunächst soll die Feststellung psychischer Erkrankung skizziert werden, wie sie sich im praktischen Alltag darstellt: Für den behandelnden Psychiater und Psychotherapeuten stellen führende Symptome wie z. B. Desorientiertheit, Vergesslichkeit, psychomotorische Unruhe, Halluzinationen, Wahngedanken, eine auffällige Stimmungslage oder affektive-emotionale Reaktionsfähigkeit und das subjektiv resp. vom (vorrangig) familiären Umfeld geklagte Leid die Grundsituation jeder Konsultation dar. Dies gilt unabhängig davon, ob der Patient sich hilfesuchend aus eigener Motivation vorstellt oder durch besorgtes Umfeld oder auch staatlich verantwortliche (Hilfe-)Institutionen wegen Verhaltensauffälligkeit zur Untersuchung vermittelt wird. Von den allerersten Begegnungsmomenten wie schon der Anmelde-Performance her rastert der Therapeut professionell bewusst wie erfahren-intuitiv die Art der Beziehungsaufnahme, des Auftretens sowie Erscheinung, Äußerungen und geschilderte Beschwerden auf das Vorliegen/ Einordnen spezifischer psychopathologisch relevanter Auffälligkeiten ab. Es ist der Situation immanent, dass schon hier das durch die eigene Kultur und Sozialisation geprägte Menschenbild wahrnehmungspsychologisch eine Rolle spielt – vorab späterer kritischer Reflexion. Aus tiefenpsychologischer Sicht gilt es hier neben der deskriptiven Erfassung krankheitsrelevanter Phänomene des Verhaltens und Befindens auch die Dynamik von Übertragung und Gegenübertragung zu beachten. Wesentlich ist auch die Fragestellung, ob geklagte Symptome aggraviert, simuliert oder dissimuliert erscheinen. Schon in der Erstkonsultation registriert der Praktiker selbstverständlich sehr aufmerksam die Hinweise auf mögliche Ätiologien wie z. B. genetische Faktoren, aktuelle Belastungen u. v. a. m. So formt sich sehr oft bereits nach wenigen Minuten eine erste Diagnose-Hypothese, die in der verbleibenden Konsultationszeit durch Fragen, die die Hypothese prüfen, und ggf. nachfolgende spezifische technische Zusatzuntersuchungen wie ggf. durch Verlaufsbeobachtung erhärtet oder ggf. auch verändert wird. Hier lokalisiert sich der klinische Kern der Feststellung vom Vorliegen einer seelischen Krankheit.

Auch für den praktisch tätigen Psychiater/Psychotherapeuten ist es heute eine Selbstverständlichkeit, dass Symptome wie jedes Verhalten und jeder psychische Vorgang ein neurobiologisches Korrelat haben. Und hinter dem Begriff »Seele« verbergen sich psychische Funktionen einer Person, die aus seiner leiblichen Gesamtheit generiert werden. Dieses Wissen ist jedoch bei der diagnostischen Bewertung festgestellter Symptome ggf. unter Zuhilfenahme heute verfügbarer somatischer Diagnostik des Gehirns, von Blutuntersuchungen u. a. und zur Einschätzung des »Krankheitswertes« nur begrenzt hilfreich. Zum einen können eindeutig pathologische somatische Befunde wie z. B. ein EEG oder ein MRT des Gehirns kaum oder keine korrespondierende klinische Symptomatik zeigen wie auch gravierende Symptome z. B. schizophrener oder affektiver Störungen derzeit ohne somatischen Zusatzbefund bleiben. Sicher lässt die in Zukunft weiterwachsende Feinheit der Untersuchungsmöglichkeiten noch gezieltere Erkenntnis bis hin zur Abgrenzung/Feststellung neuer Krankheitseinheiten erwarten; aber auch in den jüngst überarbeiteten internationalen Klassifikationsmanualen ICD-11 und DSM-5 wird bei vielen relevanten Diagnosen auf eine Ursachenbeschreibung zu Recht verzichtet. Zum allgemeinen Verständnis der diagnosebedingenden Symptome, Syndromatiken und ihrer systematischen Einordnung z.B. in das System der AMDP (Arbeitsgemeinschaft für Methodik und Dokumentation in der Psychiatrie) resp. auch die unterschiedlichen Konzepte der Psychopathologie wird auf weiterführende Literatur wie z.B. »Konzepte der Psychopathologie« von Markus Jäger (2016) verwiesen.

11.1.2 Kriterien relevanter psychischer Erkrankung

Mit Blick auf die Einführung der überarbeiteten internationalen Klassifikationssysteme psychischer Erkrankungen (ICD-11 zum 1. Januar 2022; DSM-5 seit 2013) hat sich Andreas Heinz, Psychiater und Philosoph, intensiv mit dem Begriff psychischer Krankheit (Heinz 2014) und den Grundlagen seelischer Gesundheit (Heinz 2016) befasst, worauf nachfolgend Bezug genommen wird. Beide Darstellungen werden hier als einheitliches Konzept gesehen. Heinz sieht sich trotz breiterer politischer und philosophischer Analysen, auf die hier nicht en détail eingegangen werden kann, in seinen mit zahlreichen klinischen Vignetten versehenen Untersuchungen vorrangig dem Aspekt der praktischen Konsequenzen für den behandelnden Psychiater verpflichtet.

Im Kapitel »Alltagspraktische Kriterien zur Diagnose psychischer Erkrankungen« (Heinz 2014, S. 117–137) unterstreicht Heinz die »Relevanz klinisch zu bestimmender Funktionsstörungen als Leitsymptome psychischer Erkrankungen« (ebd., S. 124). Aus seiner abwägend-differenzierenden Zusammenfassung seien die wichtigsten Kriterien herausgestellt:

Eine wesentliche Störung einer psychischen Funktion ist immer dann als Symptom einer Krankheit zu werten, »wenn sie das Überleben der betroffenen Person gefährdet und entweder erhebliches psychisches Leid auslöst oder die soziale Teilhabe massiv beeinträchtigt« (ebd., S. 137).

Die oft angeführten »Störungen überlebensrelevanter Funktionsfähigkeiten« sind u. a. aufgrund der Fragwürdigkeit biologischer und kultureller Normsetzungen (ausgehend allein von der Durchschnittsnorm) nicht widerspruchsfrei darzustellen.

Besondere Bedeutung kommt der Einschränkung der sogenannten Willensfreiheit zu. Es geht um die »Einbuße an Flexibilität oder Vielfalt von möglichen Verhaltensweisen, mit denen in bestimmten Situationen reagiert werden kann« (Heinz 2016, S. 46).

Auch der nötige Perspektivwechsel zur Berücksichtigung des subjektiven Erlebens bei Feststellung einer relevanten psychischen Erkrankung sei nochmals betont.

Entscheidend für das Grundverständnis der Problematik ist aber die vorgeschlagene »pragmatische Wende« (Heinz 2016, S. 55). Danach ist eine relevante Erkrankung nur dann zu diagnostizieren, wenn Leitsymptome vorliegen, die eine »Beeinträchtigung von Funktionsfähigkeiten [anzeigen], die in unterschiedlichen Kulturen und Kontexten für das ›nackte Überleben‹« oder zumindest »für das ›Leben mit anderen‹ von allgemeiner Wichtigkeit sind« (ebd., S. 56). Des Weiteren »müssen zusätzlich im fraglichen Einzelfall nachweisbare, schädliche Auswirkungen dieser Funktionsbeeinträchtigungen vorliegen, sei es im Sinne individuell leidvoller Erfahrungen oder einer erheblichen Beeinträchtigung der für die Teilhabe unabdingbaren Aktivitäten des täglichen Lebens (wie etwa der Körperpflege und Nahrungsaufnahme)« (ebd., S. 56). Dabei soll keine äußere Ursache vorliegen, die den Zustand aufrechterhält. Heinz vermeidet es »explizit, lebenswichtige Funktionsfähigkeiten aus einem universell gültigen Bild ›des Menschen‹ zu entwickeln« (ebd., S. 56). Als Hintergrund führt er die anthropologische These Helmuth Plessners »von der ›Unergründlichkeit des Menschen‹, dem ›Homo absconditus«, der sich der Definition und Festlegung immer wieder entzieht«, an (ebd., S. 56). Hier kann auch ein Bezug zu Karl Jaspers' wichtiger anthropologischer Grundeinschätzung gesehen werden: »Der Mensch ist immer mehr, als er von sich weiß und wissen kann und als irgendein anderer von ihm weiß« (Jaspers 2013, S. 641).

11.1.3 Subjektive Perspektive, religiöser Glaube und psychische Krankheit

Wie dargelegt, ist die Berücksichtigung der subjektiven Perspektive des Patienten für die Feststellung einer relevanten psychischen Erkrankung unerlässlich; sie ist vom Diagnostiker (ebenfalls subjektiv) einzuschätzen. Hier kommt es daher auf die therapeutische Haltung, Differenzierungsfähigkeit und Wissen an (vgl. u. a. Mönter 2020). Wenn der Patient selbstreflexiv und kritisch seine beispielsweise (mit oder ohne Medikation abklingende) bzw. voll remittierte depressive Episode aktuell nur noch als Zeichen gewisser Vulnerabilität ansieht und sich nachdrücklich als umfassend seelisch gesund einschätzt, ja sich sogar gesünder, weil selbstbewusster als vor der Krankheitsepisode ansieht, kann dem u. U. auch behandlerseitig gefolgt werden. Die Paradoxie, dass eine erlebte, durchlittene (hier: seelische und oft als Krise bezeichnete) Erkrankung geradezu als Voraussetzung nachfolgend vorhandener (seelischer) Gesundheit gewertet wird, begegnet dem Psychiater immer wieder; es imponiert als ein lebenspositives coping (Bewältigungstrategie). Ohnehin ist die subjektive Seite, die subjektive Bewertung von Leid, Schmerz, Symptomatik von gar nicht zu unterschätzender differenzialtherapeutischer Relevanz. Die kognitive Umbewertung vorhandener Symptomatik ist sogar oft ein erstes, vorrangiges Ziel therapeutischer Intervention. Auf die Grundfrage »was ist seelische Krankheit bzw. Gesundheit« bezogen wird die Notwendigkeit einer Graduierung resp. mehrdimensional differenzierenden Beschreibung sehr deutlich. Nicht nur wer mit körperlich behinderten oder sinneseingeschränkten Menschen therapeutisch arbeitet, weiß um das offenkundige Nebeneinander von gesunden und kranken Anteilen bei einer Person.

Eine bedeutsame Rolle bei der Feststellung von psychischer Krankheit kommt der kulturellen und religiösen Prägung des Patienten zu ebenso wie auf der anderen Seite der interkulturellen Varianz in der Einstellung des Diagnostikers. Das Krankheitsverständnis stellt sich in den großen Religionen unterschiedlich dar, was sich in unterschiedlichem Maße auch im Glauben des einzelnen Patienten niederschlägt. Allen Religionen gemeinsam ist ein leib-seelisch-ganzheitliches Verständnis von Krankheit, bei der es um die Erkrankung der Person als Ganzes geht; die Bedeutungszuschreibungen allerdings differieren beachtlich. So kann Krankheit Zeichen sein von Gottes Prüfung und von Vorbestimmung, von Herausforderung, von Strafe, von Schuld und Versündigung. Krankheit kann als Folge schlechten Karmas gesehen werden, als Störung kosmischer Ordnung und Energie, als »göttlich« oder nicht zuletzt als Manifestation des Bösen bzw. als Folge des ewigen Kampfes zwischen Gott und dem Bösen. Die Religionen bieten oft alternierende Dimensionen an, die im Wandel der Zeit unterschiedliche Gewichtung erfahren. In der Regel bieten die Religionen durch Rituale, »gute Taten« und konkrete Personen Möglichkeiten der Heilung zumindest aber der Erklärung und (damit) auch Tröstung. Im Christentum ist dies ganz besonders durch den Heiler Jesus Christus als Sohn Gottes und Maria, die Gottesmutter, repräsentiert.

Das religiös geprägte Krankheitsverständnis kann sich auswirken auf die z. B. mit Scham verbundene Anamnesephase (religiös sanktioniertes Verhalten wie u. a. Alkohol- oder Drogenkonsum oder die sexuelle Ausrichtung), das Zulassen körperlicher Untersuchung (bei Psychiatern eher nachrangig relevant), vor allem aber im Umgang mit Diagnose (-Mitteilung) und Therapiegestaltung. Auch die Einstellung der Religion zur Sexualität kann sehr therapierelevant sein. Der Umgang mit Suizid hat in den Religionen unterschiedliche Vorgaben, die der Therapeut beachten sollte. Zunächst gilt es die Kontext-Dimensionen überhaupt wahrzunehmen; das konkrete Verhalten des Therapeuten kann dann durchaus von grundlegend ethischen Konflikten gekennzeichnet sein, wenn Prognosen z. B. nicht mitgeteilt werden dürfen, Maßnahmen abgelehnt werden (vgl. hierzu u. a. Ilkilic 2007; Laabdallaoui und Rüschoff 2005). Zum Verständnis psychischer Erkrankung in den Religionen gibt es zahlreiche Einzelbetrachtungen; hingewiesen sei auf eine Übersicht von sechs Autoren aus jeweiliger Religionssicht (Mönter et al. 2020b, S. 89–128).

11.1.4 Diagnosen und religiöser Glaube

Nicht nur für den Prozess von Diagnose und Behandlung ist ein religiös geprägtes Krankheitsverständnis relevant. Der religiöse Glaube, die religiöse Welt des Patienten und die gedanklich-ethische »öffentliche«, gesellschaftliche Welt beeinflussen auch die Erkrankung selbst in ihrer Ausprägung und ihren Inhalten. Wahnvorstellungen z. B. auf dem Boden einer schizophrenen Erkrankung oder einer anderen Wahnerkrankung können bei religiösen Patienten deren Glaubenswelt verzerrt oder übersteigert widerspiegeln einschließlich assoziierter Befürchtungen wie Heilserwartungen (z. B. als religiöser Verfolgungswahn, als Abstammungswahn oder Jesus- oder Prophetenwahn). Auch heute können Religionen entscheidend die innere Welt psychisch Erkrankter beeinflussen mit z. T. dramatischen Folgen. Dies gilt ebenso für die Bedeutung gesellschaftlich relevanter z. B. rassistischer oder antisemitischer Meinungskulturen im Allgemeinen wie allein mehrere mörderische, religiös bzw. rassistisch ausgerichtete Attentate des Jahres 2020 zeigen. Daher sind die auf wechselseitigen Respekt ausgerichteten Worte der Repräsentanten und Meinungsführer religiöser wie auch politischer Gemeinschaften so wichtig.

Menschen mit affektiven Störungen können religiöse Inhalte in Form von Versündigungs- und Schuldwahn entwickeln. Eine Besonderheit stellt das Jerusalem-Syndrom mit wahnhafter Selbstzuschreibung biblischer Gestalten insbesondere von Jesus dar; es wird seit mehreren Jahrzehnten gehäuft in der Osterzeit (in letzten Jahren offenbar nachlassend) bei zumeist psychiatrisch vorbehandelten Menschen, aber auch bei vor dem Jerusalem-Aufenthalt psychisch als gesund beschriebenen Menschen beobachtet und dann meist als vorübergehende Psychose angesehen (Bar-el et al. 2000). Auch gibt es zahlreiche weitere Symptome und Syndrome mit religiösem Bezug wie bei Zwangsphänomen, dissoziativen Störungen und natürlich Trance- und Besessenheitszuständen; eine besondere Kategorie bilden hirnorganisch bedingte religionspsychopathologische Symptome z. B. bei Epilepsien. Einen aktuellen Überblick über »religiös gebundene psychopathologische Syndrome in christlichen Gesellschaften« gibt Joachim Demling, der zugleich Historie und zukünftige Aufgaben der Religionspsychopathologie umreißt (Demling 2020). Er führt als pathologisches Syndrom auch »spirituelle Krisen« an, die im Zusammenhang mit dem Aufkommen neuer Religionsgemeinschaften mit buddhistisch-hinduistischer Ausrichtung und intensiver Meditationspraxis vermehrt beschrieben wurden und klinisch sehr unterschiedliche Phänomene (Kundalini-Syndrom mit körperlich-energetischen Sensationen, Episoden von Einheitsbewusstsein, Erinnerung an »frühere Leben« u. a. m.) umfassen. Vgl. hierzu, auch zu Auslösern, zur Abgrenzung von Wahnerkrankungen und Empfehlungen zum therapeutischen und pastoralen Umgang den Beitrag von Michael Utsch im »Handbuch psychiatrisches Grundwissen für die Seelsorge« (Sautermeister und Skuban 2018, S. 705–724) sowie die Beschreibung des religiösen Wahns durch Samuel Pfeifer (2018). Eingang in die wissenschaftliche Klassifikation hat der aus spirituellem Verständnis geprägte Begriff »spirituelle Krisen« nicht gefunden.

Bei der klassischen Diagnosefindung kann die Abgrenzung »gesunden« religiösen Erlebens von schwerwiegender psychischer Erkrankung mit Wahnbildung rein phänomenologisch schwierig sein. Diese Schwierigkeit trifft besonders auch auf den Bereich der Persönlichkeitsstörungen zu, bei dem der Übergang von kontext- und biografisch geleiteter vertiefter religiöser Gläubigkeit zu pathologischem introvertiertem »Frömmlertum« oder religiösem Fundamentalismus mit Missionseifer, auch Fanatismus als ein Kontinuum zu verstehen ist. Die Beurteilung der Fähigkeit zur Ambiguitätstoleranz wie die Begleitumstände auf Seiten des Patienten, psychodynamisches Verständnis und ggf. die Verlaufsbeobachtung können diagnostisch entscheidend sein. Auch wenn Menschen mit vorgenannter Symptomatik deswegen allerdings aus eigenem Antrieb kaum therapeutische Hilfe suchen, ist der Psychiater oder Psychotherapeut heute in breiterem Kontext (z. B. Partner-, Familienberatung) damit konfrontiert; auch bei anderem »Primärgrund« einer psychiatrischen Konsultation können sich anamnestisch Hinweise auf gravierende innere religiöse Konflikte finden wie z. B. bei Infragestellen religiöser Werte, Konvertierung zu anderem Glauben. Solche Störungen fielen in früherer Zeit in den Bereich kirchlicher Seelsorge; das amerikanische Diagnose-Manual DSM-IV hat dafür die Kategorie »religiöses oder spirituelles Problem« mit der Kodierungsziffer V 62.89 eingeführt.

11.2 Seelische Gesundheit

Viele Aspekte seelischer Gesundheit sind indirekt bereits in vorstehendem Kapitel angesprochen worden. Aber Gesundheit ist – da sind sich die Gesundheitsforscher einig – mehr als die Abwesenheit von Krankheit. Der Volksmund behauptet heute mehr denn je, gesund sei nur der, der von den Ärzten noch nicht untersucht wurde, womit je nach Temperament schmunzelnd und eher wenig besorgt auf die eigene Verfasstheit oder auf die »tüchtig« diagnostizierenden Ärzte geschaut wird.

Die WHO Definition von 1946 »Health is a state of complete physical, mental and social well-being and not merely the absence of disease or infirmity« (Constitution of the World Health Organization, WHO 2006, S. 1) erscheint auf den ersten Blick unmissverständlich und einfach interpretierbar; handelt es sich doch um eine Zielvorstellung für das Individuum und nicht um eine realistische Beschreibung erreichter resp. umfassend erreichbarer individueller Gesundheit. Bezieht man die dem Individuum eigenen Gefährdungsfaktoren (inkl. auch rein labortechnischer, vor allem zukünftig zunehmend identifizierter molekulargenetischer Risikofaktoren/Konstellationen) wie die exogenen und sozialen Risiken i. S. krankheitsrelevanter Vulnerabilität ein, wird von den 7,7 Milliarden Erdbewohnern wohl nur eine extrem kleine Randgruppe, wenn überhaupt, die genannten WHO-Kriterien erfüllen. Zweifelsfrei hat aber gerade diese Gesundheitsdefinition der WHO ihre richtungweisende Berechtigung.

Sucht man jedoch nach einer alltagstauglichen Beschreibung von speziell psychischer Krankheit und psychischer Gesundheit, ergibt sich eine Vielzahl von Fragen und Gesichtspunkten. Dass bei nachfolgender Betrachtung die individuumzentrierte Sicht maßgeblich ist und nicht etwa Konstrukte einer »Volksgesundheit« wie sie bspw. in der NS-Zeit zu schwerster Diskriminierung, Ermordung Behinderter und zu Ethnozid führte, soll trotz heutiger Selbstverständlichkeit vorausgeschickt sein. Einen interessanten Versuch, sich der Definition von Gesundheit anzunähern, hat Heinz unternommen, indem er die Zustände und Eigenschaften analysierte, die verschiedene Psychotherapieschulen als Therapieziele benennen. Dabei fand er schulenübergreifend »die Begriffe der Einsicht, des Selbstvertrauens und der Verhaltensvielfalt als Ziele psychotherapeutischen Handelns und damit als Kriterien psychischer Gesundheit« (Heinz 2016, S. 81). Vielfältiges Verhalten und flexibles Verhalten konnte Heinz auch bei Durchsicht von Studien zum Stressbewältigungsverhalten Gesunder und psychisch erkrankter Patienten »als wesentliches Kriterium psychischer Gesundheit« identifizieren (ebd.,

S. 91). Als weiteres Kriterium arbeitete er »Einfühlendes Verstehen – Nachempfinden – Akzeptanz« (ebd., S. 103) heraus. Die Kriterien »bedingen und begrenzen sich dabei wechselseitig in verschiedener Hinsicht. So ist flexibles, situationsangemessenes Verhalten ohne eine zumindest basale Einsicht in die Gefühle und Absichten der Mitmenschen nicht denkbar. Verwirklicht wird es nur bei entsprechendem Selbstvertrauen […] Seine Grenze sollte es in der Respektierung der Würde der Anderen finden« (ebd., S. 118).

Das Kriterium »Einfühlendes Verstehen – Nachempfinden – Akzeptanz« findet eine Weiterführung aus religionspsychologischer Perspektive, die Michael Utsch in einer aktuellen Übersicht der Zeitschrift Persönlichkeitsstörungen vorstellt (Utsch 2020). Er beschreibt kulturelle und gesellschaftliche Prägekräfte der Religionen mit Einfluss auf die Identitätsbildung des Einzelnen. U. a. geht er auf religiös erprobte Kulturtechniken (u. a. Yoga, Zen, Gebet) zur Kontemplation sowie zur Förderung zwischenmenschlicher Tugenden wie Mitgefühl, Vergebung und Dankbarkeit ein. »Religionspsychologische Studien belegen zusammengefasst: Wer verzeihen kann, lebt gesünder« (ebd., S. 164).

11.2.1 Gesundung und Gesundheit

Auch im Alltag des Psychiaters stellen Einsicht, Selbstvertrauen, Verhaltensvielfalt und Mitgefühl sehr nachvollziehbare Zieldimensionen von Behandlung und Kriterien von Gesundung/Gesundheit dar. Was die Verhaltensvielfalt anbelangt, sieht sich gerade der Psychiater mit seinen differenzialtherapeutischen Möglichkeiten positiv herausgefordert: allemal stützende, ggf. auch konfrontierende Begleitung mit Motivierung zu psychotherapeutischer, ergo- und soziotherapeutischer Arbeit, Medikation (im shared-decision-Modus), aber auch Schmackhaft-Machen bislang vielleicht abgelehnter »Coping-Ressourcen« wie u. a. Kontaktaufnahme zu Selbsthilfegruppen, Sport-, Kunst-, Musikaktivitäten, sozialtherapeutischer Unterstützung im Arbeits- und Wohnbereich. Nicht zuletzt ist auch die interessierte Nachfrage zur inneren Lebenszielsetzung, sprich dem subjektiven Sinn von Krankheit und Leben, die eine sehr persönliche, ja existenzielle Bezugnahme zum Patienten ermöglicht. Die Praxiserfahrung lehrt, dass die Menschen auf all die genannten vielfältigen Anregungen modifizierter Alltagsbewältigung und Themen der Lebensgestaltung unterschiedlich eingehen. Dies gilt auch für die angesprochene Frage der Sinnfindung im Leben und mit einer Erkrankung: von situativer, scheinbarer Indifferenz bis hin zum Erleben dieser Frage nach dem Warum und dem Wohin als der entscheidenden persönlichen Dimension überhaupt. Nach eigener Erfahrung geht es hier tatsächlich um eine Dimension, die auch ohne Reflexion auf der Meta-Ebene für alle Menschen eine Relevanz für Gesundung und Gesundheit mit sich führt. Hier ist die zentrale Bedeutung des Kohärenzsinnes angesprochen, die der Soziologe Aaron Antonowsky in seinem wegweisenden Konzept der Salutogenese herausstellt (Antonowsky 1997). Kohärenzsinn entspricht den Komponenten der Verstehbarkeit der eigenen Person und der Umwelt (comprehensibility) resp. Einsicht, der Handhabbarkeit und Bewältigbarkeit (manageability) resp. Selbstvertrauen und Flexibilität und dem Gefühl von Bedeutsamkeit oder Sinnhaftigkeit (meaningfulness). In der Praxis hat sich die Antonowskysche Metapher des Lebens als Fluss, in dem sich der Mensch schwimmend (gerne individuell auch variierend rudernd etc.) behaupten muss, als sehr instruktiv erwiesen; die Gefahrenquellen vom sprudelnden Quellfluss bis zur ruhigen Mündung in den Ozean sind intuitiv jedem Menschen zugänglich. Die Bedeutsamkeit eigenen Planens und Handelns, sich für Ziele und Projekte zu engagieren, die einem wichtig (»heilig«) sind, generiert das Gefühl vom Lebenssinn. Zum in der Grundaussage verwandten Frankl'schen Konzept des »Willens zum Sinn« und den mannigfachen Publikationen (Frankl 1991; Kurz 2005) sei hier nur hingewiesen.

Der Psychoanalytiker Gerd Rudolf beschreibt in seiner Anthropologie aus psychotherapeutischer Sicht »die Bewältigung der Existenz durch religiöse Sinnstiftung« (Rudolf 2015, S. 125). Er nimmt Bezug zu Jaspers »Grenzsituationen« und schreibt: »Sinnfragen betreffen häufig etwas aus aller Regelhaftigkeit Herausfallendes, das in das Leben eingebrochen ist und nun in eine Sinnstruktur eingefügt werden soll« (ebd., S. 126). Er konstatiert, dass alle Religionen dem Menschen bestimmte Angebote machen, die sich an unterschiedliche Seiten wenden und daher auch unterschiedliche Persönlichkeiten erreichen. Sie geben Erklärungen für die unverstehbare Welt, bieten Erklärung, Trost und Hoffnung angesichts leidvoller Wirklichkeit (wie z. B. der Realität des Todes oder auch einschneidender Erkrankung), erzählen zeitlos bedeutende Geschichten über die tragischen und absurden Seiten menschlicher Existenz.

Eine über den psychologischen wie therapeutisch-ethischen Blickwinkel hinausgehende Charakterisierung von Gesundheit hat Hans Georg Gadamer, einer der bedeutendsten deutschen Philosophen der Nachkriegsgeschichte, vorgelegt (Gadamer 2003, S. 644–649): Er rühmt an der medizinischen Wissenschaft als der Wissenschaft von der Krankheit, die er ausdrücklich von der medizinischen Heilkunst unterscheidet, »ihre Objektivierungsleistung, durch die sie zur Erkenntnis gelangt. Dabei steht das Messen und das Wägen allem voran. Wir können uns nie ganz davon freimachen, dass es zunächst eine Bezwingung der Krankheitserscheinungen ist, auf die unsere wissenschaftliche und medizinische Erfahrung gerichtet ist. Es geht sozusagen um eine Bezwingung der Natur, wo Krankheit auftritt.« Hingegen: »Gesundheit erhält sich in ihren eigenen Maßen selbst« und er sieht in der »Verborgenheit der Gesundheit das eigentliche Geheimnis«. Es liege »im Wesen der Gesundheit, dass sie sich in ihren eigenen Maßen selbst erhält. Die Gesundheit lässt sich Standardwerte, die man aufgrund von Durchschnittserfahrungen an den Einzelfall heranträgt, als etwas Ungemäßes nicht aufzwingen.« Und er folgert: »Wenn man Gesundheit in Wahrheit nicht messen kann, so eben deswegen, weil sie ein Zustand der inneren Angemessenheit und der Übereinstimmung mit sich selbst ist, die man nicht durch eine andere Kontrolle überbieten kann. Deshalb bleibt die Frage an den Patienten sinnvoll, ob er sich krank fühlt.« Gesundheit ist »Da-Sein, In-der-Welt-Sein, Mit-den-Menschen-Sein, von-den-eigenen-Aufgaben-des-Lebens-tätig- oder freudig-erfüllt-Sein.« Für Gadamer ist sie des Weiteren »die Rhythmik des Lebens, ein ständiger Vorgang, in dem sich immer wieder Gleichgewicht stabilisiert [...]. Da ist der Atem, da ist der Stoffwechsel, da ist der Schlaf. Das sind drei rhythmische Phänomene, deren Ablauf Lebendigkeit, Erfrischung und Energieaufbau bewirkt.« Gadamer sieht in Gesundheit einen Zustand verborgener Harmonie, stellt ihn in einen noch größeren Seins-Zusammenhang und formuliert: »Bei Plato heißt es einmal, man könne nur den Leib nicht heilen, ohne die Seele – mehr noch, nicht ohne die Natur des Ganzen zu kennen. Das meint nicht Ganzheit im Sinne einer methodischen Parole, sondern die Einheit des Seins selbst. Es ist das Ganze von den Sternenbewegungen über die Witterung, über die Wasserbedingungen und die Beschaffenheiten der Äcker und Wälder, das die Natur des Menschen in seinem Befinden und in seiner Gefährdung umschließt. Medizin scheint eine wahre Universalwissenschaft, insbesondere, wenn man dieses Ganze noch um das Ganze unserer gesellschaftlichen Welt erweitert« (ebd., S. 648).

Der Gadamerschen Begriffsumschreibung ist die Erweiterung des Gesundheitsbegriffs nicht fern, wie sie die WHO in Abschlussdokumenten zentraler Konferenzen und Versammlungen mit dem spirituellen Wohlbefinden formuliert, allerdings ohne entsprechende Revision des grundlegenden Verfassungstextes von 1948 (vgl. hierzu u. a. Franzkowiak und Hurrelmann 2018). Unterstrichen wird die Mehrdimensionalität von Gesundheit zusätzlich, als – analog zur spirituellen – auch die ökologische Dimension dem WHO-Gesundheitsbegriff hinzugefügt wurde. Die Diskussion um Spiritualität als weitere Dimension hat bis heute in der asiatisch-pazifischen Region und in den arabisch-islamischen Mitgliedsstaaten der WHO größere Bedeutung und Ausstrahlung erlangt als im europäischen und nordamerikanischen Raum (ebd.).

11.2.2 Prävention psychischer Erkrankung

Der Förderung von Gesundheit entspricht die Förderung der Gesundung bei psychischer Erkrankung wie aufgezeigt; allgemeingebräuchlich ist heute der Begriff der Resilienz, der psychischen Widerstandskraft, schwierige Lebenssituationen ohne anhaltende Beeinträchtigung zu überstehen. Die Diskussion wäre sehr konkret weiterzuführen mit Blick auf eine mögliche Primärprävention psychischer Erkrankung durch Erarbeitung und Realisierung gezielter Unterstützungsmodule für risikobelastete Menschen wie z. B. Kinder psychisch erkrankter Eltern. In der Rückfallvermeidung (Sekundärprävention) psychischer Erkrankung hat die Herausarbeitung individueller Ressourcen und Resilienzfaktoren zunehmende Wichtigkeit erlangt.

Die religiösen bzw. spirituellen Bedürfnisse psychisch Erkrankter sind in Abhängigkeit von Art und Zeitpunkt der Erkrankung beachtlich. Bäuml berichtet von einem deutlich überdurchschnittlichen Interesse bei schizophren erkrankten Teilnehmern des Münchner Psychose-Seminars (Bäuml 2018, S. 534). Im »Handbuch psychiatrisches Grundwissen für die Seelsorge« (Sautermeister und Skuban 2018) werden zu allen relevanten psychiatrischen Krankheitsbildern explizite Empfehlungen für die Seelsorge formuliert, und so werden die religiöse, seelsorgerische Perspektive in innovativer Weise in die psychiatrische Versorgung einbezogen. Besonders hingewiesen sei an dieser Stelle nur noch auf die Bedeutung religiösen Glaubens für Menschen mit Suchterkrankungen und die weite Verbreitung oft religiös orientierter Selbsthilfegruppen. Von Patienten wird oft die tröstende, ichstärkende, schuldgefühlsentlastende und gemeinschafts- wie sinnstiftende Funktion beschrieben.

11.2.3 Geschäftsmodell Gesundheit

Über Krankheit und Gesundheit kann nicht ernsthaft gesprochen werden, ohne dass auch das »Geschäftsmodell Gesundheit« zumindest Erwähnung findet. Es geht dabei nicht nur um Förderung der Resilienz und den angemessenen Umgang mit Risikofaktoren als Vermarktungsprozess. Es geht auch um die Gefahr der Neuschöpfung von Krankheiten aufgrund von Laborkonstellationen oder medizinischen Interventionsbedarfs zur Verbesserung der körperlichen und geistigen Leistungsfähigkeit (Doping, Neuroenhancement); es ist letztendlich die umfassende Merkantilisierung des Arztberufs und der Medizin, die immer stärker auch von ärztlichen Standesorganisationen problematisiert wird. U. a. hat der Philosoph, Internist und Medizinethiker Giovanni Maio mit seinem Buch »Geschäftsmodell Gesundheit – Wie der Markt die Heilkunst abschafft« ein wichtiges Plädoyer vorgelegt für den Weg zu einer Heilkunst, die den Patienten als Menschen und nicht als »Kunden« im Blick hat und die Gesundheit nicht als Ware verkauft (Maio 2014, vgl. auch ▶ Kap. 4.2).

11.3 Mündigkeit und Vernunftglaube

11.3.1 Definition

1784 schreibt Kant zu Beginn seiner berühmten Schrift zur »Beantwortung der Frage: Was ist Aufklärung«: »Aufklärung ist der Ausgang des Menschen aus seiner selbst verschuldeten Unmündigkeit. Unmündigkeit ist das Unvermögen, sich seines Verstandes ohne Leitung eines anderen zu bedienen. Selbstverschuldet ist diese Unmündigkeit, wenn die Ursache derselben nicht am Mangel des Verstandes, sondern der Entschließung und des Mutes liegt, sich seiner ohne Leitung eines anderen zu bedienen. ›Sapere aude! Habe Mut, dich deines eigenen Verstandes zu bedienen!‹ ist also der Wahlspruch der Aufklärung« (Kant 1784, S. 1). Der Begriff Mündigkeit hat seit Kant eine geschichtsphilosophische Bedeutung; er steht aber darüber hinaus auch juristisch für Volljährigkeit, Geschäftsfähigkeit, Deliktsfähigkeit, Handlungsfähigkeit, Ehemündigkeit, Strafmündigkeit u. a., womit er auch den medizinisch-forensischen Bereich der Verantwortung und Zurechnungsfähigkeit berührt. Und wie bereits erwähnt gibt es die politische Dimension des mündigen Bürgers. Zwei Detailaspekte der Kantischen Definition, die hier besondere Beachtung finden: Kant spricht vom Ausgang aus seiner selbst verschuldeten Unmündigkeit, nicht von seinem Ende und unterstreicht den schrittweisen, ja dialektischen Prozess, der sich mit dem Mündigwerden ver-knüpft; so bezieht er hellsichtig Rückschritte und vor allem den historischen Wandel im Verständnis von Mündigkeit ein. Hierauf wird untenstehend einge-gangen.

Als noch wichtigerer Aspekt ist religionsbezogen wie aus psychiatrischer Sicht der von Kant zentral genutzte Begriff »Verstand« von herausragendem Interesse. In seiner berühmten Schrift »Die Religion innerhalb der Grenzen der bloßen Vernunft« (Kant 1794) entwirft er das Konzept der »Vernunftreligion«. Geleitet wird er von den Ideen der Freiheit, der unsterblichen, ewig im Bemühen um moralisches Verhalten stehenden Seele und Gott als nicht an eine personale Vor-stellung gebundenes Sinnbild moralischer Vollkommenheit. Er sieht diese zu-gleich als »Postulate der praktischen Vernunft«. Inhalt seiner Vernunftreligion sind »nichts als Gesetze, d. i. solche praktische Principien, deren unbedingter Nothwendigkeit wir uns bewußt werden können, die wir also als durch reine Vernunft (nicht empirisch) offenbart anerkennen« (ebd., S. 137). Den »statuari-schen Glauben nun (der allenfalls auf ein Volk eingeschränkt ist und nicht die allgemeine Weltreligion enthalten kann)« bezeichnet er als »Religionswahn« (ebd., S. 138). Dogmen, Wunderglauben oder »himmlische« Einflüsse lehnt er ab. Dass diese Schrift Kants bei Erscheinen auf erhebliche Kritik und dann auch Zensur durch den preußischen König stieß, sei am Rande angefügt.

Es ist naheliegend, dass Kant sich auch mit den Einschränkungen des Verstan-des auseinandergesetzt hat. In der wenige Jahre nach der berühmten Schrift zur Vernunftreligion veröffentlichten »Anthropologie in pragmatischer Hinsicht« grenzt er zunächst die pragmatische Anthropologie von der physiologischen ab. Es geht ihm nicht darum, »was die Natur aus dem Menschen macht«, sondern darum, was der Mensch »als frei handelndes Wesen aus sich selber macht, oder machen kann und soll« (Kant 1794, zit. n. Heinz 2014, S. 177). Nun geht es hier nicht um seine Gesamtsystematik, sondern nur um einen kurzen Blick auf Ein-schränkungen des Verstandes, um die »Grenzen der bloßen Vernunft«. Kant dif-ferenziert, »das Vermögen zu denken (durch Begriffe sich etwas vorzustellen) als dem ›oberen‹ und der ›Sinnlichkeit‹ als dem ›unteren‹ Erkenntnisvermögen. Das ›obere‹ Erkenntnisvermögen unterscheidet Kant nochmals in Verstand, Urteils-kraft und Vernunft« (Heinz 2014, S. 183). Es ist für einen heutigen Psychiater, der über Jahrzehnte hin viele hundert, ja viele tausend psychiatrische Patienten gesehen hat, tief beeindruckend, mit welcher gedanklichen Kraft der fachlich nicht vorgebildete und nicht in der Behandlung tätige Kant seine auch heute gut nachvollziehbaren Differenzierungen des Denkens, Wahrnehmens und Empfin-dens vornehmen konnte, auch wenn viele Begriffskonstruktionen nicht überzeu-gen können. Grundsätzlich sieht Kant den Menschen als »krummes Holz« und permanent im inneren Kampf des Guten mit dem Bösen. Sinnes- und Lebens-freude nimmt in seiner Anthropologie wenig Bedeutung ein; schon Goethe (wie auch ähnlich Schiller) bemängelte, Kant sehe den Menschen »immer im patholo-gischen Zustande«. Er betrachte »das ganze Leben wie eine böse Krankheit«. All dies kann hier nicht nachgezeichnet werden. Auch Heinz kommt bei seiner Auf-arbeitung der Kantischen Anthropologie zu Kritik an deren inneren Begrenzun-gen z. B. bei der Bewertung und Zuordnung der Affekte bzw. auch zu Weiterführungen z. B. bei dem systematisierten Wahn hinsichtlich der diagnostisch bei Kant fehlenden, aber notwendigen Subjektzentrierung und der Kontextbeachtung (z. B. vorerlebter tatsächlicher Verfolgung). Ungeachtet der kritischen Einwände sieht Heinz, dass Kants Unterscheidungen wie die zwischen Erkenntnisvermögen und Gefühlen für die heutige Psychopathologie z. T. beeindruckend richtungweisend waren (vgl. ebd., S. 172–194).

Fragt man nun nach den von Kant angeführten »Regeln der Vernunft«, findet man jedoch keine engere Beschreibung und mit Blick auf die Inhalte des Vernunftglaubens mit den genannten Postulaten bleiben der empirische Abgleich mit dem Wahrheitsgehalt und die klare Forderung, wonach Glauben zumindest »nicht den Naturgesetzen widersprechen« solle, die entscheidenden, auch heute noch relevante Kriterien. Ob allerdings der »Sinnlichkeit« als dem »unteren Erkenntnisvermögen« im Gesamtgefüge Kantischer Anthropologie der angemessene Platz gegenüber dem Denken und der Moral eingeräumt wurde, ist aus psychotherapeutischer Sicht heute sicher kritisch zu sehen. Und zum ewigen »Kampf des Guten mit dem Bösen« sei schon auf das Abschlussplädoyer (▶ Kap. 17) verwiesen.

11.3.2 Mündigkeit und Selbstbestimmung im Wandel

Wenn Kant von des Menschen selbst verschuldeter Unmündigkeit spricht, ist dies eine anthropologisch-geschichtsphilosophische Feststellung, die die menschheitsgeschichtliche Dimension der Hierarchien und politischen Machtverhältnisse unberücksichtigt lässt. Unmündig sind danach vorzeitliche Clan- wie Stammesfürsten, Pharaonen wie Machthaber aller Zeiten wie auch Denker früherer Hochkulturen und voraufklärerischer Zeiten ebenso wie auch untergebene Sklaven oder Leibeigene. Kants Feststellung »selbstverschuldete Unmündigkeit« und dementsprechend »Mündigkeit« bezieht sich so auf den Menschen als Spezies sui generis und hat dabei auch den Unterschied von Mann und Frau nicht vor Augen. Dies ist angesichts der Hauptaussage Kants definitorisch nicht so sehr von Belang, bedarf aber aus heutiger Sicht ebenso wie seine Überlegungen zu den unterschiedlichen »Rassen« des Hinweises auf die Zeitabhängigkeit. Kant selbst hat mit der Formulierung, wonach Aufklärung als »Ausgang« somit als Prozess zu verstehen ist, hierfür bereits die Basis gelegt. So wäre nicht allein der »Mangel des Verstandes« als entschuldigende Ursache von Unmündigkeit, sondern im Konkreten auch der Mangel des Wissens besser des zeitgemäßen allgemein und individuell verfügbaren Wissens anzuführen.

Die historische Bedingtheit des gesellschaftlichen Verständnisses von Mündigkeit und der Wandel hin zu mehr Selbstbestimmung der Menschen ist offenkundig und lässt sich an mehreren Beispielen aufzeigen. Ein gutes Beispiel bietet das 2021 gerade 150 Jahre alt gewordene allgemeine Wahlrecht, das erst 1919 Frauenwahlrecht einschließt und das seit 2019 endlich auch für alle Menschen mit einer Behinderung, eben auch für psychiatrische Patienten gilt. Ein weiteres Beispiel ist die Abschaffung der diskriminierenden Gesetzgebung zur Homosexualität bis hin zum Gesetz zur Einführung des Rechts auf Eheschließung für Personen gleichen

Geschlechts im Jahr 2017. Die im Frühjahr 2020 dem Gesetzgeber vorgelegten Gesetzesentwürfe zur Aufhebung des Transsexuellengesetzes und zur Stärkung der Selbstbestimmung zur eigenen geschlechtlichen Identität wurden am 19.05.2021 zwar vom Bundestag abgelehnt (Deutscher Bundestag 2021), aber angesichts des Koalitionsvertrages der am 08.12.2021 ins Amt gekommenen Bundesregierung ist diesbezüglich eine erneute Initiative zu erwarten (Koalitionsvertrag, Bundesregierung 2021).

11.3.3 Selbstbestimmung und assistierter Suizid

Sehr heftig und lange kontrovers diskutiert wird in Deutschland die Gesetzgebung zum Recht auf assistierten Suizid. War ein derartiges Recht mit Bezug auf die auch religiös mitformulierte Unverfügbarkeit des Lebens noch bis vor wenigen Jahren negiert worden, so stellt das Bundesverfassungsgericht im Februar 2020 in seiner Zurückweisung des 2015 formulierten Paragrafen 217 Strafgesetzbuch unmissverständlich klar, dass ein Selbstbestimmungsrecht seitens des Gesetzgebers durch entsprechende Regelungen zu gewährleisten ist. Das allgemeine Persönlichkeitsrecht umfasst ein Recht auf selbstbestimmtes Sterben wie das Bundesverfassungsgericht im Februar 2020 feststellte (Bundesverfassungsgericht 2020). Dieses Recht schließt die Freiheit ein, sich das Leben zu nehmen und hierbei auf die Hilfe Dritter zurückzugreifen. Der freiwillige Suizid müsse von Staat und Gesellschaft als Akt autonomer Selbstbestimmung (ebd.) respektiert werden. Dieser Sachverhalt ist für Ärzte und insbesondere Psychiater eine große Herausforderung mit z. T. konträren Positionen. Die Kirchen in Deutschland und viele gesellschaftlichen Organisationen beteiligten sich mit unterschiedlichen und z. T. kontroversen Standpunkten an der Diskussion. Das Thema ist zu bedeutsam und komplex, so dass für deren sachgerechte Aufbereitung hier kein Raum ist. Der vormalige Vorsitzende der Deutschen Gesellschaft für Suizidprävention Hans Wedler hat 2017 mit dem Buch »Suizid kontrovers« (Wedler 2017) eine beeindruckende Beschreibung der vielen Aspekte und der unterschiedlichen Standpunkte dieses großen ethischen Konflikts in der Gesellschaft erarbeitet. Die Deutsche Gesellschaft für Psychiatrie und Psychotherapie, Psychosomatik und Nervenheilkunde e. V. hat zum wieder offenen Gesetzgebungsverfahren »Eckpunkte für eine mögliche Neuregelung der Suizidassistenz« vorgelegt und auf seiner Website auch Sondervoten von Mitgliedern der Kommission »Ethik und Recht« der DGPPN veröffentlicht, die eine, auch in der Ärzteschaft insgesamt wie der Fachgesellschaft kontrovers geführte Diskussion widerspiegeln (DGPPN 2020). Aus jahrzehntelanger Behandlersicht und der Konfrontation mit Suizidalität, Suizidversuchen und vollzogenem Suizid sind nachfolgende Aspekte zu unterstützen:

* Suizid gehört zur gesellschaftlichen Lebenswirklichkeit und ärztlichen Erfahrung; es zeigt sich eine enorme Unterschiedlichkeit der Situationen, in denen Menschen sich zu einem Freitod entscheiden, die in jedem Einzelfall eine differenzierte Erfassung von Biografie, Kontext, psychischer Verfasstheit und Entscheidung erforderlich macht.

- Suizidalität ist zumeist Ausdruck einer im Grundsatz behandelbaren psychischen Störung. Suizidprävention und die Verführung zum Leben sind eine prioritäre psychiatrisch-psychotherapeutische Aufgabe.
- Nicht jeder Suizidwunsch ist Ausdruck psychischer Erkrankung. Die Würde auch des autonom in freier Willensentscheidung zu einem Suizid entschlossenen Menschen ist zu achten; dies betrifft auch die Modalität der Feststellung der Freiverantwortlichkeit der getroffenen Entscheidung.
- Ärztliches Ethos beinhaltet die Würde des einzelnen Menschen, die Gesundheit und Lebensbejahung sowie die Akzeptanz autonomer Entscheidungen des Patienten.
- Erforderlich ist eine klare gesetzliche Regelung, die in besonderer Weise das Vertrauensverhältnis zwischen Patient und Arzt und zudem eine fachärztlich gesicherte Abklärung berücksichtigt.
- Brutale und in finaler Einsamkeit durchgeführte Suizidhandlungen, Suizid-Reisen ins Ausland und die Kriminalisierung ggf. an der finalen Handlung beteiligter Angehöriger und Ärzte sind mit der Würde des Menschen nicht vereinbar.
- Gewerbsmäßige Suizidbegleitung darf es nicht geben; hier ist im Zweifelsfall die gesellschaftlich-staatliche Verantwortung mit Errichtung spezifischer Beratungs- und Unterstützungsmöglichkeit gefragt.

Sicher kann die Rede Friedbert Scharfetters, Zwillingsbruder des verstorbenen renommierten Züricher Psychiaters Christian Scharfetter als besonderes Zeitdokument verstanden werden. Christian Scharfetter hat sich in enger Begleitung durch seinen Bruder im November 2012 angesichts eines fortschreitenden, nach initialer Therapie nicht mehr zu kurierenden Tumors zum Suizid entschlossen. Hierbei hat ihn sein Bruder Friedbert, Professor der Neurochirurgie, in großer persönlicher Nähe auch fachlich bis in den Tod begleitet. Sein Vortrag »Persönliche Worte zu Krankheit und Sterben von Christian Scharfetter« auf dem Gedächtnissymposium am 26.09.2013 ist ein überaus eindrückliches Zeugnis nachdenklichen Abwägens und zugleich ein »ärztliches Credo und ein Plädoyer für den Freitod in extremis« (Scharfetter 2014, S. 64).

11.4 Selbstbestimmung und Recovery

Mit dem Begriff (oder Konzept) »Recovery«, das die subjektive Sicht auf das eigene Leben vor allem mit den Möglichkeiten und nicht nur mit den Begrenzungen in den Mittelpunkt stellt, hat die Selbstbestimmung im Sinne des Mündigwerdens auch die medizinische Welt erreicht. Recovery beinhalt die Überwindung der »Beschränkungen der Patientenrolle hin zu einem selbstbestimmten sinnerfüllten Leben für Menschen, die eine schwere psychiatrische Erkrankungen zu bewältigen haben« (Amering und Schmolke 2007, S. 11). Recovery bedeutet Einsicht in die gegebene Situation, fördert Selbstvertrauen und flexibles Umgehen, stiftet Lebenssinn; damit sind zugleich wesentliche Kriterien vorstehend erörterter Kriterien von Gesundheit resp. Resilienz abgebildet. Nicht resignieren, sondern hoffend weitermachen ist das Grundprinzip, das natürlich auch eine unterstützende Umwelt erfordert. Hoffnung ist dabei ein leitendes Moment: »Hoffnung ist nicht die Überzeugung, dass etwas gut ausgeht, sondern die Gewissheit, dass etwas Sinn hat, egal wie es ausgeht« lautet ein vielzitierter Satz Vaclav Havels (1936–2011). Das Motiv, die »Tugend«, das »Prinzip« Hoffnung (Ernst Bloch 1959) findet sich in allen Kulturen. Im Grundvertrauen auf sich und die Welt aufbauend steht »Hoffnung« zentral im Denken aller Weltreligionen und darüber hinaus in weltlichen Zukunftsentwürfen. Gerade in Not und bei Erkrankung schöpfen Menschen aus ihrem Glauben Hoffnung und Mut. Für den einzelnen Menschen mit einer (nicht nur seelischen) Erkrankung stellt Recovery unabhängig von seinen persönlichen Glaubensinhalten die entscheidend hoffnungsvolle Aufgabe und Perspektive dar.

12 Glauben als Basis von Vertrauen

12.1 Etymologie

Löst man das Wort Glauben aus dem Kontext der Religion und schaut auf die etymologische Bedeutung, so stößt man u. a. auf mittelhochdeutsch gelouben, althochdeutsch gilouben ›für lieb halten‹, ›gutheißen‹ (Deutsches Wörterbuch 2021).

In eine ähnliche Dimension weisen auch die Haupt-Synonyma des Wortes »Glauben«, von denen bei Woxikon.de (Aufruf 19.11.2020) bemerkenswerte 526 Synonyme in 31 Gruppen gelistet sind. So findet sich der größte Teil der Synonyma für Glauben im Bedeutungsumfeld von Vertrauen (haben, geben, schenken u. a. m.), zutrauen und sich auf etwas verlassen. In den weiteren Begriffskategorien der alltagssprachlichen Nutzung geht es um die religiöse Gläubigkeit sowie eher definitorische Bezeichnungen wie z. B. Glauben als reine Betrachtungsweise und mit geringem Anteil der Nennungen um ahnen, hypostasieren, vermuten. Nur marginal wird »Glauben« auch im Synonyma-Sinne von befürchten, argwöhnen wie sich einreden angeführt. So steht das Wort »Glauben« in seiner unterschwelligen Konnotation offenkundig für eine mit positiver Lebensbewältigung verknüpfte menschliche Fähigkeit. Die große Nähe zu den Synonyma-Kategorien »vertrauen« (u. a. mit »sich verlassen«, »zutrauen«, »Zuversicht«) berührt einen für die Entwicklungspsychologie entscheidenden Aspekt der (früh-)kindlichen Entwicklung.

12.2 Psychoanalytische Positionen zum Phänomen »Glauben«

Das unglaubliche Bedürfnis zu glauben

Entwicklung von »Urvertrauen« ist ein entscheidendes Zielmoment der frühesten Lebensphase, wie es der bereits erwähnte Psychoanalytiker Erik Erikson in seinem Stufenmodell (»Identität und Lebenszyklus«) herausgearbeitet hat (Erikson 1968).

Es geht um die Entwicklung von »Vertrauen in das Vertrauen«. Diese frühe Zeit psychischer Entwicklung mit der Bildung des »Urvertrauens« nehmen auch die Psychoanalytikerinnen Brigitte Boothe und Julia Kristeva zum Ausgangspunkt ihrer Überlegungen zum Glauben, die hier kurz skizziert werden sollen, auch wenn die Kürze womöglich das inhaltliche Verständnis von nicht mit psychoanalytischer Begrifflichkeit vertrauten Lesern etwas unbefriedigend erscheinen kann.

In ihrem Buch »Dieses unglaubliche Bedürfnis zu glauben« spricht Kristeva, auch bekannt als Philosophin und Literaturtheoretikerin, von einem vorreligiösen Bedürfnis und konstatiert mit Blick auf die Geschichte der Menschheit: »Das sprechende Wesen ist ein glaubendes Wesen« (Kristeva 2014, S. 17). Zwei maßgebliche psychische Erfahrungen sieht sie als Hintergrund: das »ozeanische Gefühl [...] intime[r] Verbundenheit des Ichs mit der Außenwelt«, das der Säugling »als absolute Zusicherung von Befriedigung und Schutz wie auch Selbstverlust erlebt, zugunsten dessen, was uns umgibt und uns enthält, wie ein Container« (ebd., S. 22). Das Bedürfnis zu glauben stehe mit diesem großen Geborgenheitserleben in Verbindung. Die Auflösung der Mutter-Kind-Dyade durch das Auftreten resp. die Erwartung eines liebenden Dritten (vor aller triebbesetzten Dynamik), wodurch die Aussicht auf die Individuation entstehe, stelle die zweite wesentliche Hintergrunderfahrung für das Bedürfnis zu glauben dar. Kulturkritisch bewertet Kristeva (2014) den Verlust des vorreligiösen Glaubens für den gesellschaftlichen Zusammenhalt. Er geht, so Kristeva, einher mit einem »Glaubwürdigkeitsverlust der symbolischen Autorität« (ebd., S. 34). Aber sie sieht auch eine »Neubegründung der menschlichen Existenz [...] auf dem Weg« (ebd., S. 40). Diese, nur das kann hier angedeutet werden, sieht Kristeva gerade nicht allein wissensgeneriert und der Gegensatz von Vernunft und Glauben ist für sie nicht mehr haltbar. Literatur, Kunst, Introspektion, die Humanwissenschaften und das »den Religionen gegenüber nicht feindselige und noch weniger gefällige Denken« bezeichnet sie als »vielleicht unsere einzige Chance gegenüber dem Obskurantismus und seiner Kehrseite, der technischen Verwaltung der menschlichen Gattung« (ebd., S. 43).

Glauben als Überwindung infantiler Fixierung

Die emeritierte Züricher Psychoanalytikerin und Professorin für Klinische Psychologie Brigitte Boothe setzt sich in ihrer Untersuchung »Wer glaubt wird vielleicht nicht selig, aber klug« (Boothe 2014) intensiv mit dem Freud'schen Triebbefriedigungsmodell mit Blick auf die Entwicklung von Vertrauen und Glauben auseinander. Sie bezieht dabei Forschungsergebnisse der psychoanalytischen Säuglings- und Kleinkindbeobachtung sowie der neueren Emotionspsychologie ein. Sie nimmt das Freud'sche Verständnis der prägenden »Befriedungserinnerung« auf und formuliert als eine Fähigkeit sich die Erfüllung eines Wunsches vorzustellen, zu evozieren »die desiderative Mentalität« (Boothe 2014, S. 164). Die zugrundeliegende frühkindliche Trieb- und Wunschzentrierung erwächst auf dem Boden positiver, komplexer Erlebniserfahrung mit bzw. vermittelt durch die schützenden und liebenden Eltern. »In Eltern-Kind-Beziehungen wird dem Wünschen und der Entfaltung wunschbezogener Imaginationen Raum gegeben.

Dies ermöglicht dem zukünftigen Kind Zuversicht und Menschenvertrauen. [...] Das ist die – lange vor aller Verbalisierbarkeit entspringende – Quelle der kindlichen Zuversicht, in der Welt freundliche Aufnahme zu finden« (ebd., S. 165). »Freud setzte den religiösen Bezug mit dem Wünschen und den infantilen Wunschimaginationen gleich. Dies ist der entscheidende Kurzschluss« (ebd., S. 165). Er habe nicht berücksichtigt, dass die »die Fähigkeit zum Religiösen vielmehr eine Bewegung des Überschreitens der desiderativen Mentalität ist« (ebd., S. 165). Unter Berücksichtigung wichtiger Emotionen und Affekte wie »überrascht sein«, »sich wundern« und »staunen« beschreibt Boothe die gesunde Entwicklung einer kontemplativ-offenen Haltung gegenüber neuen Objekten. Boothe: »Die Fähigkeit zur religiösen Erfahrung ist gerade [...] die Offenheit und der Mut zur unbefangenen Offenheit« (ebd., S. 166). Mit Bezug auf die Religionsphilosophie Wittgensteins argumentiert sie dafür den Wünschen und den Erscheinungen eine »Tiefe« zu geben, wodurch »die Alltagsökonomie kluger Kalkulation ihre Macht verliert, und zwar zugunsten der Fähigkeit, im Innewerden der Erscheinungen und des menschlichen Geistes das Leben als Gabe zu ehren« (ebd., S. 169). Diese hier leider nur sehr verkürzt wiedergegebene psychoanalytische Gedankenführung weist deutlich über die Freud'sche Konstruktion des Glaubens als infantile Wunschfixierung hinaus. Die von Boothe angesprochene kontemplativ-offene Haltung kann auch unabhängig von der hier skizzierten psychoanalytischen Herleitung als Teil der anthropologischen Grundausstattung des Menschen verstanden werden. Boothe schlägt die Brücke auch zur Therapiesituation: Diese Haltung »einer unvoreingenommenen Offenheit, des Staunens über das Neue, das sich in der Begegnung vollzieht, ist beispielsweise gerade für die Realisierung der gleichschwebenden Aufmerksamkeit, das besondere Beteiligtsein des Analytikers im verstehenden Dialog essentiell und unverzichtbar« (ebd., S. 166). Als ein Resümee ließe sich wohl formulieren, dass erst der reflektierte wie erlebnisoffene Umgang mit dem Wünschen und dem Glauben eine reife, sich seiner selbstbewusste, kluge Lebensgestaltung eröffnet.

Brigitte Boothes Beitrag findet sich in dem Buch »Freuds Religionskritik und der ›Spiritual Turn‹: Ein Dialog zwischen Philosophie und Psychoanalyse« (Frick und Hamburger 2014). Ganz im Jaspers'schen Sinn der Wahrheitsfindung durch Austausch werden hier aktuelle Fragen des philosophischen und des psychoanalytischen Religionsverständnisses ausgeleuchtet. Einer der Herausgeber, Eckhard Frick, Professor für Anthropologische Psychologie, Psychosomatiker, Psychiater und Psychoanalytiker ist auch Autor zahlreicher interdisziplinärer Studien. Dass er als Jesuit den Dialog maßgeblich vorantreibt, unterstreicht die sich entwickelnde Neubestimmung des Verhältnisses von Psychoanalyse zur Religion.

Der Psychiater, Psychosomatiker und Psychoanalytiker Herbert Will, Mitherausgeber der PSYCHE, der wichtigsten deutschsprachigen psychoanalytischen Zeitschrift, beschäftigt sich seit Jahren mit dem psychoanalytischen Verständnis von Religion und Spiritualität. In »Freuds Atheismus im Widerspruch« (Will 2014) zeigt er neben der Zeitgebundenheit von Freuds Religionskritik vor allem die inneren Widersprüche seines Religionsbezugs auf. Diese manifestieren sich – wie Will nachvollziehbar herausarbeitet – im Kontext seiner öffentlich ignorierten eigenen transgenerationellen Prägung und seiner lebenslangen engen Verbundenheit mit der jüdischen Welt. Will beschreibt nicht zuletzt auch die mangelnde Kritikoffenheit der religions- und geschichtsanalytischen Theorien Freuds.

Erich Fromm als Beispiel nicht religionsaversiver Psychoanalytiker

Mehrere Gründungsväter der Psychoanalyse (A. Adler, C. G. Jung, V. Frankl) haben konzeptionell eher einen positiven Bezug zur Religion formuliert. Zu Jung und Frankl siehe auch ▶ Kap. 14.2 bzw. ▶ Kap. 14.4. Zu Beginn des 21. Jahrhunderts ließe sich auch Otto Kernberg, der Psychoanalytiker-Generationen prägende jüdische Psychiater und Psychoanalytiker, anführen; Kernberg bekannte sich in seiner späten Lebensphase wieder stärker zu religiösen Wurzeln und zu spirituellen Bedürfnissen, wie er im Interview mit dem Psychiater Manfred Lütz bekundete (Lütz 2020, S. 113–132). Kernberg thematisiert u. a. auch erlebten »religiösen Sinn« und »transzendente Wahrheit«. Eine direkte Beziehung zu Gott sieht er nicht, sondern: »nur diese Existenz mit dieser Bedeutung ist eine erhebende, organisierende, beruhigende, erweiternde Kraft« (ebd., S. 127).

Hervorzuheben ist mit Bezug und Anschlussfähigkeit zu aktuellen psychoanalytischen und anthropologischen Konzepten der sozialistisch orientierte Psychoanalytiker der Gründerphase und Sozialpsychologe Erich Fromm (1900–1980). Fromm betont die Unschärfe des Begriffs Religion und die Unterschiede der Religionen mit und ohne Gott (wie Buddhismus, Taoismus, Konfuzianismus) sowie autoritärer weltlicher Systeme, die Religionscharakter aufweisen. Als Grundlage von Religion im weiten Sinne sieht er ein tief verwurzeltes »Bedürfnis nach einem gemeinsamen Orientierungssystem und einem Objekt der Hingabe« (Fromm 1981, S. 27). Er gibt diesem eine eigene Deutung: »Bewusstsein seiner selbst, Vernunftbegabung und Vorstellungsvermögen haben jene ›Harmonie‹ zerrissen, die für das tierische Dasein charakteristisch ist« (ebd., S. 27–28). Der Mensch bleibt Teil der Natur, ist ihren Gesetzen unterworfen, durch seine Reflexionsfähigkeit »transzendiert« er jedoch die übrige Natur. Dies macht ihn »heimatlos«, obgleich »an die gleiche Heimat gebunden, die er mit allen Geschöpfen gemeinsam hat. [...] Wenn er sich seiner selbst bewusst wird, erkennt er die eigene Ohnmacht und die Grenzen seiner Existenz. Er sieht sein Ende voraus: den Tod. Nie kann er sich von der Dichotomie der eigenen Existenz freimachen. [...] Die Vernunftbegabung, des Menschen Segen, ist auch sein Fluch. Sie zwingt ihn, sich unablässig mit der Lösung seiner an sich unlösbaren Dichotomie zu beschäftigen« (ebd.). Fromm nimmt hier – ohne es zu benennen – das biblisch-mythologische Motiv auf, dass dem Menschen der Genuss der Frucht vom Baum der Erkenntnis zum Verhängnis wurde, ihn aus dem Paradies vertrieb, aber ihn auch freiheits- und schuldfähig machte. Auch Fromm sieht den Menschen durch den Verlust der Einheit mit der Natur aus dem Paradies vertrieben; dadurch sei er zum »ewigen Wanderer« geworden. Hierin liegt, so Fromm, der drängende Wunsch begründet, die Einheit und das Gleichgewicht zwischen sich und der übrigen Natur wiederherzustellen, »auf allen Ebenen des Seins« (ebd., S. 29). Dies könne nicht nur auf intellektueller Ebene geschehen, sondern müsse Gespür und Gefühl einbeziehen. »Die Hingabe an ein Ziel, an eine Idee oder eine Macht, die den Menschen transzendiert, wie zum Beispiel Gott, ist der Ausdruck dieses Bedürfnisses nach Ganzheit im Lebensvollzug« (ebd., S. 30). Dies betreffe jeden Menschen, so dass es im erweiterten Religionsverständnis nicht darum gehe, »ob Religion oder ob nicht, sondern: welche Art von Religion« (ebd., S. 31).

Die Denkfigur Fromms über die Stellung des Menschen in der Welt und Religion als universale Erscheinung der Menschheitsgeschichte erscheint durchaus kompatibel mit den vorgestellten Annahmen Habermas' über die Wurzeln der Religion in Ritual und Mythos. Zum anderen könnte hier auch ein Bezug zu differenzierten Konzepten aktueller philosophischer Anthropologie wie sie z. B. Helmuth Plessner (2003) mit der »exzentrischen Position« des Menschen in der Natur formuliert, gesehen werden. Hierauf näher einzugehen, obliegt jedoch nicht dem Anspruch dieses Buchs.

12.3 Glauben, Vertrauen und Beziehung im therapeutischen Alltag

In der psychiatrischen und psychotherapeutischen Praxis ist die Ebene des Vertrauens die Basis des Therapieerfolgs. Zunächst einmal glaubt der Therapeut die berichteten Beschwerden, die geschilderten Umstände und die Lebensgeschichte; natürlich prüft er intuitiv und bei Verdacht auch gezielt die Glaubwürdigkeit(!) der Erzählung. Auf Seiten des Patienten gibt es gleichwohl sehr bewusste wie auch unbewusste Kriterien, anhand derer er die Vertrauenswürdigkeit der Therapeuten prüft. Nur bei hinlänglichem Vertrauen zum Therapeuten kann er/sie sich auf Fragen einlassen und sich anvertrauen bzw. therapeutischen Vorschlägen folgen. Das therapeutische Verhältnis, das sich beim Psychiater anders darstellt als beim Psychotherapeuten, ist viele Male und unter vielen Aspekten beschrieben worden. Hervorzuheben ist die Wirkfaktoren-Analyse von Klaus Grawe et al. (2001). Heute herrscht weitgehend Konsens, dass die therapeutische Beziehung entscheidend für den Erfolg oder Misserfolg einer Psychotherapie ist; diese Feststellung gilt unabhängig davon, welche Methoden verwendet werden. Aus dem Blickwinkel der neueren Entwicklung des Mentalisierungskonzepts (Fonagy und Allison 2014) ließe sich hier von »Epistemischem Vertrauen« als dem basalen Vertrauen in eine Person als sichere Informationsquelle sprechen. Für Fonagy eröffnet sich damit zugleich die Entwicklung der Psychoanalyse von der Triebtheorie über die Bindungstheorie hin zu einer Kommunikationstheorie. Dies sollte sich modifiziert auch für die psychiatrische Behandlung formulieren lassen. An dieser Stelle soll nur die wichtige Diskussion um Plazebo und Nozebo-Effekte angeführt werden, wozu in der Zeitschrift »Der Nervenarzt« (8/2020) mehrere aktuelle Forschungsergebnisse präsentiert werden; es wird zusammenfassend betont, dass die Kommunikationskompetenz und die Arzt-Patient-Beziehung als beste Instrumente anzusehen sind, »um die komplexen psychoneurobiologischen Prozesse von Placebo- und Noceboeffekten systematisch zum Wohle der Patienten zu nutzen« (Bingel und Kersting 2020, S. 665).

12.4 »Glauben« – eine psychiatrisch und psychologisch vernachlässigte kognitiv-affektiv-imaginative Mischfunktion

So bedeutsam Glauben und Vertrauen für das Gelingen einer Behandlung auch sind, so wird Glauben als Kategorie, konkreter als eine psychische Funktion oder Fähigkeit psychiatrisch-diagnostisch nur indirekt erfasst. Im psychopathologischen Befund, konkret in Form des internationalen, wissenschaftlichen AMDP-Systems mit der Beschreibung von kategorial geordneten Merkmalen von 100 psychischen Symptomen (plus 11 Zusatzmerkmalen) sowie Merkmalen des somatischen Befunds, kommt die Funktion Glauben oder Glaubensfähigkeit nicht vor. In seinem Überblick über die »Konzepte der Psychopathologie – Von Karl Jaspers zu den Ansätzen des 21. Jahrhunderts« (Jäger 2016) diskutiert Markus Jäger die unterschiedlichen Ansätze; die Ebene Vertrauen-Misstrauen z. B. ist bei Kurt Schneider im Überblick über die seelischen Gefühle erfasst, aber wie auch in den anderen Konzepten findet Glauben als intentionale Fähigkeit jemandem Glauben zu schenken (oder nicht) keine Erwähnung.

Glauben kann als eine komplexe psychische Funktion verstanden werden, die sich aus intentional-aktiven wie zugleich kognitiv-affektiven u. U. auch imaginativen Wurzeln speist. Führt man sich die Variationsbreite der Funktion »Glauben« oder besser der Glaubensfähigkeit vor Augen, stößt man unabhängig von an anderer Stelle erfassten auffälligen Befunden z. B. der Affektivität (wie z. B. Misstrauen, Euphorie, Affektarmut, Ängstlichkeit) oder Wahnkategorie auf behandlungsrelevante Unterschiede zwischen den Polen Gut- und Leichtgläubigkeit (z. B. von Verschwörungstheorien) einerseits und stringent rational kontrollierendem Skeptizismus und der Unfähigkeit sich anzuvertrauen andererseits. Beim »Glauben« stehen auch emotional-affektive Offenheit und sich Einlassen auf andere, neue Positionen (auch Menschen) und die absolute Unbeirrbarkeit aufgrund eigener vermeintlich rationaler Situationsanalyse gegenüber. Hierbei geht es natürlich nicht um die Denkfähigkeit, wie sie u. a. auf mathematischem oder naturwissenschaftlichem Terrain zentral ist, sondern vielmehr um das Vorfeld des Beweisen-Könnens und Wissens, wie es sich im Alltag, im übergroßen Feld zwischenmenschlicher und gesellschaftlicher Beziehungen darstellt. Es geht um die Fähigkeit, situationsangemessen Vertrauen, Zuwendung oder eben Zweifel, Vorsicht und Zurückhaltung entwickeln zu können. Glauben ausdrücklich als eine Vorstufe des Wissens zu verstehen, stellt die Grenzlinie zum Fundamentalismus dar, bei der Glaubensgewissheit an die Stelle des Wissens tritt. Mitentscheidend für eine kompetent-souveräne Position in der Kategorie »Glauben« erscheint die Fähigkeit zur Ambiguitätstoleranz, die die Doppel- oder Mehrdeutigkeit von Situationen erfassen und annehmen lässt.

Glauben berührt das Feld der Akzeptanz von »alternativen Fakten« oder kruder Verschwörungstheorien, denen ja auch nicht nur wahnkranke oder intellektuell eingeschränkte Menschen folgen. Abgebildet in der Bandbreite des Glaubens findet sich auch die Fähigkeit zum Perspektivwechsel wie auch zur Selbstkritik. Ist ein Perspektivwechsel im Sinne der Theory of Minds gar nicht möglich und wird ungeachtet starker Gegenargumente unbeeinflussbar an der eigenen Sicht festgehalten, kann Glauben sich dem Wahn nähern. Die Grenze galt bislang dann überschritten, wenn neben den Kriterien »subjektive Gewissheit« und »Unkorrigierbarkeit« eine »Unmöglichkeit des Inhalts« der Denkinhalte als das sogenannte »dritte Jaspers'sche Kriterium« hinzutritt; diese ist alltagspraktisch eher einfach, theoretisch jedoch schwer zu fassen. Kollektive Vorurteile, so unmöglich ihr Inhalt auch sein mag (wie auch so mancher klassischer Aberglaube) bereiten jedoch anhaltend Schwierigkeiten einer adäquaten Abbildung im psychopathologischen Befund. Dass die psychische Tätigkeit des Menschen zum Zwecke der besseren Dimensionserfassung (und ggf. gezielter Therapie) in idealtypische Einzelfunktionen differenziert wird, die realiter aber immer mehr oder minder miteinander verschaltet sind, sollte nicht vergessen werden. Selbst die so klar umgrenzt erscheinende Funktion des Rechnens bzw. der Störung, der Dyskalkulie weist bekanntermaßen eine mehrdimensionale Genese auf. Von daher erscheint es nachvollziehbar, dass die komplexe Funktion des Glaubens keine Berücksichtigung im psychopathologischen Befund findet. Zudem erscheint Glauben aufgrund seiner Mischfunktion (und Mehrdeutigkeit) nicht ohne Weiteres operationalisierbar, damit verschiedene Untersucher anhand von Regeln und Vorerfahrung zum möglichst gleichen Befund kommen. Allerdings: Glauben ist im Kontext eines vertrauensbildenden interaktionellen Geschehens für den therapeutischen Prozess unerlässlich und dies ist für die Praxis hochrelevant. Ganz unter dem Aspekt des therapeutisch Möglichen hat Christian Scharfetter bereits 1990 die deskriptive und die funktionale Psychopathologie unterschieden. Sein Therapieverständnis bezieht dabei ausdrücklich die »autotherapeutische Anstrengung« i. S. von Selbstheilungsversuchen ein. Nach Scharfetter »bedarf die deskriptiv-kategoriale Psychopathologie der Ergänzung durch eine funktionell-finale Interpretation der Symptome« (Scharfetter 1995, S. 69). Ziel ist demnach: »eine die Symptome funktionell verstehende und damit therapeutisch sinnvolle Verbindung herzustellen zwischen dem Selbsterleben des Patienten und seinem Verhalten« (ebd., S. 69). Dem entspricht erweiternd auch die gängige psychotherapeutische Erfahrung, dass mit dem religiösen Glauben nicht zuletzt ein autotherapeutischer Aspekt des Patienten verbunden ist.

12.5 Glauben als Kategorie dynamischer Beziehungsgestaltung und Therapie

Eine über Scharfetters Ansatz deutlich hinausgehende Ergänzung der rein beschreibenden Phänomenologie des psychopathologischen Befunds findet sich in der Psychotherapie mit der Operationalisierten Psychodynamischen Diagnostik (Arbeitskreis OPD 2014). Diese in den 1990er Jahren konzipierte Diagnostik beinhaltet ein semistrukturiertes Interview auf der Basis psychodynamischer Hintergrundkonstrukte, bei dem unter anderem unterschiedliche Lebensbereiche, das Krankheitsgeschehen und Selbsteinschätzungen abgefragt werden. Sie wurde sukzessive weiterentwickelt und auch auf den Kinder-/Jugendlichen-Bereich konzeptionell ausgeweitet. Es wird vorwiegend von psychoanalytisch und tiefenpsychologisch fundiert arbeitende Psychotherapeuten genutzt und gilt heute als Standard in der tiefenpsychologischen Ausbildung und für die psychotherapeutische Praxis. In der eigenen psychiatrischen Praxis mit der umfänglichen Behandlung schizophren und schwer affektiv erkrankter Menschen sowie u. a. Patienten mit Suchterkrankungen, Persönlichkeits- wie auch Autismus-Spektrum-Störungen hat der Autor die mit der OPD verbundene Systematik der Befunderfassung als anregend und hilfreich erlebt. Die OPD erfasst ihren Befund von Störung und Ressourcen, von Schwächen und Stärken des Patienten auf fünf Achsen, die hier nur kategorial benannt werden können: Achse I: Krankheitserleben und Behandlungsvoraussetzungen inkl. subjektiver Krankheitstheorien, vorhandene Ressourcen, Achse II: Beziehungsgestaltung, Achse III: Konfliktmuster, Achse IV: Strukturniveau der Persönlichkeit mit Einschätzung der Verfügbarkeit der basalen psychischen Funktionen, insbesondere der Selbststeuerungs- und Interaktionsfähigkeiten, Achse V: Befunde gemäß ICD-10 und DSM-V (vgl. Arbeitskreis OPD 2014).

Die OPD bildet die mit der psychischen Funktion Glauben verbundene Dynamik – ohne diese Funktion jedoch explizit als solche aufzunehmen – in mehreren Kategorien (sprich Achsen) ab. Nachfolgend wird konkret Bezug genommen auf die Inhalte der auf die OPD-Systematik aufbauenden strukturbezogenen Psychotherapie, wie sie Gerd Rudolf jetzt in 4. Auflage aktualisiert vorgelegt hat (Rudolf 2020). Herauszustellen ist das bedeutsame Ziel der »Internalisierung positiver Selbst- und Objektbesetzungen« im Anschluss an Positiv-Erfahrungen der Kindheit/Jugend; genannt werden auch Objekte der Fantasie, der Literatur, der Religion etc. Vielleicht könnte man dies auch als eine Art inneren Glauben verstehen. Sodann geht es um die Fähigkeit, belastbare Beziehungen (auf der Basis von realitätsgerechtem Vertrauen) herzustellen, in denen sich die so lebensbedeutsamen Affekte und Emotionen wie Fürsorglichkeit, Dankbarkeit, aber auch Schuld- und Trauerfähigkeit realisieren. Reziprok stellt Hilfe und Trost annehmen können eine weitere Therapieziel-Dimension dar, die sich im zwischenmenschlichen Kontext mit Glauben an Menschen oder auch mit dem religiösen Glauben verbindet. In einem Beitrag auf dem Kongress »PSYCHE MACHT DYNAMIK« der Gesellschaft für Logotherapie und Existenzanalyse führt Rudolf den Effekt gelingender strukturbezogener Psychotherapie auch hinsichtlich ethischer Effekte weiter (Rudolf 2019). Mit Bezug zu Erikson, der Psychotherapie auch auf Themen der Sinnfindung und der religiösen Praxis bezog, betont Rudolf »dass die Themen der persönlichen Identität, der Sinngebung, der ethischen Orientierung nahe beieinander liegen« (ebd., S. 46–47). Er spricht von Behandlungen der Patienten mit gravierenden strukturellen Störungen und einschneidenden Symptomen und dem Berührt-Sein als Therapeut, wenn »diese Menschen, die zuvor durch ihre Fremdheit und Andersartigkeit beeindruckt haben, nun beginnen, sich mit den Dingen zu beschäftigen, die alle Menschen angehen, zum Beispiel mit Politik oder Religion, mit sozialen Konflikten in der Gesellschaft oder mit Kunst« (ebd., S. 47). Unmissverständlich bezeichnet er die Funktion des Therapeuten in diesem Prozess als die »eines Entwicklungshelfers, nicht die eines Missionars, der für ein bestimmte Konfession eintritt« (ebd., S. 47).

Dieser Grundhaltung ist auch dann zuzustimmen, wenn es bekannte Übereinstimmungen im religiösen Glauben zwischen Therapeut und Patient gibt. Tatsächlich erfolgt die Wahl des Therapeuten/der Therapeutin bisweilen ausdrücklich verknüpft mit dem Wunsch nach einer kongruenten religiösen Ausrichtung. So empfehlen Priester christlicher Gemeinden auf Bitten ihrer Mitglieder ihnen vertraute, meist gleichfalls gleichsinnig gläubige Therapeuten wie in muslimischen Gemeinden häufig Therapeuten mit muslimischem Glauben nachgefragt werden. Bisweilen ist es auch gerade anders, wenn ausdrücklich ein sich offen säkular präsentierender Behandler nachgefragt wird. Nach eigener Erfahrung in der Zusammenarbeit mit türkischen und arabischen muslimischen Gemeinden besteht auch in der Kooperation mit Imamen die weiterführende Botschaft in dem Bekenntnis zu Respekt vor und Akzeptanz der Religiosität jedes einzelnen. Auch Imame und Priester wissen zumeist, dass die Religion manchmal Ursache eines psychischen Problems sein kann. Therapeuten ihrerseits sollten nicht übersehen, dass der religiöse Glaube manchmal auch zur Lösung eines psychischen Problems beitragen kann. Wird Religionssensibilität auch im therapeutischen Kontakt lebendig, mindert das entscheidend bestehende Vorbehalte und macht Öffnung und Austausch möglich. In diesem Sinne stellt Religionssensibilität in einer oft polarisierten Gesellschaft heute wohl mehr denn je ein wichtiges Kriterium psychiatrischer und psychotherapeutischer Professionalität dar.

13 Menschenbilder und religiöser Glaube in der Psychiatrie und Psychotherapie

Ein Menschenbild, eine Anthropologie i. S. einer Lehre vom Menschen, die für in der Psychiatrie und Psychotherapie Tätige fachlich verbindend sein könnte, ist erst in den letzten Jahren (wieder) zu einem stärker beachteten Thema geworden. Vielleicht ist die gewisse Parallele zur Wiederentdeckung des Themas Religion in der Psychiatrie ja kein Zufall. Auch ist in den letzten Jahrzehnten die Wertschätzung der subjektiven Sicht des Patienten zu einem Zeichen therapeutischer Professionalität geworden; diese Ebene setzt korrespondierend natürlich die Beachtung der subjektiven Seite des Therapeuten und die Reflexion über dessen Menschenbild voraus. Hierzu werden nachfolgend einige Entwürfe vorgestellt.

13.1 Karl Jaspers und »die Frage nach dem Wesen des Menschen«

Jaspers Konzeptbildung zum »Wesen des Menschen« (Jaspers 1973, S. 631–641) liegt bereits eine radikale Einschränkung der vermeintlich so objektiven Diagnostik und Therapie zugrunde. Für nicht wenige Psychiater und Psychotherapeuten ihm nachfolgender Generationen sind die Positionen Jaspers' zu einer Art Referenz geworden. Seine kritische Haltung gegenüber einem umfassenden Erklärungsanspruch der Neurowissenschaften (»Hirnmythologie«) wie auch der Psychoanalyse (»Psychomythologie«) dürfte jedem Psychiater vertraut sein. Aber auch soziologische Theoreme oder andere wahrheitsverkündende Lehren lehnte Jaspers als Totalanschauung ab, da sie bestenfalls nur Teilaspekte des Menschen erfassen (können). Die für die Beachtung religiösen Glaubens wichtigen Gesichtspunkte seiner psychiatrisch-philosophischen Anthropologie können hier nur skizziert werden, wobei z. T. Bezug genommen wird auf Matthias Bormuths Übersicht »Vom Ganzen des Menschseins« in den schon erwähnten »Standortbestimmungen« (Bormuth 2017, S. 19–35). Folgende Zitate sind im Fragekontext dieses Buchs als Eckpunkte hervorzuheben:

> »Der Mensch ist immer mehr, als er von sich weiß und wissen kann und als irgendein anderer von ihm weiß« (Jaspers 2013, S. 641).
> »Denn soweit der Mensch als Gegenstand der Erkenntnis empirisch erforschbar ist, gibt es keine Freiheit des Menschen. Sofern wir aber erleben, handeln, forschen, sind wir frei in unserer Selbstgewißheit und darum mehr als von uns erforschbar ist« (ebd., S. 633).

Im Kapitel zur Pathologie des Geistes spricht Jaspers konkrete religionsbezogene Themen und Fragen u. a. zur Phänomenologie und zum psychologischen Verständnis religiösen Erlebens bei unterschiedlichen Krankheitstypen an und konstatiert, dass »alle wirksamen Glaubensbewegungen und Kirchen, meistens unbewußt, selten bewußt, durch die Absurdität von Glaubensinhalten geradezu charakterisiert sind« (Jaspers 1973, S. 613).

»Der *Mensch als Ganzes* wird *nie Gegenstand der Erkenntnis*« (ebd., S. 641, Hervorhebung im Original), womit Jaspers die grundsätzliche Unmöglichkeit, den Menschen als Ganzes zu objektivieren, deutlich macht. Mit Blick auf seine Entscheidungsfreiheit schreibt er dann an späterer Stelle: »Daher gibt es für das Verhältnis von Arzt und Kranken als Letztes die existentielle Kommunikation. [...] Von Freiheit zu Freiheit wird im geschichtlichen Konkreten der Situation gefragt und gesucht, weder bevormundet noch abstrakter Anspruch erhoben [...] Arzt und Patient sind beide Menschen und als solche sind sie Schicksalsgefährten. Der Arzt ist weder nur Techniker noch nur Autorität, sondern Existenz für Existenz« (Jaspers 1973, S. 668).

»Die Herausforderung der Freiheit, das ist die sokratische Lehre Jaspers', kann dem einzelnen nicht abgenommen werden« (Bormuth 2017, S. 34).

13.2 Das persönliche Menschenbild

Die von Jaspers geforderte Distanz zu übermäßig selbstgewissen Erklärungsmodellen kann im Rückblick schon als kluges Resümee eines lang andauernden Pendelns der Psychiatrie zwischen Psychikern und Somatikern gesehen werden (vgl. u. a. Finzen 1998). Auch der Begriff »existenzielle Kommunikation« imponiert als durchaus zeitgemäßes Verständnis der Beziehung zwischen Arzt und Patient. Nachfolgend möchte der Autor einige Aspekte des eigenen Menschenbildes aufzeigen, die sich nicht schon per se aus den Ausführungen an anderer Stelle ergeben. So war dem Autor zu Beginn des Studiums 1968, angestoßen durch die innerstudentischen Diskussionen, das Verhalten der vorausgehenden Ärzte-Generationen von Bedeutung: Nach der Nazi-Diktatur und speziell einer Psychiatrie, die tief in das Verbrechen des NS-Regime gegenüber als unwert deklarierten menschlichen Lebens verstrickt war, stand die Suche nach einem neuen ethischen Selbstverständnis im Raum. Alexander Mischerlichs Reportage »Medizin ohne Menschlichkeit« hatte 1948 kaum Resonanz gefunden (Mitscherlich und Mielke 1948). Erst das vom Ehepaar Mitscherlich verfasste, dann berühmt gewordene psychoanalytische Werk »Unfähigkeit zu trauern« (Mitscherlich 1968) brachte eine breitere Diskussion in Gang. Es brauchte weitere fast 40 Jahre bis die fachöffentliche Meinung in der Psychiatrie und Psychotherapie, namentlich die wissenschaftliche Fachgesellschaft DGPPN, die Aufarbeitung in »Erinnerung und Verantwortung« anging (Schneider 2011).

Themenbestimmend für Ausbildung und Praxis der Psychiatrie in den 1970er Jahren war die bekannte Polarisierung zwischen Psychikern und Somatikern, ergänzt um die kritische Sicht auf das Gesamtsystem der Psychiatrie (u. a. Foucault 1973). Grob formuliert bestimmten die z. T. umstürzlerisch erlebte Psychoanalyse/Psychotherapie und Sozialpsychiatrie auf der einen und die traditionelle, kustodiale Psychiatrie mit großen Anstalten und den neuen psychopharmakologischen Behandlungsmöglichkeiten auf der anderen Seite die fachliche Kontroverse. Diese hat die fachliche Sozialisation und damit das Menschenbild der seinerzeitig heranwachsenden Psychiatergeneration entscheidend geprägt. Die ersten praktischen Erfahrungen des Autors mit der Psychiatrie verbinden sich mit studentisch-pflegerischer Aushilfstätigkeit 1969 auf einer geschlossenen Station. Selbstverständlich bildet sich ein Menschenbild über Fachliches im Studium und in nachfolgender Facharzt- und Psychotherapieausbildung hinaus aus manch anderem. Es sind ganz besonders auch die Grenzsituationen des jungen wie älteren Therapeuten im Jaspers'schen Sinne (wie u. a. Krankheit, Trennung, Tod) oder auch positive Begegnungen, Erfolgserlebnisse, die das eigene Menschenbild nachhaltig formen. Zudem können Auslandsaufenthalte mit dem Einblick in fremde Kulturen bleibende Spuren hinterlassen. Das betrifft natürlich auch die Einstellung zur Religion und zum Glauben. Persönlich sieht sich der Autor dem christlich geprägten humanistischen Werte- und Glaubensgefüge nahe, wenngleich er seine Mitgliedschaft in der katholischen Kirche bereits im Studium beendet hat. Aspekte des Jaspers'schen philosophischen Glaubens in seinem offenen wie religionsübergreifenden Denken erscheinen dem Autor gut nachvollziehbar. Zugleich faszinieren die Kultur- und Sinneswelten aller Religionen ohnehin den suchenden Menschen; dies gilt für die sakralen Bauten, die Musik und Kunst u. a. insbesondere dann, wenn sie Ausdruck und Raum über das Alltägliche hinaus geben und das jeder Religion spezifisch außer-alltägliche, das »Heilige« repräsentieren.

Suchte man in den 1970er Jahren nach einer Werteorientierung für die eigene fachliche Positionierung, kam man (nicht nur) als junger Mediziner nicht an Sympathie bzw. Identifizierung mit der Sozialpsychiatrie, ihrem Strukturverständnis von Krankheitsverursachung, Behandlung und Versorgung vorbei: zu eklatant diskriminierend, zu »menschenunwürdig« waren die Missstände vor allem der Großkliniken, zu überzeugend die Beweggründe, diese Zustände abzuschaffen und psychisch Erkrankte in die Gesellschaft einzubeziehen. Das hieß auch, das Arzt-Patient-Verhältnis neu zu formulieren. Viele Schriften und Bücher wären hier als Referenz zu nennen; herauszuheben ist das epochale Werk »Irren ist menschlich« (Dörner und Plog 1978), das eine neue Sicht auf Patienten, die eigene Rolle und die Zusammenarbeit ermöglichte. Ernstzunehmende Gegenpositionen erschienen theoretisch kaum möglich. Nichtsdestotrotz war das Engagement des Mannheimer Kreises, der DGSP und vieler Einzelner mit Unterstützung aus der Politik von Nöten, um die Psychiatrie-Enquete des Deutschen Bundestages von 1975 und ihre Umsetzung zu erreichen. Auch ganz persönlich war diese Zeit eine große, wichtige Lebenserfahrung. Dazu gehörten neben außengerichtetem Engagement auch die persönliche Auseinandersetzung mit dem eigenen Weg in die Psychiatrie und der eigenen Rolle als Arzt.

Die innere Verortung in der Sozialpsychiatrie stand persönlich durchaus auch dem Interesse an der Neurobiologie und der Neurologie, wie der Epileptologie gegenüber bzw. zur Seite. Die Kinder- und Jugendpsychiatrie mit ihrer selbstverständlichen Beachtung von Anlage und Prägung, von Reifungsprozessen und individueller Entwicklung bei Diagnostik und Therapie erschien dem Autor längere Zeit persönlich als sehr reizvolles Berufsfeld bis ihn die Erwachsenenpsychiatrie insbesondere die Behandlung der Menschen mit Psychose-Erkrankungen in Beschlag nahm.

Für die Neuformulierung der nun immer öfter »Begegnung« genannten Beziehung von Arzt und Patient standen in der breiten sozialpsychiatrischen Bewegung die Angebote der humanistischen Psychologie bereit wie u. a. die klientenzentrierte Gesprächstherapie (Carl Rogers), die Familientherapie (Virginia Satir), das Psychodrama (Jakob L. Moreno), die Gestalttherapie (Fritz Perls). Persönlich boten die Gruppentherapie, exemplarisch erlernt im Rahmen einer Psychodrama-Ausbildung, und die Tätigkeit in der konzeptionell sehr auf Gruppenprozesse und -therapien setzenden innovativen »Sozialpsychiatrischen Abteilung der FU Berlin« (Ltg.: Gregor Bosch) wegweisende Erfahrungen. Der Wunsch nach einem vertieften Verständnis psychischer Erkrankung und menschlicher Entwicklung führte den Autor wie viele seiner Assistenzarzt-Generation, die das große Psychotherapie-Defizit der Facharztausbildung nicht akzeptieren konnten, Anfang der 1980er Jahre in die psychoanalytische Ausbildung (an einem Institut der Deutschen Psychoanalytischen Gesellschaft).

Retrospektiv waren es die persönlichen Begegnungen mit mehreren Psychoanalytikerinnen und Psychoanalytikern, deren Lebensklugheit und therapeutische Haltung überzeugte, und die zur Ausgestaltung des eigenen Bildes vom Menschen wesentlich beitrugen. Manche der traditionellen Lehrmeinungen und Konstrukte z. B. des »psychischen Apparates« oder der traditionellen Therapiestrategie und Modalität waren ob ihrer technokratischen oder auch ideologisch-spekulativen Einengung unpassend für psychiatrische Patienten wie der Autor sie aus der Klinik und später der ambulanten Praxis kannte. Psychiatrische Behandlung wird vermutlich von der Mehrheit heutiger Psychiater sehr grundsätzlich, damit auch z. B. bei der Anwendung somatischer Therapien psychotherapeutisch verstanden. Psychotherapie-Konzepte sollten daher immer und selbstverständlich geeignete Anwendungsmöglichkeiten auch in der Psychiatrie abbilden. Hier bräuchte es redlicher Weise – wie ohnehin zum gesamten Thema Menschenbild – eine längere Erörterung, die hier nicht möglich ist. Aus der Liste prägender Literaturen ist als ein besonderer Theorie-Tupfer für das eigene Menschenbild des Autors nur das 1986 erschienene Werk »Existentielle Psychotherapie« des amerikanischen Autors Irving Yalom (Yalom 1986) herauszuheben. Yalom formulierte als Grundthemen Tod, Freiheit, Isolation, Sinnlosigkeit. Yaloms tiefenpsychologische Reflexionen des menschlichen Daseins, wie sie sich in der Philosophie und im religiösen Glauben mit ihren Deutungsangeboten und den spezifischen Menschenbildern abbilden, erfolgten zwar aus agnostisch-nichtreligiöser Perspektive. Die fachöffentliche Aufmerksamkeit für Yaloms Werk unterstreicht aber den Herausforderungscharakter resp. die Virulenz existenzieller Themen, für die die etablierte Psychotherapie und Psychotherapie langzeitig weder Antwort noch Diskussionsforum bot. Das Bild des Autors von den Menschen mitgeprägt haben auch längere Aufenthalte in Peru (im Studium) und später als Arzt in einem sozialmedizinischen Slum-Projekt der »German Doktors« (www.german-doctors.de) in Cali/Kolumbien.

13.3 Psychiatrische Anthropologie und religiöser Glaube

Wie schon an anderer Stelle bemerkt, kam die Dimension des religiösen Glaubens in der Psychiatrie und Psychotherapie über sehr viele Jahre nur am Rande und allenfalls kasuistisch vor. Auch im schon erwähnten richtungweisenden Buch »Irren ist menschlich« von Klaus Dörner und Ursula Plog fand die religiöse Seite des Menschen trotz des Anspruchs einer ganzheitlichen Wahrnehmung des Patienten und seiner Lebenssituation keine explizite Erwähnung. (Dies gilt auch noch für die 24. Auflage von 2017 mit neuem Herausgeberkreis.) Peter Kaiser hat die bis 2006 als führend anzusehenden Lehrbücher und der Nachschlagewerke »Psychiatrie der Gegenwart« sowie »Psychiatrie in Klinik und Praxis« gesichtet und kommt in seiner umfangreichen Untersuchung hinsichtlich der Repräsentanz religiöser Thematik in der Weiterbildung und Fortbildung des Psychiaters zusammenfassend zu der Einschätzung, dass man die »religiöse Thematik in den gegenwärtig aktuellen deutschsprachigen nervenheilkundlichen Kompendien, Lehrbüchern sowie mehrbändigen Standard- und Nachschlagewerken nahezu vergebens sucht« (Kaiser 2007, S. 329). »Religion in der Psychiatrie: Eine (un)bewusste Verdrängung?« lautet daher der Titel seines Buches. Als Ausnahmen nennt Kaiser die psychiatrisch renommierten Autoren H. J. Weitbrecht (1909–1975) und C. Scharfetter (1936–2012), für die die Religiosität in der Psychiatrie von besonderer Bedeutung war und die sich auch mit ihren salutogenetischen Effekten befassten.

2004 schrieben Thomas Bock, Klaus Dörner, Dieter Naber »Anstöße. Zu einer anthropologischen Psychiatrie« (Bock et al. 2004) und begannen so eine Diskussion zur Neuformulierung der Philosophie der psychiatrischen Erkrankungen. Mit dem Anspruch »den Zuwachs an Erkenntnissen in der somatischen, hirnorganischen und in der sozialen Psychiatrie sowie in der Psychotherapie zusammenzuführen, sie zu integrieren und dadurch erst wirklich nützlich werden zu lassen« (ebd., S. 9) gaben sie zugleich den Impuls, sich über das eigene therapeutisch bestimmte Handeln bestimmende Menschenbild Klarheit zu verschaffen, Begrenzungen zu erkennen, »Brücken zu schlagen«. Dabei die Geschichte des Fachs zu beachten, auch wichtige Vorarbeiten von Bleuler und Kraepelin, Kisker, Binswanger u. a. einzubeziehen und gleichwohl über ein neues Verhältnis zum Krank-Sein und zum erkrankten Menschen nachzudenken, markieren den richtungsweisenden Charakter der »Anstöße«. Dass dabei »lange gewachsene Weisheiten über den Menschen« und nicht zuletzt mit dem Beitrag von Ronald Mundhenk »Aspekte des religiösen im schizophrenen und mystischen Erleben« (Bock et al. 2004, S. 152) auch der religiöse Glaube eine gewisse Beachtung findet, signalisiert dessen wiedererkannte Bedeutung in der Psychiatrie. In »Psychosen – Ringen um Selbstverständlichkeit« führen Thomas Bock und Andreas Heinz (2016) das Konzept einer »anthropologischen Psychiatrie« mit besonderem Blick auf psychotische Erkrankungen mit der Hoffnung weiter, »dass sich die menschliche Sicht auf Psychosen, die Kultur der Psychiatrie sowie die Sensibilität und Toleranz in der Gesellschaft so weiterentwickeln, dass auch ein Mensch mit Psychoseerfahrung Selbstverständlichkeit finden kann« (Bock und Heinz 2016, S. 13). Die »natürliche Selbstverständlichkeit« (Blankenburg 1967) dient den Autoren als wesentlicher Bezugspunkt für eine vielschichtige Untersuchung der Erlebniswelt und des Daseins psychotisch erkrankter Menschen. Vulnerabilität, Dünnhäutigkeit des Menschen und die Brüchigkeit seiner Identität auf der einen, sowie »Kohärenzempfinden« (Antonowsky) und subjektive Sinnsuche (Frankl) auf der anderen Seite erscheinen so wie anthropologische Pole von Krankheit und Gesundheit. Das hier nur angedeutete Krankheitsverständnis könnte aus Sicht der Autoren auch den Kern einer die Teilbereiche des großen Fachs (von der Molekulargenetik, Neurobiologie, Psychopathologie, Therapie, Versorgung, Forensik, transkultureller Psychiatrie etc.) verbindenden »psychiatrischen Anthropologie« darstellen. Dabei ist der Standpunkt der von psychischer Erkrankung Betroffenen und ihrer Angehörigen im Sinne des Trialoges mit Selbstverständlichkeit einbezogen. Dieser Ansatz von Bock und Heinz bietet eine gute Anschlussfähigkeit auch für die Einbeziehung des religiösen Glaubens.

13.4 Anthropologie aus psychotherapeutischer Sicht und religiöser Glaube

Boten die Religionen mit ihren Inhalten, ihren Ritualen, ihrer Gemeinschaft, ihrer Seelsorge der Mehrheit der Gesellschaft über viele Jahrhunderte hinweg Orientierung und Lebenshilfe, so erwarten die Menschen seit Jahren bei seelischen Krisen und Erkrankung zunehmend Hilfe von professionellen Psychotherapeuten und Psychiatern. Markant war/ist dies aktuell zu verfolgen, da aufgrund der SARS-CoV-2-Pandemie-Folgen ein »Massenandrang auf Psychotherapeuten« stattfindet (Geinitz 2021). »Die« Psychotherapie und »der« religiöse Glaube stehen heute nicht mehr im Gegensatz zueinander, worauf u. a. schon in ▶ Kap. 11 eingegangen wurde. Zur Alltagserfahrung jedes Psychotherapeuten gehört heute die Behandlung von Menschen sehr unterschiedlichen religiösen Glaubens wie von Menschen agnostischer oder atheistischer Überzeugung. Nicht nur aufgrund der zum Teil religionsaversiven Vorgeschichte der Psychotherapie ist für die Therapie (psychoanalytisch: die Gegenübertragung) unverzichtbar, dass die Dimension des eigenen Menschenbildes vom Therapeuten reflektiert wird. »Psychotherapeuten brauchen Menschenbilder als Landkarten des Psychischen, um auf ihrem Weg durch die innere Welt ihrer Patienten eine Orientierung zu haben« (Rudolf 2015, S. 6).

Von den älteren Autoren umfassenderer Konzepte sei hier (nach Karl Jaspers) lediglich noch Viktor von Weizsäcker (1886–1957) angeführt, der mit seiner Betonung des Subjekts einen Gegenpol zur verobjektivierenden somatischen Medizin setzte. Er gilt als Mitbegründer der Psychosomatik, obgleich er diese nicht als eigenständige Disziplin, sondern als in die Gesamtmedizin einbezogene Haltung dachte. Zur Religion wie aber auch zur Psychoanalyse hatte der bis zum Tode protestantisch gläubige von Weizsäcker ein ambivalentes Verhältnis. Auch für die schon erwähnten Gründer der Therapieschulen der humanistischen Psychologie und ihre Menschenbilder spielt ein spannungsreiches Verhältnis zur Religion eine wichtige Rolle.

Ein näherer Blick soll auf die Anthropologie aus psychotherapeutischer Sicht von Gerd Rudolf geworfen werden (Rudolf 2015). Rudolf versucht aus einer allgemeineren Perspektive zu beschreiben »wie Menschen sind«. Die unterschiedlichen Seiten des Menschen ordnen das Bild, nicht primär die Therapieschulen. Für das Thema des vorliegenden Buchs war Rudolfs explizite Berücksichtigung der religiösen Seite, auch der Entwicklung des selbstreflexiven Denkens des Menschen wie auch seine mehrfache Bezugnahmen auf Karl Jaspers von besonderem Interesse. So stellt Rudolf seiner Anthropologie einleitend das Zitat von Jaspers zum »Kampf der Menschenbilder […] in uns um uns selbst« voran (Jaspers 1974, zit. n. Rudolf 2015, S. 1) und beschreibt die Faszination, die Bilder vom Menschen nicht nur im Museum seit Jahrtausenden auf die Menschen ausüben. Auf die Vielschichtigkeit, »die Tiefenschärfe« der von Rudolf gezeichneten Bilder kann hier nicht eingegangen werden; wichtig ist sein Hinweis auf die Begrenzung seiner Bilder auf die Menschen des abendländisch-vertrauten westlichen Kulturkreises, was wiederum den respektvollen Blick auf Menschen anderer Kulturkreise möglich macht.

Das von Rudolf gezeichnete Menschenbild nimmt seinen Ausgangspunkt nicht primär im Psychiatrischen und im Psychopathologischen, wenngleich auch die Möglichkeiten der Störungen und deren Überwindung angesprochen werden. Er differenziert die »biologisch-animalische Seite mit seinen Motiven, Bedürfnissen, und Triebimpulsen« (ebd., S. 11–47), sodann die emotionale, die denkende, auch selbstreflexive Seite sowie die religiöse und die Kultur-schaffende Seite. Die moralische Seite wie die gesellschaftlich geprägte und prägende Seite stehen in umfassenderem zwischenmenschlichem Kontext. »Der religiöse Mensch« (ebd., S. 120–146) wird in seiner Existenzbewältigung charakterisiert durch Sinnstiftung verbunden mit der Entwicklung unterschiedlicher Gottesbilder und der unterschiedlichen Glaubensinhalte. Das »Angebot der Religionen« wird gesehen in dem »geschlossenen Verständnis des menschlichen Daseins, indem sie das Seiende in ein – wie Jaspers es nennt – Umgreifendes einbetten«, im Wunsch »leidvolle Wirklichkeiten (wie z. B. die Realität des Todes) zu transzendieren« (ebd., S. 145), im Dialogangebot für ein immer ansprechbares »Gegenüber«, im haltbietenden Wertesystem und dem »einigendem Band für soziale Gemeinschaften« sowie der vielen »mythischen Geschichten« (ebd., S. 146) mit ihrer zeitlosen Bedeutung auch für den heutigen Menschen. Rudolf weist auch auf das Missbrauchspotenzial von Religionen hin, wobei unterschiedliche Zielsetzungen von Bedeutung sein können.

Die geschilderten Seiten des Menschen mit ihren je unterschiedlichen Ausprägungen bedingen die Unverwechselbarkeit des kommunikativ und interaktionell mit anderen Individuen verbundenen menschlichen Individuums. Wie dieser Mensch seine unterschiedlichen Seiten pflegt, fördert, behindert, hängt mit der Situation und der Zeit zusammen, in denen er lebt. Auf welche Wertvorstellungen, welche seelischen Störungen und welche Behandlung er trifft, ist abhängig von »seiner« Epoche und dem dazugehörenden Menschenbild. So veränderten sich auch die Menschbilder sequenziell vom traditionellen christlichen Menschenbild über das der Aufklärung, der Romantik, der Moderne und der Postmoderne. Der zeitgeschichtlich und »gesellschaftlich geprägte Mensch« sieht sich angesichts von Globalisierung und Technisierung einer enorm wachsenden Dynamik gegenüber (Rudolf 2015, S. 164–209). Seinem abschließenden Kapitel »Viele Menschenbilder – eine Anthropologie« (ebd., S. 315) stellt Rudolf wie im einleitenden Kapitel ein Zitat Jaspers' voran: »[...] ›Erkenne Dich selbst‹ ist nicht Forderung, in einem Spiegel zu wissen, was ich bin, sondern auf mich zu wirken, dass ich werde, wer ich bin« (Jaspers 1932, zit. n. Rudolf 2015, S. 315). Unter diesem programmatisch-progressiven Leitgedanken hat Rudolf das Zusammenspiel der verschiedenen Seiten in einem Schaubild über die »Zusammenhänge zwischen dem biologisch Vorgegebenen, dem zu Entwickelnden und dem Mitmenschlichen« dargestellt (▸ Abb. 13.1, ebd., S. 318).

Die entscheidende Dimension für den Psychiater/Psychotherapeuten liegt in der Beachtung der Freiheit des Patienten und der daraus erwachsenden Verantwortung. Diese soll der Patient im Rahmen seiner individuellen Möglichkeiten und Begrenzungen durch die stützende, immer fragend-spiegelnde, auch konfrontierende Begleitung zu nutzen lernen. Die »Bedingungen des Menschlichen schließen das ganz Persönliche, Schicksalhafte, Biografische und Zeittypische ebenso ein wie das Übergreifende, das das Leben aller Menschen zu allen Zeiten bestimmt hat. Sache des Therapeuten ist es nicht nur, den Patienten auf diesem Weg zu begleiten, sondern diese Zielsetzungen auch für seine eigene Persönlichkeit zu reflektieren« (ebd., S. 332).

Freiheit – so lässt sich eine Folgerung aus Rudolfs Modell mit dem Blick auf den persönlichen Glauben formulieren – beinhaltet den Kern menschlicher Individualität und gesellschaftlicher Diversität des Glaubens. Freiheit ist zugleich nur graduell und schrittweise zu verwirklichen und hat immer auch die Rechte anderer Menschen wie die naturgegebenen Grenzen zu berücksichtigen. Zur Freiheit gehört auch das Recht auf Irrtum, was die Verantwortung jedoch nicht aufhebt. Für die Dimension des religiösen Glaubens ergibt sich die klare Vorgabe einer freien persönlichen Entscheidung, die sich der Einflussnahme Dritter insbesondere auch eines Therapeuten entzieht. Wie sollte, wie wollte da ein Therapeut die grundlegende und oft so weitreichende Entscheidung des Patienten übernehmen, wenn es um seinen religiösen Glauben und damit um seine innere und äußere Verortung in der Familie, der Gesellschaft, in der Welt geht.

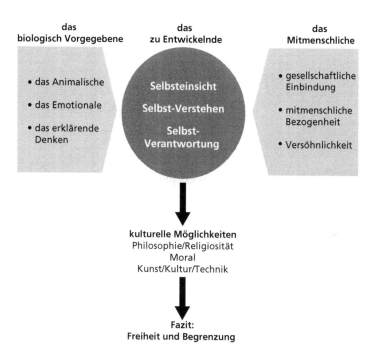

Abb. 13.1: Anthropologisches Modell: Zusammenhänge zwischen dem biologisch Vorgegebenen, dem zu Entwickelnden und dem Mitmenschlichen (Darstellung nach Rudolf 2015).

14 Mehr als nur *eine* Begabung: über die eigene Existenz hinausdenken und -fühlen (können)

Die durch Jürgen Habermas' Dankrede zur Verleihung des Friedenspreises des Deutschen Buchhandels im Jahr 2001 berühmt gewordene, auf Max Weber zurückgehende Selbstbeschreibung »religiös unmusikalisch« verdichtet markant und luzide eine Analogie von Religiosität und Musikalität. Diese Analogie beinhaltet die Selbsterkenntnis von der Begrenztheit bezüglich der eigenen Begabungs- und Neigungswelt. Musikalität und auch religiöser Glaube kann weder durch Willen (»ich will musikalisch sein!«) noch durch Zwang erreicht werden; aber gleichwohl unbestritten ist die Möglichkeit der Anregung, Förderung und kreativ-produktiven Ausgestaltung von Begabungen. Für Begabungen selbst jedoch kann sich niemand entscheiden; dies impliziert ein klares Bekenntnis zur Unterschiedlichkeit der Menschen. Neben der unabdingbaren Toleranz für den »Begabungsweg« des anderen gilt es eine vita aktiva und eine vita contemplativa im Umgang mit einer Begabung zu unterscheiden. So kann ein Mensch ohne eigene Erfahrung des Musizierens oder des Gesangs sehr wohl viel Freude am musikalischen Schaffen anderer erleben, wie analog auch in der Literatur oder in der bildnerischen Kunst. An dieser Stelle verliert die Analogie mit der Musikalität allerdings ihre Leichtigkeit; zu groß sind nicht nur historisch die Konsequenzen religiösen Glaubens für Kultur und Gesellschaft, für Staat, Ethik und Politik, als dass sie unbekümmert erfreuen oder bei Nichtgefallen einfach unbeachtet bleiben könnten. Aber diese Ebene hatten weder Max Weber noch Jürgen Habermas im Visier. In ihrem Vergleich ist der Sinn für das Religiöse keine Frage der Politik, sondern der Anthropologie, eine Frage nach dem Wesen des Menschen, nach seiner Position in der Welt. Religiosität und Spiritualität bieten eine Antwort, die über die eigene Person und die sinnlich – naturwissenschaftlich erfassbare Welt hinausweist; sie denken, leben mit einer Ebene, die Philosophie und Theologie als Transzendenz bezeichnen. Diese Dimension des Denkens findet sich als ein Grundessential in allen Religionen.

Götter, im Besonderen auch der eine Gott sind Be- oder besser Zuschreibungen für die – so Jaspers – grundsätzlich nicht beschreibbare Transzendenz. Transzendenz finde sich vielmehr für den Menschen nur in Chiffern, nicht in Offenbarungen, Worten und Spekulationen. Offenbarungen könnten jedoch eben diese Chiffern enthalten.

14.1 Philosophischer Glaube

Den philosophischen Glauben Jaspers' (Jaspers 1981) als »Sinnbasis der menschlichen Existenz« mit seinen zentralen Begriffen Transzendenz, des »Umgreifenden«, den Chiffern der Transzendenz, der grenzenlosen Kommunikationsbereitschaft und letzthin der Möglichkeit der Freiheit in seiner Tiefe und Komplexität zu durchdringen, ihn gar allgemeinverständlich zu beschreiben, würde eine Aufgabe darstellen, die den philosophisch nicht gebildeten Psychiater leicht überfordert. So geht hier nur die Annäherung; die erscheint allerdings lohnenswert. Es bleibt zu berücksichtigen, dass Jaspers' Versuch auf die schwierigen Fragen nach dem Ursprung der Welt, dem Grund und dem Anfang aller Zeit, nach der Sinnhaftigkeit des Daseins im weitesten Sinne eine (vorläufige) vernunftkompatible Antwort zu geben, per se nicht einfach sein kann. Zum Gesamtwerk Jaspers' in über 30 Büchern mit etwa 12.000 Druckseiten, mit seinem Begriffs- und Denkgefüge, seiner Psychologie der Weltanschauungen, seiner Existenzphilosophie und insbesondere seinen für die Psychiatrie wegweisenden Konzepten und Beiträgen zu diskutieren, bleibt den zahlreichen Publikationen vorbehalten, von denen hier nur der Symposiumsband zum 100. Geburtstag (Hersch 1986) und »Karl Jaspers' Allgemeine Psychopathologie« (Lammel et al. 2016) wie die Karl Jaspers Bibliothek des Kohlhammer-Verlags angeführt werden (siehe auch Karl Jaspers Stiftung: Publikationsliste).

In seinen Ausführungen zum philosophischen Glauben, den Jaspers ausdrücklich als vorläufig und eben explizit als »Glauben« bezeichnet, macht er deutlich, dass sich absolut setzender religiöser Glaube auf der Basis von Offenbarungen der Transzendenz (von ihm auch als Gott bezeichnet) und die Annahme von Inkarnationen der Transzendenz wie im Christentum (auch im Hinduismus, im tibetanischen Buddhismus und anderen Lehren) als nicht glaubwürdig erweisen (Jaspers 1981). Sicher erscheint, dass heute in der Zeitspanne nach Jaspers die Annahme eines personalen Gottes vor allem in westlich geprägten Ländern weiter deutlich abgenommen und sich in einigen Ländern Europas zu einer Minderheitsposition entwickelt hat. Zunehmend wird der Glaube an einen persönlichen Gott von Psychotherapeuten als anthropomorphe Projektion wahrgenommen. Tatsächlich erschöpft sich die innere Positionierung des Menschen in dieser Welt kultur- und geschichtswissenschaftlich schon lange nicht mehr in der Ableitung aus mythologischer resp. religiöser Tradition. Wichtig für den philosophischen Glauben Jaspers ist die Negation eines persönlichen Gottes, aber auch die individuell in bestimmten Momenten mögliche »Erhellung« menschlicher Existenz, u. a. auch innerhalb eines geoffenbarten religiösen Glaubens.

Einstein hat mit der den Raum krümmenden Zeit eine vierte Dimension zu den drei bekannten Dimensionen (Breite, Länge, Höhe) hinzugefügt. Heisenberg hat unser Vorstellungsvermögen herausgefordert mit seiner Unschärferelation von Materie und Energie-Welle; Nanophysik in der Mikroanalyse der Materie und die Astrophysik mit ihrem Wissen und ihren Hypothesen zum Urknall, den schwarzen Löchern und der Unendlichkeit des Raums führen menschliches Denken an Grenzen (des Verstehens) und es gibt wissenschaftlich gut fundierte

Gründe, an der vollständigen Welt- und Selbsterkennungsfähigkeit des Menschen zu zweifeln. Diese Ebene der Wissensbegrenzung führen bedeutende Wissenschaftler wie Albert Einstein, Werner Heisenberg, Erwin Schrödinger, Niels Bohr, Max Planck und andere Größen auf dem Gebiet der Quantenphysik zu überzeugenden Plädoyers für die Überwindung der jahrhundertealten Vorstellungen der Grenzen zwischen »Geist und Materie« (Schrödinger), die in dem Band »Physik und Transzendenz« (Duerr 2018) zusammengestellt wurden. Diesem Nachdenken können sich auch kritisch-skeptische, rational naturwissenschaftlich denkende Menschen schwer entziehen; hier findet ganz allgemein »Glauben« im philosophischen, auch religiös-spirituellen Sinn seine Kompatibilität mit den Naturgesetzen.

Schon mit Blick auf die nachfolgend darzulegenden »Chiffern der Transzendenz« seien einige Grundaussagen zum philosophischen Glauben Jaspers in Anlehnung an die Vorstellung auf der Website der Karl Jaspers Stiftung (Karl Jaspers Stiftung: Der philosophische Glaube) in kürzester Zusammenfassung dargelegt:

- Philosophischer Glaube ist zunächst einmal die Gewissheit, dass es die Transzendenz, das absolute Sein oder Gott gibt, ohne dass dieser Glaube aber irgendeine Sicherheit garantieren oder ein Wissen von der Transzendenz bzw. Gott vermitteln kann.
- Die Transzendenz hat absolut nichts von einem empirischen Wesen, bei dem man sich fragen könnte, ob es wirklich ist – in welchem Raum? In welcher Zeit? Transzendenz ist das Sein, das absolut Umgreifende.
- Im Unterschied zum religiösen Glauben ist mit dem philosophischen Glauben auch niemals ein Absolutheits- und Ausschließlichkeitsanspruch verbunden.
- In den Augenblicken der Existenzverwirklichung erlebt der Mensch sich in seiner Freiheit als von der Transzendenz her geschenkt.
- Der philosophische Glaube ist die Sinnbasis, aus der der Mensch trotz tiefster Erschütterung durch das Erleben der Grenzsituation die Zuversicht zum Weiterleben und zum Bewältigen der Grenzsituation schöpft.
- »Der philosophische Glaube aber ist der Glaube des Menschen an seine Möglichkeit. In ihr atmet seine Freiheit« (Jaspers 1981, S. 69).
- Der philosophische Glaube ist bei Jaspers nicht zuletzt das Vertrauen in das »Wagnis radikaler Offenheit« und die Möglichkeit der zwischenmenschlichen Kommunikation.

In der Grundeinstellung des philosophischen Glaubens werden unterschiedliche und gegensätzliche Standpunkte, Persönlichkeiten, Religionen, Kulturen usw. ernst genommen, sie werden nicht im Vorhinein ausgegrenzt, sondern als gleichrangige Kommunikationspartner akzeptiert.

Jaspers wendet sich unmissverständlich gegen radikale, intolerante Standpunkte, Totalitarismus und Absolutheits- und Totalitätsansprüche in Religionen, im Wissenschaftsaberglauben und in politischen Ideologien.

14.2   Jaspers Chiffern der Transzendenz

In seiner berühmten Basler Abschluss-Vorlesungsreihe von 1961 beschreibt Jaspers Chiffern (Chiffren) als »Denkerlebnisse«, die dem Menschen dienen können, sich des unendlichen Seins als Dimension, des Umgreifenden, der Transzendenz »inne« werden zu können. Von ihnen kann eine »erleuchtende Wirkung« ausgehen. Ein System der Chiffern könne es nicht geben; auch traditionelle Religionen können Chiffern i. S. der »Sprache« der Transzendenz beinhalten, aber sie können über die Transzendenz selber nichts Inhaltliches aussagen. »Und je mehr wir uns der Vielfalt religiösen Denkens öffnen, desto offener werden wir für die verschiedenen Weisen, auf die sich die Menschen mit der Transzendenz verbunden wissen« (Jaspers 2011, S. 127) schreibt der Schweizer Philosoph Anton Hügli in seinem Nachwort zu den Chiffern-Vorlesungen. Erlebbar sind sie in individuellen existenziellen Augenblickserlebnissen, in Grenzsituationen des Lebens wie im persönlichen Scheitern, in Krankheit, Verlust, Alter und Tod und in der Erfahrung existenzieller Kommunikation mit einem anderen Menschen. Es geht Jaspers um eine situationsgebundene Momenterfahrung. Die Chiffern sind nie eindeutig. Letzten Endes kann alles in der Welt zu einer Chiffer der Transzendenz werden, wenn man als mögliche Existenz das Stadium eigentlichen, existenziellen Selbstseins verwirklicht. Im Erleben als Existenz in einer nicht von ihm abhängigen transzendenten Seinsdimension her kann sich der Mensch als »geschenkt« sehen, weil »der Aufschwung zur Existenz« nicht von ihm hervorgerufen und geplant werden kann. In wechselseitiger Bedingtheit kann der Mensch erst bei höchster Autonomie und absoluter existenzieller Freiheit noch eine andere, sein Selbstsein umgreifende Seinsdimension erleben.

Psychiatriehistorisch gesehen ist bemerkenswert, dass Jaspers' Zeitgenosse Carl Gustav Jung (1875–1961) mit seinem tiefenpsychologischen Konzept der Archetypen und konkret des »Göttlichen in uns« Ähnliches formulierte. Jung bezeichnete »Religion als die besondere Einstellung eines Bewusstseins, welches durch die Erfahrung des Numinosum verändert worden ist« (Jung 1973, S. 5). Für die (therapeutische) Suche nach einem möglichst vollständigen Selbst (= Existenz) spielte die religiöse Ebene für Jung eine entscheidende Rolle. Die Psychiater Jaspers und Jung entwickelten trotz nahezu gleichen Alters und später auch Ortsnähe kein persönliches Verhältnis zueinander, wofür Jungs antijüdischen Schriften und die diametral unterschiedliche Position und Rezeption in der NS-Zeit vermutlich mitentscheidend waren. Auf den Versuch einer neuen »Vermittlung des Menschenbildes von Karl Jaspers und C. G. Jung« kann hier nur hingewiesen werden (Kiel 2012). Beide erfuhren bzgl. ihrer Haltung zur Religion eine ähnlich gerichtete Kritik, wonach sie nicht wissenschaftlich argumentierten und sich nicht eindeutig genug von traditionell religiösen metaphysischen Vorstellungen abgrenzten. Dabei war die Kritik an Jaspers philosophischen Glauben mehrschichtiger: »Für die Gottlosen ist er ein Gläubiger, für die Gläubigen ein Ungläubiger, für die Rationalisten ein Mystiker, für die Mystiker ein unentschiedener Vernünftler. [...] Wer ausschließlich an der logischen und empirischen Evidenz hängt, der versetzt seine ›Grenzsituation‹, ›Chiffren‹, die ›Existenz‹, die ›Transzendenzen‹, das

›Umgreifende‹, in den Nebel eines dunkelmännischen und reaktionären Geredes«
(Hersch 1963, S. 163) schreibt die französische Philosophin Jeanne Hersch.

14.3 Ambiguitätstoleranz

Die bewusste Unbestimmtheit, die Vagheit der Chiffern wie auch das Verständnis von der Vorläufigkeit der Erfahrungen als »in-der-Schwebe-sein« sind wichtige Beschreibungen Jaspers, die in ihrer Unbestimmtheit und Mehrdeutigkeit
und damit auch unter einem speziellen Aspekt als zukunftweisend gesehen
werden können; sein Bekenntnis zur Unsicherheit oder Ungewissheit und Viel-
deutigkeit der Glaubenssituation ist angesichts der Heftigkeit abendländischer
religiöser Bekenntnisse (confessiones) und dadurch ausgelöster Kriege bemerkenswert. Hier drückt sich bei Jaspers, der ja gerade für die methodische Präzi-
sion seines epochalen Werkes »Allgemeine Psychopathologie« (1973) bekannt
ist, eine Fähigkeit aus, die 1949 die Psychologin Else Frenkel-Brunswik erstmals
als Ambiguitätstoleranz konzeptionell beschrieben hat (Frenkel-Brunswik 1949).
Frenkel-Brunswik hat als Forscherin zusammen mit Theodor Adorno und anderen 1950 die Idee von der autoritären Persönlichkeit veröffentlicht und Persön-
lichkeitseigenschaften beschrieben, die Menschen zu Feinden der Demokratie machen (Adorno et al. 1950). Der Islamwissenschaftler Thomas Bauer geht in seinem
viel gelesenen Reclam-Büchlein »Die Vereindeutigung der Welt« (Bauer 2018)
über den individualpsychologischen Begriff von Frenkel-Brunswik hinaus und
nutzt ihn im religiösen und interkulturellen Kontext. Demnach gilt sowohl für
den einzelnen Menschen wie für die Gesellschaft in ihren vielfältigen Erschei-
nungsformen von Religion über Kunst, Musik, Literatur u. a., dass Fundamentalismus auf der einen und Gleichgültigkeit auf der anderen Seite dann aufkommen, wenn die Fähigkeit, das Unsichere und Mehrdeutige, das Ambige
anzunehmen, schwindet. »Individuen und Gesellschaften täten gut daran, nach
dem rechten Maß an Ambiguität zu streben« (ebd., S. 16). Denn Menschen
sind »ihrer Natur nach nur beschränkt ambiguitätstolerant« (ebd., S. 16); sie streben danach, einen Zustand der Eindeutigkeit herzustellen. Allerdings: Manchmal ist dies nicht möglich und das gilt es nicht mit falscher Eindeutigkeit oder
mit rückzügiger Gleichgültigkeit zu belegen. Bauer hat u. a. die Entwicklung des
Islam von früherer Offenheit für Mehrdeutigkeit (u. a. der Koranauslegung) in
der über Jahrtausende multireligiösen Situation des Vorderen Orients hin zu fundamentalistischer Entwicklung im 19. Jahrhundert untersucht. Er stellt fest, dass
die heiligen Schriften wie Tora, Evangelium und Koran als »ziemlich komplexe
Texte« ein »besonders hohes Maß an Ambiguität« aufweisen (vgl. Bauer 2019,
S. 35) und gerade deswegen so große Bedeutung erlangten.

Auch für die Psychiatrie und Psychotherapie ist die Akzeptanz von Mehrdeutigkeit eine wichtige Dimension: »Ambiguitätsintoleranz entsteht ja auch leicht
auf dem Boden von persönlicher Unsicherheit und Unsicherheitsabwehr« sagt

Christopher Baethge, Psychiater, Psychotherapeut und Leiter der medizinisch-wissenschaftlichen Redaktion des Deutschen Ärzteblatts in einem Interview mit dem Deutschlandfunk und verdeutlicht mit Blick auf Radikalisierung: »Einfache Antworten sind eine Möglichkeit, Ambiguität eben nicht aufkommen zu lassen. Insofern ist Radikalität ein gutes Mittel gegen Ambiguität. Weil eine radikale Einstellung, eine einfache Antwort in gewisser Weise Ambiguitäten gar nicht aufkommen lässt. Und das ist sicherlich eine wesentliche Triebkraft für radikale« Einstellungen« (Baethge 2019). Der Einschätzung Baethges ist aus Praktikersicht zuzustimmen. Es ist geradezu eine zentrale Aufgabe des Psychotherapeuten, die verschiedenen Möglichkeiten der Sicht und der Handlungen transparent zu machen. Erst im Bewusstsein der Mehrdeutigkeit kann dann der Patient auch seine Entscheidung (inkl. einer Nicht-Entscheidung) treffen. Überträgt man vorstehende Überlegungen auf die Texte Jaspers zum philosophischen Glauben und zu den Chiffern, so erscheint ihre vorbeschriebene Vagheit und die Vorläufigkeit seiner Philosophie über die tatsächlich nicht eindeutig charakterisierbare Transzendenz durchaus adäquat. Zugleich bietet sein Denken, das ja durch die Schrecken des von den Nazis begonnenen Krieges und ihrer Terrorherrschaft geprägt ist, eine überreligiöse Basis der Kommunikation über Grenzen hinweg. Es entspricht seinem innersten Anliegen, von einer europäischen Philosophie zu einer Weltphilosophie zu kommen (vgl. Hugli – Nachwort in Jaspers 2011).

14.4 Selbsttranszendenz

Über die Transzendenz, das Eine, unendliche Sein oder in anderer Formulierung: über Gott können – wie aufgezeigt – keine Feststellungen getroffen werden, wohl aber über Menschen und ihre – in Jaspers'scher Diktion – auf Chiffern der Transzendenz ausgerichteten Erfahrungen; diese beinhalten zugleich das (Selbst-)Erleben der eigenen »Existenz«. Jaspers (2011) schreibt den Grenzsituationen des Lebens besondere Bedeutung zu, sagt aber auch, dass quasi jedes Moment des Lebens eine solche Chiffre darstellen könne. In neuerer Zeit hat diese Ebene unter dem Begriff der Selbst-Transzendenz eine Weiterung erfahren. Christian Scharfetter beschrieb dies als Schritt vom Egozentrismus zum Kosmozentrismus: »Die Erfahrung der Existenz mit ihren Grenzsituationen ist der Ausgangspunkt für den Aufbruch der Bewusstseinsentfaltung zu personenüberschreitenden – und damit transpersonalen – Horizonten« und er formuliert zusammenfassend das sich darin abbildende spirituelle Denken »als grundsätzliche Lebensorientierung mit entsprechender Ethik universaler (auch ökologischer) Verantwortlichkeit« (Scharfetter 2008, Umschlagtext). »Auf diesem Weg, versinnbildlicht im Bild einer großen Wanderung, kann das Ich sich aus der egozentrischen Position heraus entwickeln zum Bewusstsein, dass das einzelne Individuum ein verschwindend kleiner Partikel in einem unendlich individuumsüberschreitenden Kosmos (Absoluten, Übergreifenden, All-Einen) ist, dort aber aufgehoben« (ebd., Umschlagtext).

Dass dieser »spirituelle Weg« individuell auch mit Gefahren u. a. in Form »spiritueller« wie auch psychotischer Krisen verbunden sein kann, ist eine wichtige psychiatrische Dimension. In der eigenen Berliner Praxis waren in den 1980er und 1990er Jahren psychische Erkrankungen bei Mitgliedern von durch fernöstliche Religionen inspirierten Glaubensgemeinschaften durchaus nicht selten. Im Kontext der New-Age-Bewegung hatten sie oftmals über spezielle Meditationstechniken versucht, ein neues »kosmisches Bewusstsein« zu erreichen. Eine gute Beschreibung der Gefahren des spirituellen Weges findet sich gleichfalls bei Scharfetter (Scharfetter 1997), der mit seinem ethnopsychiatrischen Blick für östliche Traditionen wegweisend die verschiedenen psychischen Störungsmuster differenziert hat. Eine diesbezüglich exemplarische psychiatrische Besprechung von Gabriele Stotz-Ingenlath mit Kommentierung des Autors findet sich unter der Überschrift »Ashramverbot« im »Fallbuch Spiritualität in Psychotherapie und Psychiatrie« (Stotz-Ingenlath und Mönter 2018, S. 57). Es bleibt die allgemeine Praxiserfahrung hinzuzufügen, dass es für einen gelingenden Therapieprozess oftmals entscheidend ist, wenn die spezifisch vulnerablen jungen Menschen lernen konnten, die Integrität ihrer Gedankenwelt dadurch zu schützen, indem sie auf »spirituelles Denken« entweder ganz »verzichteten« oder nur sehr dosiert zuließen oder pflegten.

Selbst-Transzendenz ist ursprünglich ein Begriff der existenzanalytischen Anthropologie Viktor Frankls. Er zielt auf den intentionalen Wesenszug der Person, der als grundlegender anthropologischer Tatbestand das Menschsein immer über sich selbst hinaus auf etwas verweist, das nicht wieder es selbst ist – auf etwas oder auf jemanden, auf einen Sinn, den er im mitmenschlichen Sein findet. Die Person genügt sich demnach von ihrem Wesen her niemals selbst, sondern ist auf die »Ergänzung durch andere(s)« angewiesen, was sie erst ganz (= »heil«) sein lässt (vgl. Frankl 1990). Die Anklänge an das 1923 formulierte »Dialogische Prinzip« und den Satz »Der Mensch wird am Du zum Ich« des großen, für die Entwicklung der humanistischen Psychotherapie bedeutsamen Religionsphilosophen Martin Bubers liegen nahe (Buber 2008). Nach Frankl (1990) wird der Mensch nur in dem Maße, in dem der Mensch sich selbst solcherart transzendiert, sich vergisst, ganz er selbst.

Selbst-Transzendenz – so Frankl – hat als innere Voraussetzung die Selbstdistanzierung und als äußeren Referenzpunkt Werte, die in einem Sinn-Zusammenhang stehend Orientierung geben. Mit dieser intentionalen Konstitution der Person geht das Vermögen zum Dialog und zur Begegnung einher (vgl. Frankl 1990).

15 Neurobiologie, »Neurotheologie« und die freie Entscheidung zum Glauben

Was aber geschieht auf der biologischen, der hirnfunktionellen Ebene, wenn der Mensch über die eigene Existenz hinausdenkt, sich zu einem Übergeordnetem, dem »Umgreifenden« nach Jaspers in Bezug setzt, z. B. Chiffern der Transzendenz gewahr wird oder sich spirituell erlebt. (Chiffern wird von Jaspers gleichbedeutend mit dem heute üblichen Wort Chiffren genutzt.) Was geschieht neurobiologisch, wenn er an Gott glaubt oder auch einem nicht religiösen Welt- und Menschenbild glaubend nachgeht; welche Neurone arbeiten wie, wenn er Zuversicht, Hoffnung, Vertrauen in und durch seinen Glauben entwickelt? Die Fragen ordnen sich den Grundfragen der Repräsentanz psychischer Vorgänge im Biologischen zu. Dem erlebenden, handelnden Menschen ist es unwichtig, zu wissen, was da gerade neuronal geschieht, wenn er sich freut, liebt, zürnt, trauert oder betet. Bedeutsam wird es für den Einzelnen – und ohnehin für die Forschung –, wenn Störungen, Krankheiten auftreten. So ist Markus Jäger natürlich zuzustimmen, wenn er für die Zukunft fordert, »psychopathologische und neurobiologische Forschungsansätze miteinander zu verbinden« (Jäger 2016, S. 142). Das wird neue methodische Fragen aufwerfen, aber für den Moment soll hier konstatiert werden, dass die Neurobiologie bereits heute, nach der Dekade des Hirns über beträchtliche Kenntnisse verfügt, aber in vielem doch noch am Anfang steht.

15.1 Psychopharmakologische Beeinflussbarkeit

In diesem Band, der vorrangig die Perspektive des behandelnden Psychiaters/Psychotherapeuten wiedergibt, kann nicht wissenschaftlich kompetent über neurobiologische Grundlagen und Zusammenhänge berichtet werden, wenngleich die Folgerungen neuro-psycho-biologischer Forschung durchaus in der Praxis angekommen sind. Es sind die Ergebnisse vor allem auf den Feldern der Molekulargenetik und der hirnfunktionellen elektrophysiologischen, neurochemischen und bildgebenden Verfahren, die Diagnose und Therapie verändern. Ganz im Vordergrund steht natürlich die psychopharmakologische Behandlung, die den Psychiatern effektive Therapien und gemeinsam mit den Psychotherapeuten sehr beeindruckende Erfahrungen ermöglicht. Diese können auch für das Thema der Spiritualität und des religiösen Glaubens hohe Relevanz aufweisen. Die konkrete Behandlungserfahrung ist immer nachhaltig prägend, wenngleich viele Beispiele in der Theorie schon lange bekannt sind. Wenn z. B. ein tief-depressives, religiös begründetes Schulderleben unter thymoleptischer Medikation vollständig sistiert, wenn halluzinatorisches Eingebungs- und Erleuchtungserleben unter dopaminerger Blockade abklingt oder wenn zwanghafte, für unverzichtbar gehaltene, strenge Meditationswochen (u. U. mit Momenten der Selbstkasteiung) unter serotonerger Medikation völlig ihre Bedeutung verlieren oder auch, wenn Menschen mit einer bipolaren Erkrankung nach langen Jahren der emotionalen und sozialen Achterbahn unter Lithium-Behandlung markant und über viele Jahre hin so gut wie beschwerdefrei ihr Leben führen. Die Beispiele sind natürlich nicht simpel zu verallgemeinern, aber auch in dieser plakativen Kürze spiegeln sie erschütternde individuelle Patientenschicksale wider.

Es könnte auch zum Thema dieses Buchs passen, sich die psychopharmakologische Beeinflussbarkeit von Belohnungssystemen, der Regulation von Erwartung, Vorfreude, Freude und Glückserleben, die neuronalen Auswirkungen bei Misserfolgen oder das Beziehungserleben unter dem schwangerschaftlichen Symbiose-Hormon Oxytocin näher anzusehen. Auch wissen Psychotherapeuten selbstverständlich Bescheid über die Bedeutung der Neurotransmitter wie z. B. Serotonin für die Lebenszufriedenheit, den neuen Trend des Dopamin-Fastens (i. S. der Reiz- und Freude-Abschirmung), die Wirkung von Methylphenidat auf Konzentrationsstörungen und Unruhe und die bei jungen Menschen suchtartig gesuchten Effekte entaktogener Substanzen, die die Wahrnehmung eigener Emotionen verstärken. In ihrer Gesamtheit bis hin zum breiten Feld euphorie- wie zugleich suchterzeugender Mittel bilden die Möglichkeiten der Beeinflussung der Hirntätigkeit eine große eigene Welt, die einer höchstverantwortlichen klinisch-psychiatrischen Handhabung bedarf.

Hervorgehoben seien noch die psychedelischen, bisweilen als entheogen bezeichneten Effekte vieler unterschiedlicher Substanzen (wie Ayahuasca, psychoaktive Pilze, Azteken-Salbei, Met, Engelstrompeten u. v. a. m.), die zu spirituellen, mystischen und religiösen Zwecken benutzt werden und religiöse Visionen hervorrufen. Man kann auf Ergebnisse einer speziellen Studie der AG Psychotrope Substanzen der Charité CM (Ltg Tomislav Majić) hierzu gespannt sein (LZESH-Studie 2021).

15.2 Zur Neuropsychologie religiösen Erlebens

Insgesamt muss die Neuropsychologie als biologische Forschung religiöser Phänomene differenziert werden von einer schon begrifflich unzutreffenden und wissenschaftlich nicht organisierten »Neurotheologie«, die sich mit plakativen Thesen (»Gott-Gen«, »zerebrales Gottesmodul«) und oft nicht replizierbaren Forschungsergebnissen vor allem publikumsorientiert präsentiert. Auch weitere Aspekte neurobiologischer Erforschung religiöser Phänomene z. B. zur Bedeutung epileptischer Erregungsstörungen, die Veränderungen bei Gebet und Meditation, bei out-of-body- und Nahtoderfahrungen, die »Vererbung« von Religiosität können hier nur benannt werden. Belastbare Kenntnisse über die Hirnmechanismen, die religiöses Erleben erklären, liegen (noch) nicht vor. Unwahrscheinlich ist das Vorliegen eines lokalisierbaren Zentrums für den Glauben. Lasse Brandt, Christiane Montag und John Haynes kommen in ihrer Sichtung »Religiosität und Spiritualität aus neurowissenschaftlicher Sicht« zu dem Fazit: »hingegen passt die weiträumige Hirnaktivität, die bei religiösen Erfahrungen und Urteilen ausgelöst wird, zu den komplexen kognitiven Anforderungen, die religiöses Denken mit sich bringt. Dazu zählen vielfältige kognitive Funktionen wie Wahrnehmen, Erinnern, Planen, Fühlen oder auch Urteilen« (Brandt et al. 2020, S. 50; vgl. auch Müller und Walter 2010).

Einen unterhaltsam-humorvollen Dialog zum Thema haben der Psychiater Manfred Spitzer, dessen thematisch-wissenschaftliche Publikationen hier leider nicht einbezogen werden können, der Astrophysiker Harald Lesch, der an der Hochschule der Jesuiten Philosophie unterrichtet, und der Kabarettist Günther »Gunkl« Paal in ihrem Buch »Gott, wo steckst du?« vorgelegt (Spitzer et al. 2019).

15.3 Zur Neurobiologie »freier« Willensentscheidung für oder gegen religiösen Glauben

Für den religiösen Glauben wie auch anthropologisch von grundlegender Bedeutung ist die Frage der Freiheit zur eigenen Entscheidung. Nach wie vor gibt es hier eine lebhafte wissenschaftliche Kontroverse. Allerdings kann der noch vor 40 Jahren vom renommierten Hirnforscher John Eccles (1903–1997) vertretene interaktionistische Dualismus von Geist und Hirn heute wissenschaftlich als überwunden angesehen werden. Eccles großartige Leistung bestand in der Widerlegung der langzeitig von ihm selbst vehement propagierten These, wonach Erregungsübertragung zwischen Nervenzellen auf elektrischer Potenzialüberleitung beruhe. Er führte vielmehr den Nachweis einer chemisch per Botenstoffen ablaufenden Signalübertragung an den Synapsen. Hierfür erhielt er 1963 den Medizin-Nobelpreis. In dem legendären Dialog mit dem Philosophen Karl Popper »The self and its brain« vertrat Eccles noch in den 1970er Jahren die These einer freien Instanz (Seele), die über der Materie schwebend diese steuere (Eccles und Popper 1989). Anlässlich seines Todes titelte Ulrich Schnabel in der »Zeit« am 16. Mai 1997 »Mit John C. Eccles starb der letzte Neurophysiologe, der noch an die Seele glaubte« (Schnabel 1997).

Wer aber daraus folgert, die rein naturwissenschaftliche Sicht auf menschliches Dasein, im Besonderen die (avisierte) umfängliche neurobiologische Erklärung des Denkens, Fühlens und Entscheidens habe im uralten philosophischen Widerstreit um Geist und Materie obsiegt, der irrt. Die Verhältnisse sind bei weitem komplexer, als dass sie sich mit linearer, wesenhaft mechanistischer Ursache-

Wirkungsdynamik erfassen lassen. Hierauf weist u. a. Thomas Fuchs hin, wenn das gesamte Erleben auf neuro-bio-chemo-physikalische Vorgänge reduziert wird. Fuchs stellt die essenzielle Bedeutung des »Lebendigen« heraus, das vitale und persönliche Ich-Erleben mit den Kategorien von Leiden und Freuden, Erkenntnis und Interesse, Denken und Handeln (vgl. Fuchs 2010). So fungiert das Gehirn vor allem als ein Vermittlungsorgan der Beziehungen des Organismus zur Umwelt und für unsere Beziehungen zu anderen Menschen. Es ist ein biografisch, sozial und kulturell geprägtes Organ. Auch für den behandelnden Psychiater der Praxis handelt ganz selbstverständlich nicht das Gehirn für sich, sondern der lebendige Mensch, der fühlt, denkt und in Beziehung steht. Unwillkürlich ergibt sich hier der Gedanke an Martin Buber »Der Mensch wird am Du zum Ich« (Buber 2008, S. 4).

Interessant ist auch eine Antwort des über 90-jährigen Otto Kernbergs in dem schon erwähnten Interview auf die Frage nach seinen Plänen: »Ich befasse mich schon seit einem halben Jahr mit Neurobiologie und wir versuchen, dazu einen Artikel fertigzustellen, der zu dem Schluss kommt, dass die Organisation des Gehirns auf ein tief empathisch verstehendes Ich in Beziehung mit den wichtigen anderen Mitmenschen zielt. Das erlaubt es dann, ein emotional reiches Leben zusammen mit anderen Menschen zu leben als höchstes Ziel tagtäglicher menschlicher Existenz« (Lütz 2020, S. 126).

Zurück zum Thema der Willensfreiheit des Menschen ist trotz vieler offener Fragen eine anschauliche, überzeugende Abhandlung in den Positionen des auch international vielfach ausgezeichneten Hirnforschers Wolf Singer zu finden. Diese hat er u. a. in einem Dialog mit dem buddhistischen Mönch Matthieu Ricard dargestellt (Singer und Ricard 2017). Singer betont, dass alles Denken und Handeln durch neuronale Prozesse vorbereitet wird, dass die Abläufe den Naturgesetzen unterworfen sind und nicht der Zufälligkeit unterliegen. Die koordinierten neuronalen Aktivitätsmuster »bringen hervor, was wir als Wahrnehmungen, Entscheidungen, Gefühle, Urteile oder den Willen erfahren« (ebd., S. 214). Von den durch Wahrnehmungen aus der umgebenen Welt wie aus der eigenen Körperwelt induzierten neuronalen Aktivitäten ist uns nur ein sehr kleiner Anteil bewusst. Von Bedeutung ist das menschliche »Bedürfnis, für alles, was wir tun, einen Grund zu finden. Und wenn wir keinen Zugang zu dem eigentlichen Anlass unseres Handelns haben, wenn unsere Motivation im Unbewussten liegt oder wenn wir abgelenkt waren, als sich der Auslöser für eine Handlung ereignete, erfinden wir einen Grund, der die Handlung erklärt, und glauben daran – natürlich, ohne dass wir uns im Klaren sind, dass wir ihn erfunden haben« (ebd., S. 220). (Siehe hierzu auch die Ausführungen zum »Ursachenbär« in ▶ Kap. 4.2.) Der unvorstellbar große Strom sich wechselseitig beeinflussender Neurone hängt in der individuellen Ausprägung »von all jenen Variablen ab, welche die funktionelle Architektur des Gehirns geprägt haben: von genetischer Veranlagung, epigenetischen Auswirkungen früher Prägung und der Gesamtheit der in der Vergangenheit gemachten Erfahrungen« (ebd., S. 221). Hinzu kommen alle aktuellen Reize, die auf den Menschen einwirken. Aus der kausal-logischen Verschaltung aller angestoßenen neuronalen Aktivitäten generiert sich die individuelle Entscheidung und in der Summe der Entscheidungen auch die persönliche

Einstellung zum Leben, zur Welt, zur Religion. »Obwohl im Gehirn in den wenigen Sekunden, die einer Entscheidung vorausgehen, unbewusste Prozesse ablaufen, *ist am Ende die Entscheidung im Wesentlichen der Kulminationspunkt lebenslanger Erfahrung*« (ebd., S. 223, Hervorhebung im Original). Eben hier findet sich auch die neurobiologische Basis für das Verständnis von der Freiheit des Menschen. Determinismus und damit die gesicherte Vorhersehbarkeit lehnen Singer und Ricard in ihrem tiefgründigen Dialog aus den unterschiedlichen Perspektiven der Neurobiologie wie der buddhistischen Lehre ab. Singer: »Die Nichtvorhersagbarkeit ist prinzipieller Natur und keine Folge unvollständigen Wissens. Sie ist eine konstitutive Eigenschaft komplexer Systeme mit nichtlinearer Dynamik. Diese Erkenntnis widerspricht unserer Intuition, weil unsere kognitiven Systeme gemeinhin von Linearität ausgehen« (ebd., S. 273). Hierbei geht es Singer nicht um die Infragestellung der Kausalität als Grundprinzip, sondern um die Unvorhersehbarkeit von Systemprozessen aufgrund der komplexen Wechselbeziehungen der unendlich vielen einzelnen Faktoren. Auch wenn es keine einfache lineare Wirk-Dynamik des Gehirns gibt, so können wir Menschen durch mentale Anstrengungen die bestimmenden Faktoren beeinflussen.

Mit dieser Sicht auf die Freiheit des Willens macht es viel Sinn, eben diesen zu betonen, da dies Postulat der Freiheit als biologisch wirksames Argument die neuronalen Prozesse prägt und damit entsprechend freie(re) Entscheidung möglich macht. Persönliche Entscheidungen sind sowohl im personalen Erlebenskonzept von Thomas Fuchs (2021) wie auch im Konzept nichtlinearer Dynamiken komplexer Systeme von Wolf Singer nicht vorhersehbar. Persönliche Entscheidung ist ein prozesshaft vorbereiteter neurochemisch-physikalischer Akt, dem unterschiedliche neuronale Erregungsmuster naturgesetzlich zugrunde liegen; je mehr wir Freiheit propagieren und üben, desto unabhängiger machen wir unser Gehirn in der Entscheidungssituation von anderen neuronal wirksamen »Argumenten«, seien sie rationaler oder emotionaler, aufgezwungener oder freiwilliger, moralischer oder juristischer Art. Es ist das Grundprinzip der Veränderung vorhandener neuronaler Muster vom einfachen Vokabel-Lernen, über das Training mentaler Abläufe z. B. im sportlichen Bereich oder die kognitive Umstrukturierung bzw. emotionale Korrekturerfahrungen in der Psychotherapie bis hin zu den relevanten Änderungsprozessen, die auch durch Achtsamkeit, Meditation oder Beten im religiös-spirituellen Bereich ausgelöst werden. Auf diesem Hintergrund wird der Akt der Akzeptanz der Begrenzung und der Nutzung des Spielraums in der persönlichen Entscheidung zum entscheidenden Moment menschlicher Individualität, Freiheit und Verantwortung.

Anekdotisch könnte hier der paradoxe Versuch Immanuel Kants angeführt werden, als er seinem langjährigen Diener Lampe gekündigt hatte, ihn aber nicht vergessen konnte und weswegen er sich ein Schild auf den Schreibtisch mit dem Text »Lampe vergessen« aufstellte. Ob diese Strategie mentaler Eigenbeeinflussung erfolgreich war, wird allerdings nicht berichtet (Weischedel 1982, S. 177–186).

16 Selbsttranszendenz, Erfahrungsvielfalt und Ressourcenorientierung

16.1 Spiritualität und Selbsttransparenzerfahrung als Ressource

Dem Psychiater und Psychotherapeuten begegnet eine Vielfalt religiösen Glaubens, spiritueller Erfahrungen und Bedürfnisse, der Weltanschauungen und Lebensentwürfe. Dazu zählen Patienten mit traditionellem Glaubensverständnis und Zugehörigkeit zu einer der großen Glaubensgemeinschaften wie auch Menschen, die eher neue Wege gehen; einige suchen eine neue Orientierung bietende Gemeinschaft, andere sind eher ungebunden »unterwegs«. Psychiatrischen/psychotherapeutischen Patienten ist ungeachtet ihrer Unterschiedlichkeit gemeinsam, dass sie seelisch leiden oder aber, dass andere durch sie resp. mit ihnen leiden. Die Ursachen des Leidens zu identifizieren, Vorschläge zur Minderung der krankheitsbedingten Defizite zu machen, ist originäre Aufgabe des Arztes, Psychiaters, Psychotherapeuten.

Wie schon im ▶ Kap. 11.2 zur Gesundung und Gesundheit erörtert, ist die Beachtung und Förderung der die Gesundheit stärkenden Potenziale des Patienten in den letzten Jahrzehnten neu ins therapeutische Bewusstsein zeitgemäßer Behandlung gerückt. Ressourcenorientierung und das Salutogenese-Konzept von Aaron Antonowsky (1997) wurden in ihrer Bedeutung für die psychotherapeutische Behandlung schon angesprochen. Menschliche Beziehungen, eigene Persönlichkeitsanteile, eigene Geschichte, Vorbilder, Neigungen, Hobbys: Die Breite der Ressourcen ist beachtlich. Nach persönlicher Behandlungserfahrung vieler Menschen ist die Fähigkeit eines Patienten, sich von sich selbst und eigenem Leid, von Scham und Schuld, vielleicht sogar Ausweglosigkeit zu distanzieren, die bedeutendste Ressource. Humor, selbstironische Reflexion, »Loslassen« und die Hinwendung auf andere und anderes, über sich selbst hinausdenken und fühlen, können als Schlüssel zu einer Selbstfindung im Leiden gelten.

Therapierichtungen wie die »Positive Psychologie« (vgl. u. a. Rashid und Seligman 2021) und die »Positive Psychotherapie« (vgl. u. a. Peseschkian und Remmers 2013), in deren Programmatik die individuelle Ressource als zentral angesehen wird, seien zumindest erwähnt. Im Gegensatz zu traditionellen Therapien finden in diesen Therapieansätzen sogenannte »positive« Ziel-Dimensionen ausdrückliche Beachtung wie u. a. Weisheit und Wissen, Courage, Zwischenmenschlichkeit wie Mitgefühl, Freundlichkeit, Dankbarkeit, Gerechtigkeit, Fairness, Mäßigung, auch Demut, Bescheidenheit, Vergeben. Ihre Berechtigung im therapeutischen Zielkanon ist unbestritten und viele Psychiater und Psychotherapeuten erleben ihre Herausstellung als Bereicherung. Sie sind im Grundsatz nicht an spirituelles Denken und Erleben gebunden.

Mit den Aspekten der Spiritualität und Selbsttranszendenz als ggf. zu unterstützende Ressource des Patienten verbindet sich jedoch Diskussionsbedarf. Die Bewertung fällt hinsichtlich der Angebote des großen esoterischen »Therapie«-Bereichs eindeutig aus, wenn sie den Regeln der Naturgesetzlichkeit und der Vernunft entgegenstehen. Auch einer therapeutisch-intentionalen, tendenziell oder offen missionarischen religiös-spirituellen Therapieausrichtung ist eine klare Absage zu erteilen. Seine Glaubens- oder Transzendenzerfahrung kann der Patient nur in Freiheit selbst finden, wenn er es denn will. Analog zum Bereich der Sexualität wäre es eine grobe fachliche Verfehlung in der asymmetrischen therapeutischen Situation über die Begleitung der Selbstfindung hinaus diese durch praktische Ausübung zu manipulieren. Dies wäre in der Regel als narzisstisch-egozentrischer Missbrauch des Therapeuten in einer Abhängigkeitssituation zu verstehen.

16.2 Vielfalt der Erfahrungen von Selbsttranszendenz

Im Anschluss an die Überlegungen zu Jaspers »Chiffern der Transzendenz« im vorigen Kapitel ist nach eigenem Bekunden von Menschen bzw. nach allgemeinem Verständnis eine Vielfalt von Erfahrungsbereichen und Momenten der Selbsttranszendenz und Spiritualität oder auch tief religiösen Empfindens zu konstatieren. Es geht im Jasperschen Sinn um Erfahrungen aktiven Handelns oder kontemplativen Fokussierens, die subjektiv als eines »Über-sich-selbst-hinaus-Erlebens« verstanden werden. Es meint die Erfahrung des »Ergriffenseins« von einem Unbedingten, einem Unverfügbaren. Sicher handelt es sich hierbei um psychologische Phänomene, mit heute erst in Ansätzen verstandenen parallelen neurobiologischen Abläufen. Über die reale Existenz einer Transzendenz geben sie keinen Aufschluss, wie auch Jaspers betont. Es geht dabei nicht um richtig oder falsch, wahr oder unwahr. Der vielfach wissenschaftlich ausgezeichnete Sozialphilosoph Hans Joas schreibt: »Ebensowenig wie der Gläubige dem Nicht-Gläubigen seine religiöse Deutung seiner Erfahrungen als logisch-zwingend aufnötigen kann, kann der Nicht-Gläubige seine nichtreligiöse Deutung als einzig rational mögliche verfechten« (Joas 2004, S. 23). Ein Absolutes gibt es hier nicht, gerade wenn man berücksichtigt, dass Deutung und Erfahrung in einem sich wechselseitig beeinflussenden Verhältnis stehen. Den Neurobiologen, aber auch den aufmerksamen Psychiater oder Psychotherapeuten ist bekannt: Man glaubt nicht das, was man sieht, sondern man sieht, was man glaubt. Und man (hier: das Gehirn) erinnert tendenziell (lieber) das, was man erinnern möchte.

Nach eigener Behandlungserfahrung wird eine akzeptierende, interessierte ggf. auch supportive Haltung gegenüber dem religiösen Glauben wie auch konkret geschilderter spiritueller Transzendenzerfahrung als sehr wertvoll erlebt. Das entbindet den Therapeuten aber nicht davon, in jedem Einzelfall kritisch zu prüfen, ob die subjektive Erfahrung nicht doch eher Ausdruck z. B. narzisstischer Selbstzentriertheit ggf. mit Erlebniskick ist und somit vom Eigentlichen wegführt. Therapeutisch anzustreben wäre ja gerade die eigenständige Herausführung aus der Zentrierung auf die eigene Person und die »Überschreitung« in ein umfassend-gemeinsames Seins- und Verantwortungserleben. Diese Dimension findet sich religionsübergreifend und auch nicht notwendig theistisch (vgl. hierzu Joas 2004). Joas weist auf die Patchwork-Momente von spirituellem Erleben hin: »Vergessen wir nicht, dass auch die Geschichte des Christentums nicht einfach eine lineare und homogene Weitergabe des christlichen Glaubens ist, sondern gerade religiöse Virtuosen das spirituelle Erbe des Christentums bereichert haben, indem sie wie Meister Eckhart jüdische Anstöße oder Franziskus von Assisi wohl islamische aufgenommen und ins Christentum integriert haben« (ebd., S. 27). Es geht um Erfahrungen der Tiefe, die über die Grenzen von Generationen und Zeiten, der Natur und des erklärbaren Daseins hinaus in Annahme des Lebens, in Freude und eine gemeinsame Verantwortung einmündet. Es geht – so ein anderer Deutungsakzent – um das nicht in Worte fassbare Erleben von Schönheit und Tiefe sowie um das angesichts der Begrenzung des Lebens melancholisch unterlegte Gefühl der Geborgenheit und Zugehörigkeit in der Welt; dieses aus den Erfahrungen des Alltags herausgehobene Erleben bezeichnen nicht wenige Menschen durchaus im ganz Persönlichen als etwas »Heiliges«.

Nachfolgend wird nun auf Bereiche hingewiesen, in denen Menschen oft in besonderer Intensität zu Erfahrungen kommen, die dem Über-sich-selbst-hinaus-Erleben entsprechen und als spirituelles Erleben bezeichnet werden. Auf eine Nummerierung, die eine Rangfolge oder gar Systematik suggerieren könnte, wird bewusst verzichtet. Allerdings kann nur der Bereich der Musik exemplarisch etwas ausführlicher erörtert werden.

Musik

»Musik fängt dort an, wo die Worte enden«; dies Goethe-Zitat ist wohlbekannt. Musik im Kontext von Religiosität und Transzendenzfragen zu thematisieren, führt reflexartig zu Johann Sebastian Bach, den manche als den 5. Evangelisten bezeichnet haben (u. a. Albert Schweitzer). Wer anders als Bach, der oft als größter Komponist der Musikgeschichte angesehen wird, könnte besser für das Phänomen »Begabung« stehen – vermutlich auch unabhängig von seiner tiefen Religiosität. Albert Schweitzer schreibt 1905 in der Monatszeitschrift »Die Musik«: »Was is mir Bach? Ein Tröster. Er gibt mir den Glauben, dass in der Kunst wie im Leben das wahrhaft Wahre nicht ignoriert und nicht unterdrückt werden kann, auch keiner Menschenhilfe bedarf, sondern sich durch seine eigene Kraft durchsetzt, wenn seine Zeit gekommen« (Schweitzer 1905). Die Andacht und religiöse Hingabe, mit der Bach seine Musik entwarf, setzt trotz vieler über ihn und seine Musik geschriebener Worte da ein, wo die Worte aufhören. Zur religiösen Inbrunst Bachs sei u. a. verwiesen auf die handschriftliche Randbemerkung Bachs in der Calov Bibel: *Bey einer andächtig Musig ist allezeit Gott mit seiner*

Gnaden Gegenwart (Calov Bibel 1999, Postkarte). Heute ist aus dieser emotionalen Intensität für viele, auch für nicht religiöse Menschen eine vertiefte Hingabe an die Musik Bachs geworden; für manche wirkt sie mit der musikalischen Thematisierung von Liebe, Demut, Tod, Auferstehung und Ewigkeit wie ein subkortikales Portal zur Ewigkeit oder auch Transzendenz.

»So predigt Gott das Evangelium auch durch die Musik« zitiert Neil MacGregor Martin Luther (MacGregor 2018, S. 169). Die mit der Reformation eng einhergehende Einführung des gemeinschaftlichen Singens kann als eine geniale Neuerung Luthers angesehen werden, die zum einen die aktive Beteiligung und zum anderen auch das religiöse Sprachverständnis enorm beförderte. »Diese neuen ›Protestanten‹ ergriffen von der Bibel nicht nur als Buch, in dem sie in ihrer eigenen Sprache lesen konnten, Besitz, sondern auch in Gestalt von Liedern, die selbst diejenigen, die kaum des Lesens mächtig waren, verstehen und in ihrem Kopf und ihrem Herz mit sich tragen könnten« (ebd., S. 170). »Physische Synchronisation ist sehr wirkungsvoll, wenn es um die psychologische Synchronisierung geht. Je stärker wir in einem körperlichen Sinne zusammen sind, desto leichter wird es, auch in psychologischer Hinsicht zusammen zu sein und ein Gefühl gemeinsamer Identität zu entwickeln. Singen, Skandieren, Stehen, Marschieren – das alles ist absolut entscheidend, um ein ›wir-Gefühl‹ zu erzeugen« sagt der Prof. für Sozialpsychologie Steve Reicher (zit. nach MacGregor 2018, S. 171). Die vorgenannte Erkenntnis gilt für alle Religionen, im Übrigen aber auch für das Militär. Für die protestantischen Gemeinden wirkt die Einführung gemeinschaftlichen Singens bis heute weiter; die katholische Kirche ist ihr nicht ohne Neid auf den Erfolg und die innere Bewegung der protestantischen Gläubigen im 19. Jahrhundert gefolgt.

Und in die Jetzt-Zeit hinein ragt der Satz Martin Luther Kings, Jr.: »Viel von der Kraft unserer Freiheitsbewegung in den USA hat seinen Ursprung in der Musik« (Luther King 1964, S. 9), den er als Geleitwort 1964 für die ersten Berliner Jazztage schrieb. Der amerikanische Bürgerrechtler hatte die Berliner Festwochen, in deren Rahmen die Berliner Jazztage stattfanden, am 13. September 1964 mit einer Rede zu Ehren John F. Kennedys in der Berliner Philharmonie eröffnet. Es soll hier angesichts ihrer markanten wie schönen Beschreibung vier Jahre vor seiner Ermordung länger zitiert sein:

»Gott schuf eine Vielzahl von Dingen aus der Unterdrückung. Er schenkte seinen Kreaturen die Gabe, selbst kreativ zu sein, und aus dieser Gabe flossen süße Lieder von Freude und Leid, die es den Menschen möglich machen, ihre Umgebung und viele unterschiedliche Situationen zu meistern. Der Jazz spricht vom Leben. Der Blues erzählt die Geschichten der schweren Seiten des Lebens, und wenn Sie kurz nachdenken, werden Sie erkennen, dass sie beide die schwierigsten Realitäten des Lebens nehmen und sie in Musik fassen. So entsteht neue Hoffnung, ein Gefühl des Triumphs. Diese Musik triumphiert. Der moderne Jazz hat diese Tradition fortgeführt; er singt die Lieder einer komplizierteren urbanen Existenz. Wenn das Leben weder Ordnung noch Sinn bietet, schöpft der Musiker Ordnung und Sinn aus den Klängen der Erde, die durch sein Instrument fließen. Es ist kein Wunder, dass ein so großer Teil der Suche nach einer afroamerikanischen Identität von Jazzmusikern vorangetrieben wurde. Schon lange bevor die modernen Essayisten und Wissenschaftler über ›Rassenidentität‹ als Herausforderung in einer vielrassigen Welt schrieben, kehrten diese Musiker zu ihren Wurzeln zurück, um das zu bekräftigen, was sich in ihren Seelen regte. […] In dem besonderen Kampf der Afroamerikaner liegt etwas, das dem universellen Kampf des modernen Menschen ähnelt. Jeder hat den Blues. Jeder sehnt sich nach Sinn. Jeder möchte lieben und geliebt werden. Jeder möchte in die Hände klatschen und glücklich sein. Jeder sehnt sich danach, an etwas zu glauben. In der Musik, und besonders in dieser breiten Kategorie namens Jazz, liegt ein erster Schritt hin zu alledem« (ebd., S. 9).

Eine vertiefende Darstellung der Bedeutung der Musik für das seelische Erleben und Befinden ist hier ob ihrer Vielfalt nicht möglich; Musikmeditationen z. B. gehören zum Kulturgut aller Religionen. Mit großem Zeit- und Kultursprung zu protestantischem Kirchengesang und Jazz sei als Hinweis auf die Universalität von Musik im spirituellen Kontext lediglich Mostamli Bohari, persischer Gelehrter des 11. Jahrhunderts zitiert: »Im Herzen eines Menschen, der jemanden hört, der den Koran singt – der ihn gut singt – kommen Zartgefühl und Reue zum Vorschein, gleich wie lasterhaft und hartherzig dieser Mensch ist. Diese Reue bleibt – und der Mensch gerät in einen Zustand der Glückseligkeit« (Bohari zit. nach Daun 2018). Es ist tief bedauerlich, wenn die Jahrtausende alte altorientalischen Musik- und Bewegungtradition, wie sie sich u. a. im Sufitum ausgebildet hat, angesichts der Musik- und Tanzrepression der theokratischen Regierung des Iran und der gruseligen, ohne religiöse Legitimation agierenden musikfeindlichen islamistischen Gruppen im Nahen Osten oder im Maghreb in den Hintergrund öffentlicher Wahrnehmung geraten. Die therapeutische Dimension vor allem der türkischen Musiktradition wurde in neuerer Zeit durch den Philosophen und Psychologen Rahmi Oruç Güvenç wiederentdeckt und aufgearbeitet (Güvenç und Güvenç 2016). Siehe ergänzend auch untenstehende Ausführung zum Beitrag vom M. Tabatabai auf dem 12. Berliner psychiatrisch-religionswssenschaftlichen Colloquium (am Ende dieses Kapitels).

Bewegung und Tanz

Sport und Bewegung, so sehr sie für viele Menschen Quelle von Vitalität und Lebensfreude bedeuten, per se als spirituell zu bezeichnen, würde sicher weiter übers Ziel hinausschießen. Im Sport gibt es Ertüchtigung, Wohlbefinden, glücklich machende Erfolgserlebnisse und Jubel, auch schon heute neurobiologisch z. B. als Runner's High fassbare körperlich alterierte Zustände aufgrund von endogenen Cannabinoiden u. ä. Von spirituellem Erleben sind sie klar abgegrenzt. Aber Bewegung wie Laufen oder Radfahren, auch Tanz kann in vertieftem Weltbezug inneres Freiwerden bewirken und meditativen Charakter annehmen. Die gemeinsame Performance beschreibt die berühmte Tanz-Choreografin Sasha Walz in einem Interview auf die Frage, wann sie sich lebendig fühle, wie folgt: »Wenn ich im Flow bin, in dieser kreativen Energie, mit den Tänzern verbunden. Wenn wir eine Situation kreieren, in die alle eintauchen – und der ganze Raum magisch wird. Stehe ich selbst auf der Bühne, spüre ich eine Art Wärme oder Hitze, innen wie außen. Ein höherer Zustand, wunderschön. Man kann sich fallen lassen und vertraut darauf, dass alles an seinem Platz ist« (von Naihauß 2019).

Kunst und Architektur

Künstlerisches Schaffen zählt wie die Musik, Bewegung, Tanz zu den Basismodulen einer guten differenzialtherapeutisch abwägenden psychiatrischen und psychotherapeutischen Behandlung, stationär und zunehmend auch ambulant. Ihre ressourcen- und gesundheitsfördernden Potenziale sind verknüpft mit einer Ausdrucksmöglichkeit, die nicht primär der verbal-intellektuellen Ebene entspringt. Künstler, seien es ergotherapeutisch angeleitete oder »amateur-« oder hobbymäßig aktive oder professionelle und auch prominente, stellen ihr Schaffen sehr oft in einen metaphysischen Kontext. Der innere Bezug zu einer Ebene, die den Einzelnen übersteigt und so auf symbolisch-metaphorischer Ebene auch in Kontakt mit anderen oder gar darüber hinaus zum »Umgreifenden« im Jasperschen Sinne tritt, ist vielen Kunstschaffenden wichtig; eine religiöse Bindung ist dafür nicht Voraussetzung.

Zu den traditionell religiösen Künstlern, Baumeistern vergangener Jahrhunderte und deren sakrale Kunstobjekte oder Bauten gibt es Regale an Büchern. Die Werke zählen zum einzigartigen Kulturgut der Menschheit, die – losgelöst von beschreibend-erklärenden Worten – ihre in Erstaunen, Bewunderung, Verehrung, auch Verstörung versetzende Wirkung ausüben. Dies gilt in modifizierter Weise auch für die Künstler und Kunstwerke der Moderne. Nicht zuletzt gilt dies auch für die Kunst von Menschen mit Handicaps der unterschiedlichsten Art. Hier kann nur ganz allgemein auf diesen Bereich künstlerischer Selbstfindung hingewiesen werden, der so oft für den Künstler wie den Betrachter mit intensivsten Gefühlen eigenen existenziellen Daseins inmitten umgebender Transzendenz verbunden ist. Kunst ist Antwort auf eine innere oder von außen herangetragene Frage. Sie erforscht die Welt und die existenziellen Fragen, die sich jedem von uns stellen: Wer und wie sind wir? Es geht um Form und Inhalt, um Passung und Disruption, um Verletzung wie um Ästhetik u. v. a. m. Im Jasperschen Sinne kann auch diese aktive wie passive Erfahrung von Kunst als eine »Chiffre der Transzendenz« verstanden werden. Ob künstlerische Arbeit per se »spirituell« ist, erübrigt sich als Frage. Es liegt im Auge des Betrachters und – nicht unbedingt übereinstimmend – natürlich im Auge des Künstlers.

Dass bildnerische Kunst gerade für Menschen mit psychischer Beeinträchtigung/Erkrankung eine ungeheuer lebenswichtige Findungsmöglichkeit darstellt, weiß jeder in der Psychiatrie Tätige. In eigener Praxis fand die große Wand, auf der künstlerisch aktive Patienten Werke präsentieren konnten, bei Mitpatienten reges Interesse. Nicht wenige Künstler thematisierten die besondere Ebene, aus der heraus sie ihre Inspiration zum Malen fanden, selten mit Bezug zu einem persönlichen Gott, immer wieder aber mit Hinweisen auf eine Art unbeschreiblicher, bisweilen als religiös oder als spirituell titulierter Ebene. Auch Betrachter der Bilder äußerten oft Ähnliches hinsichtlich ihrer Empfindungen und Assoziationen. In Veröffentlichungen, in Museumsausstellungen und auf dem Kunstmarkt haben die Bilder in der Tradition der »Art brut« eine breite Anerkennung gefunden. Art brut (»rohe Kunst«) erfasst als Sammelbegriff die autodidaktische Kunst von Laien, Kindern, Menschen mit einem psychischen oder geistigen Handicap oder auch von gesellschaftlichen Außenseitern. Die berühmteste Ausstellung ist die Sammlung Kielholz (vgl. u. a. Kraft 2005). Jaspers hat sich mit der Religiosität van Goghs in »Strindberg und van Gogh: Versuch einer pathographischen Analyse« eingehend beschäftigt (Jaspers 2013).

Als eher zufällige kleine Auswahl ganz allgemein moderner Künstler zum Thema spirituellen Selbstverständnisses seien hier angeführt Wassily Kandinsky, Mark Rothko und Andy Warhol. Gerhard Richter als derzeit wohl berühmtester Maler antwortete in einem Interview der Süddeutschen Zeitung vom 17. Mai 2010 auf die Frage »Sind Sie religiös?«: »Ich glaube, jeder glaubt, ununterbrochen. Ich bin Agnostiker, ich weiß nicht, ob Gott existiert. Aber ohne Spiritualität könnten wir gar nicht leben. Ich denke, das meint das Prinzip Hoffnung« (Karcher 2010). Weiterführend auch: »Zeige deine Wunde: Kunst und Spiritualität bei Joseph Beuys – Eine Spurensuche« (Sünner 2015).

Architektur als bildnerische Kunst im Großen sucht Ausdruck und Ansprache in Verbindung mit der Funktion; sie hat immer auch eine Botschaft auf symbolisch-metaphorischer Ebene. Den Menschen bedeutsame Architektur überdauert die Zeiten; ihre Steine, ihre Form und ihre Gestalt werden den Nachkommen oft zu ausdrucksstarken, redend-bewegenden Zeugen längst vergangener Kulturen und Religionen.

Literatur

Obgleich die Chiffre oder die Erfahrung der Transzendenz gerade das Unsagbare, das nicht oder nur schwer und vorläufig Beschreibbare zum Inhalt hat, stellt Dichtung ein zentrales Medium religiösen Glaubens dar. Es sind »die heiligen Schriften« der Veden, der Tora und des Talmud, der Bibel, des Koran, des Pali-Kanon, des Daodejing, der fünf konfuzianischen Klassiker und manch weitere Schrift, die für die sogenannten »Buchreligionen« normative Autorität darstellen. Mit ihrer Mehrdeutigkeit – wie Bauer (▶ Kap. 14.3) ausführt – gelten sie auch deswegen als weise, da sie über die Jahrhunderte hinweg jeweils verschieden auslegbar sind. In schriftlosen Kulturen (»ethnischen Religionen«) spielen kollektive Überlieferungen von Mythen als orale Texte eine den heiligen Schriften vergleichbare Rolle.

Es waren auch die Werke Homers, die die Götter mitsamt ihren menschlichen Konflikten unsterblich machten, und es waren die großen Dramen der Aischylos, Sophokles, Euripides u. a., die bis heute die Menschen mit ihrer inneren Konfliktspannung und den schicksalhaften Verstrickungen der Protagonisten in Atem halten. Zur Aristotelischen Katharsis-Theater-Theorie siehe ergänzend untenstehende Ausführung über den Beitrag von Susanne Gödde auf dem 12. Berliner psychiatrisch-religionswssenschaftlichen Colloquium (am Ende dieses Kapitels). Auf die Dichtung anderer Kulturwelten einzugehen, erlaubt der vorgegebene

Rahmen nicht. Mit Bezug u. a. auf Julia Kristeva (▶ Kap. 11.2) soll aber die Bedeutung gerade der Literatur mit ihren Denkgeschichten, ihren Bildern und den suchenden, glaubenden, widerstreitenden, kämpfenden, liebenden, sich schuldig machenden, aufbegehrenden, fürsorglichen und hoffenden Gestalten und Charakteren für den ausformulierten persönlichen Glauben und die Sinngebung hervorgehoben werden.

»Umgekehrt wirkt Spiritualität immer auch sprach-schöpferisch, denn Menschen haben das Bedürfnis, das, was sie spirituell erleben, in Worte zu fassen, anderen mitzuteilen und weiterzugeben. Wer aber sagen möchte, worin spirituelles Erleben besteht und was Spiritualität ist, stößt unweigerlich auch an die Grenzen der Sprache. Wie gelingt es, den erfüllten Augenblick zu beschreiben? [...] Wie bezieht sich die persönliche Spiritualität auf das umfassende Ganze und letztlich Unfassbare, das in der abendländischen Tradition mit dem Wort Gott bezeichnet wird? Die Möglichkeiten der Sprache sind begrenzt, hinken spirituellem Erleben sowohl in seiner Vielfalt und Fülle als auch in seinem grundsätzlichen Geheimnis hinterher« (Pilgram-Frühaufon 2019, S. 7) schreibt die Germanistin und Theologin Franzisca Pilgram-Frühaufon in der lesenswerten Hinführung zu 30 deutschsprachigen Gedichten aus fünf Jahrhunderten »Verdichtet« (2019). Sie spricht von den flüchtigen Augenblicken von Inspiration und Beseeltheit und der Kluft zu deren Reproduktion in der Sprache, die schon Schiller und Goethe kannten und geht dem Gedanken Paul Celans über die »Begegnung« durch ein Gedicht nach. In Gedichten findet sich die bereits mehrfach thematisierte Uneindeutigkeit, die Bestandteil des Lebens ist.

Beten, Meditation

Sich aus dem Alltagsgeschehen herauszunehmen, sich für einige Minuten ganz auf sich selbst und die eigene Gedankenwelt und ggf. ein gedankliches Gegenüber zu fokussieren (bei Moslems fünfmal am Tage, ▶ Abb. 16.1), erscheint einerseits als eine dem Menschen altvertraute Fähigkeit; andererseits droht sie in heutiger »beschleunigter Zeit« verlorenzugehen, so dass ein Vorschlag zum Innehalten, zur inneren Besinnung jetzt zu den (u. a. achtsamkeitsbasierten) Therapievorschlägen für den modernen Menschen zählt. Hans Joas sieht im Beten die Wendung der Öffnung durch die Erfahrungen der Selbsttranszendenz hin zu aktivem Handeln. Er führt William James an, der als Begründer der amerikanischen Psychologie als Wissenschaft gilt und der davon ausging, dass unabhängig vom persönlichen Weltbild im Sinne eines inneren Dialogs »wir nicht nicht beten können«, weil »jedes Selbst nach einem idealen Gegenüber verlangt, das er unter den Menschen nicht findet« (Joas 2004, S. 25). Joas äußert gewisse Zweifel, ob dies so generell zutrifft. Sicher kann man das innere Zwiegespräch des Gebetes analog zu Jaspers auch als philosophischen Dialog auffassen. Dass das vertiefte Gebet der abrahamitischen Religionen mit Yoga und Zen seine Entsprechungen im Hinduismus und Buddhismus hat, ist naheliegend; auch finden säkulare psychotherapeutische Module wie die Achtsamkeitstherapie oder auch das Autogene Training hier ihren historischen Bezug.

Hier ist der Beitrag »Religiöse Erlebnisweisen und psychotherapeutische Verfahren« von Annemarie Dührssen (1916–1998), eine der einflussreichen Berliner Psychoanalytikerinnen, in Erinnerung zu rufen (Dührssen 1978). Er stellt eines der seltenen und eindrucksvollsten Beispiele dar, in denen die interessanten Parallelen und Verbindungen von religiösen Glaubensüberzeugungen, Ritualen und Praktiken mit den psychotherapeutischen Angeboten kreativ reflektiert werden.

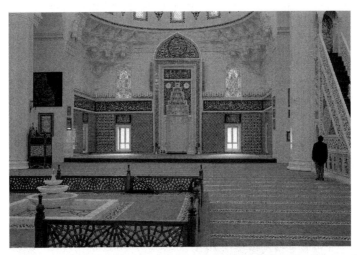

Abb. 16.1: Betender in der Melike-Hatun-Moschee in Ankara (© Achim Wagner 2018). Wie der Betende in der 2017 neu eröffneten Melike-Hatun-Moschee im Ortsteil Ulus, dem historischen Stadtkern Ankaras, finden sich in den Moscheen (wie auch an sakralen Stätten anderer Religionen) weltweit immer Betende, die innere Zwiesprache über ihr Leben halten. Die 99 Namen Allahs stellen dabei ein dezidiert breites Dialogangebot dar.

Fasten

Fasten wird in allen Religionen als ein spiritueller, der Reinigung und inneren Läuterung des Menschen dienender Ritus praktiziert. In den abrahamitischen Religionen und da besonders im Christentum und im Islam hat das Fasten einen hohen Stellenwert. Die Fastenzeit des Ramadan wird von den Moslems weltweit als tief spirituelle Zeit erlebt. Das Mitfasten ist wie eine Art Basisbekenntnis zum Islam. Die vorösterliche Fastenzeit in christlichen Ländern ist gleichwohl durch eindrucksvolle rituelle Abläufe und Modalitäten mit Bezug auf die Leidenszeit Jesu geprägt; die öffentliche Bedeutung hat in den letzten Jahrzehnten deutlich abgenommen. In westlichen Gesellschaften hat das Fasten – z. T. unter stärker gesundheitlichen Aspekten – in den letzten Jahrzehnten wieder verstärkte Beachtung gefunden. Der spirituelle Ansatz des Fastens, der auch zur inneren Besinnung und Neujustierung eigener Beziehungen und Pläne führen soll, kommt dabei in unterschiedlichem Maße zur Geltung.

Naturerleben

Nicht nur für viele psychiatrischen Patienten lautet die Antwort auf die Frage, was ihnen »heilig« ist oder wo sie eine Existenz Gottes sehen, spüren: »die Natur«. Dieses Erleben fußt auf einer langen und breiten Vorgeschichte. Natur als die Gesamtheit aller gegebenen, nicht vom Menschen gemachten Dinge, ist seit frühesten Zeiten Gegenstand von Erforschung und Bewunderung. Schon Aristoteles unterschied die Physik und die Metaphysik, während die jüdische Naturphilosophie sich immer eng mit der (theologischen) Offenbarung verknüpfte. Für Laotse und Konfuzius war der Bezug zur Natur weniger durch eine rationale kausal-analytische Beobachtung (wie im Hellenismus) als durch Vorstellung und Suche nach dem Weltganzen (Dao) geprägt. Im Pantheismus der Nach-Aufklärungsphase hatte die Gleichsetzung der Natur mit Gott trotz der Unschärfe ihrer philosophischen Begründung einen beachtlichen Einfluss auch auf die deutsche Klassik wie z. B. Goethe und Romantik wie z. B. Eichendorff.

Naturwissenschaftler sehen sich zeitlos fasziniert von der präzisen Ungeheuerlichkeit der Naturgesetze. Der Sternenhimmel gehört für viele Menschen zum basalen, zu tiefer Nachdenklichkeit führenden Naturerlebnis. Ebenso ziehen die Weite des Meeres und die ewige Anflutung an Küste und Strand schon seit Jahrtausenden Menschen in ihren tiefen Bann. Natürlich sind nicht alle Bergwanderer religiös-gläubig oder im philosophischen Sinne Jaspers' gläubig, jedoch werden die allermeisten Menschen nachvollziehen können, was manche mit einem spirituellen Gipfelerlebnis in der ganz eigenen Ruhe gewaltiger Bergwelt beschreiben. Das Verantwortungsgefühl für den Erhalt der Natur ist angesichts der Bedrohung durch den Klimawandel zu einem zentralen politischen Anliegen in sehr vielen Ländern der Welt geworden. Nicht wenige Menschen, denen die Unterstützung der Ökologie-Bewegung zum wichtigen Lebensthema geworden ist, nehmen ihre Motivation aus einem spirituell geprägten Naturbezug, woraus sich unter anderem eine Bewegung »spirituelle Ökologie« entwickelt hat, die ihre Unterstützung auch in den großen Kirchenorganisationen findet. Deutlich weitergehend und oftmals der Naturgesetzlichkeit und rationaler Weltauffassung widersprechend findet sich unter dem Sammelbegriff Naturspiritualität eine Bewegungsrichtung, die sich u. a. mit Energiefeldtheorien, der Lehre von Elementar-, Astral- und Feinstoffwesen oder auch Konzepten ekstatischer Vereinigung, mit heiligen Steinen, spezieller Kräuterlehre und insgesamt dem scheinbar grenzenlosen Esoterik-Markt verbindet.

Begegnung

In der zwischenmenschlichen Begegnung kann sich eine das alltägliche Erleben weit überschreitende Intensität der Nähe und Bezogenheit finden, die der Begriff der Seelenverwandtschaft nur unzureichend beschreibt. Ein tiefes wechselseitig erlebtes Gefühl des Verstehens und Verstandenwerdens nehmen manche schlicht als Glücksfall; für andere ist dieses Gefühl wie ganz besonders natürlich die tiefe, über die kurze Verliebtheit hinausgehende partnerschaftliche Verbundenheit (»füreinander bestimmt sein«) gleichfalls eine Chiffre im Sinne von Jaspers. Bei Martin Buber wurde Begegnung zum Zentrum des religionsphilosophischen Betrachtens: »Alles wirkliche Leben ist Begegnung« (Buber 2017). Die Dimensionen, die sich mit körperlich-sinnlicher Begegnung, dem ekstatischen Einswerden, der »göttlichen Sexualität« als Motivation und Frischequelle menschlichen Handelns verbinden, kann hier nur angedeutet werden. Dass Menschen ihre Fortpflanzungsorgane nahezu weltweit kultisch verehrten, auch Gottheiten in sie hineinprojizierten, ist in Form von Phallus- und Fruchtbarkeitskulturen vieler Länder bekannt. Auch Nächstenliebe oder Selbstlosigkeit können ein spirituell konnotiertes Erleben erfahren.

Sakramentale Formen der Selbsttranszendenz

Gefühle der Selbsttranszendenz sind für die Gläubigen einer festen Religion sehr stark verbunden mit dem Erleben und Ausüben jeweiliger Rituale, Zeremonien und sakramentaler Handlungen. Hierbei wird die innere Bereitschaft zum Erleben (»der Wille zum Glauben«) von ggf. als Chiffern der Transzendenz zu verstehenden Erfahrungen sehr deutlich. Die vor allem die Rhythmik des Jahres aufnehmenden religiösen Rituale, oft in Untermalung durch Emotionen weckende Musik, sind vielen Menschen seit früher Kindheit vertraut; in ihrer prägenden Kraft sind sie verbunden mit Gefühlen des »Herausgehobenen«, der Zugehörigkeit und der Geborgenheit in der Welt, in der Welt Gottes. Gerade ältere Menschen finden hier oft ihre Form der Selbsttranszendenz und schließen an tief vertrautes Eigenes der Kindheit an. Von Habermas stammt die schon erörtere Feststellung, dass eine Religion ohne Ritual nicht überlebensfähig ist. Dass andererseits unter ungünstigen persönlich-familiären Voraussetzungen oder bei zum Empfinden und Denken junger Menschen fehlender Passung der Rituale auch religionsaversive Einstellungen und traditionsdisruptive Handlungen resultieren können, ist allemal und nicht nur Psychotherapeuten vor Augen.

Religiöse Rituale, Musik und therapeutische Rituale gehören aus Sicht der Theologin Christine Funk offenbar aufs engste zusammen, wie sie auf dem 12. Berliner Psychiatrisch-religionswissenschaftlichen Colloquium 2021 ausführte (vgl. hierzu und zu Nachfolgendem Mönter 2022). Funk thematisierte in diesem Kontext die christlichen Sakramente, insbesondere das Abendmahl, das mit unterschiedlichen, ausdrücklich für »Leib und Seele« heilsbedeutsam Sinngebungen ausgedeutet werden kann. Die Religionswissenschaftlerin Susanne Gödde verdeutlichte die große Bedeutung therapeutischer Rituale und Zeremonien in der Antike u. a. an Beispielen von Heilung in den Kulten des Heilgottes Asklepios, in dem Patienten ihre Genesung während eines Traums – durch ein Inkubations-Ritual – erfuhren. Auch sei die Katharsis-Theorie des Aristoteles, wonach die Tragödien im Theater die Affekte der Zuschauer zunächst gesteigert und im selben Zuge auch wieder beruhigt (gereinigt) würden, bis in die heutige Zeit bedeutsam. Moh Tabatai, Iran-stämmiger Psychotherapeut, »stellte die in Bewegung, Ritual, Tanz und Musik wirkende enorme Ausdruckskraft von Gefühlen und Beziehungen sowie die damit einhergehende Sinnstiftungsfunktion in den

Mittelpunkt« (ebd.). Es gehe »um das Über-sich-hinaus-Denken und eine Auseinandersetzung des Menschen mit dem Sein und der Wertfrage« (ebd.). Rituale können u. a. »folgende Faktoren zur Entfaltung bringen: Hoffnung, Findung von Sinnhaftigkeit, Entwicklung einer positiven Veränderungserwartung und Eigenaktivierung. Im Trauerprozess tragen Rituale wesentlich zur Verarbeitung von Abschied und Verlust bei, öffnen das Erleben für die Zeitdimension, in der wir alle leben. Tabatabai zeigte die heilende Funktion der Musik auf anhand von Beispielen aus dem Orient mit der Sufi-Lehre wie auch des fernen Ostens mit der tibetischen Trommel-Ritualmusik oder auch der im Atem sich manifestierenden Dynamik von Stille und Bewegung z. B. des Zen-Buddhismus. Stille und Ruhe wie rhythmische Bewegung und Musik bezeichnet Tabatabai als polare Aktionen zwischen Kontrolle und Spontanität allerdings mit ähnlicher Zielsetzung. Zusammenfassend sieht er in der westlichen Welt eine prägend rationale Betrachtungsweise im Vordergrund und Vernunft als eine Bewusstseinsquelle des Handelns, während in den östlichen Weltanschauungen stärker die Ansicht vorherrscht, dass das menschliche Leben in Bereichen stattfindet, von denen wir mit unseren physischen Augen wenig sehen und wenig davon erfahren können. Musik stelle vielleicht ein Ritual und eine Brücke dar zwischen dem Sichtbaren und Unsichtbaren; zusammen mit anderen Ritualen und Zeremonien diene sie der Integration vom Körperlichen und Seelischen und Geistigen im Menschen« (ebd.).

16.3 Angst und Tod

Abschließend ist die Angst als Ausgangssituation religiösen Glaubens hervorzuheben, wie sie Paul Tillich (1885–1965), der mit Karl Barth, Dietrich Bonhoeffer, Rudolf Bultmann und Karl Rahner zu den einflussreichsten deutschsprachigen Theologen des 20. Jahrhunderts zählt, betont. »Nicht die Einsicht in die universale Vergänglichkeit, nicht einmal die Erfahrung des Todes anderer, sondern die Einwirkung dieser Ereignisse auf das immer latente Bewusstsein unseres eigenen Sterbenmüssens« (Tillich 1965, S. 40 zit. n. Joas 2004, S. 21) sieht Tillich als existenzielle Angsterfahrung, aus der Glauben entstehen kann. Und damit begegnet uns hier am Ende der vorliegenden Betrachtungen wieder das »primus in orbe deos fecit timor« (Papinius statius) des ▶ Kap. 2 über die Entstehung der Religionen. Tod ist ohne Zweifel bis heute ein zentrales Thema in allen Religionen und Kulturen der Welt. So sind der bevorstehende eigene Tod und der Tod anderer Anstoß zu vor allem sinngebender Deutung angesichts des emotional nicht Fassbaren. Hiervon sind die aus allen Kulturen berichteten Nahtoderfahrungen oder auch Out-of-body-Erlebnisse als eigenständige Erlebnisdimensionen abzugrenzen (vgl. u. a. Anderssen-Reuster und Mönter 2018).

Die Deutungen des Todes, die Traditionen der Trauer und des Abschiednehmens sind in den Religionen und Kulturen sehr unterschiedlich. Aus psychiatrischer Sicht scheint sich im Wandel der Zeiten die gesellschaftliche Einstellung in Deutschland allerdings von der Furcht vor dem Tode wegzubewegen. Das in den letzten Friedensjahrzehnten in vielen Ländern enorm gestiegene Lebensalter, die Fortschritte der Medizin und die spürbar wichtiger werdenden Möglichkeiten der Palliativmedizin lassen heutige Patienten – wie der Autor es immer wieder u. a. bei betreuten Heimpatienten erlebt hat – oft zufrieden, innerlich befriedet, bisweilen auch erfüllt das nahende Lebensende annehmen. Dass dabei auch der persönliche Glaube – religiös und nicht religiös – zu Gelassenheit verhelfen kann, wird niemand, der privat oder umfänglicher in seinem Beruf mit Sterbenden konfrontiert war, übersehen wollen. In unserer abendländischen Kultur hat bereits der gottes- und gesetzestreue Sokrates angesichts des eigenen Todes eine angstfreie Möglichkeit aufgezeigt: Er verzichtete (70-jährig) auf eine mögliche Flucht und blieb in großer Todes-Gelassenheit seinen Überzeugungen treu. Von seinen Zitaten zur Bedeutung des Todes sei hervorgehoben: »Niemand kennt den Tod, es weiß auch keiner, ob er nicht das größte Geschenk für den Menschen ist. Dennoch wird er gefürchtet, als wäre es gewiss, dass er das schlimmste aller Übel sei. Ängstigt euch nicht vor dem Tod, denn seine Bitterkeit liegt in der Furcht vor ihm« (Platon 1986, S. 47).

Für die Trauernden bleibt dennoch das Gefühl eines endgültigen, emotional und vorstellungsmäßig schwer zu fassenden Abschiedes. Geht es um den seltener gewordenen unerwarteten, den »zu frühen« Tod eines Menschen, gar um ein Kind oder einen jungen Menschen, bricht neben der Trauer auch heute noch eine tiefgehende Verstörung und oft mit Angst verbundene existenzielle Verunsicherung über Hinterbliebene herein. Nicht wenige finden in dieser Situation Trost auch im religiösen Glauben.

In westlichen Ländern bilden sich heute jedoch zunehmend säkulare Denkweisen und Traditionen im Umgang mit Sterben und Tod heraus. Der Psychoanalytiker Yalom beschreibt heutige Möglichkeiten einer bewussteren und weniger angstgeprägten Bewältigung des nahenden Todes, wie sie nicht nur für Therapeuten in ihrer Arbeit hilfreich sind (Yalom 2010). Allemal gilt es als eines der paradoxen Erkenntnisse, dass in der Begrenzung des Lebens eine der Hauptquellen der Freude am Leben liegt. An das Weiterleben nach dem Tod und speziell an das bis vor wenigen Jahrhunderten im Christentum hochpräsente Jüngste Gericht glauben allerdings heute immer weniger Menschen. Den religiös Gläubigen gibt ihr Glaube nachhaltig Trost, Halt, Geborgenheit und individuell unterschiedlich durchaus auch Hoffnung auf ein Leben nach dem Tode.

Trotz unterschiedlicher Deutungen des Todes findet sich zeit- und kulturenübergreifend das Ziel, dem Tod den »Stachel« zu nehmen und ihm mit Gelassenheit zu begegnen, wie schon in ▶ Kap. 4.1 ausgeführt wurde. Das dort beschriebene Anliegen einer reflektiert-gelassenen Haltung im Kontext der Entwicklung des selbstreflexiven Denkens der Achsenzeit gilt allemal auch für die heutige Zeit.

17 Abschluss – Plädoyer für Ambiguitätstoleranz und Ressourcenorientierung in der Psychotherapie und Psychiatrie

Manche mögen's gerne eindeutig, abgegrenzt und berechenbar, am liebsten im klaren Kontrast von richtig und falsch, von Schwarz und Weiß; dieser Typus des Herangehens sichert das Überleben, bringt Fortschritt und Vorteile in vielen Bereichen des Lebens. Auch in der Psychiatrie/Psychotherapie ist er unverzichtbar.

Andere mögen's gerne mehrdeutig, nicht immer scharf begrenzt und berechenbar, bisweilen geheimnisvoll, auf jeden Fall aber bunt; auch diese Sichtweise hat ihre Vorteile und Berechtigung, besonders wenn die vorgegebene Situation eine eindeutige richtig-falsch oder gut-böse Einordnung nicht ermöglicht. Trotz Mehrung des Wissens gilt unverändert die sokratisch-selbstreflexive Weisheit von dessen Begrenztheit und dem Unterschied von Wissen und Glauben: »Offenbar bin ich im Vergleich [...] um eine Kleinigkeit weiser, eben darum, daß ich, was ich nicht weiß, auch nicht zu wissen glaube« (Platon 1986, S. 19).

Auf die historische Ebene bezogen ließe sich der erstgenannte Richtig-Falsch-Typus religiös überspitzt als zoroastrisches Erbe an den Kulturkreis der abrahamitischen Religionen verstehen. Er ist jedoch keine anthropologische Gegebenheit, wie Deutungskonzepte anderer Religionen und Kulturkreise zeigen. Zu einem offenen, auch den abrahamitischen Religionen historisch möglichen Menschenbild und zur Psychotherapie/Psychiatrie passt der zweitgeschilderte Modus in vielem besser; in heutiger Begrifflichkeit kann er als Modus der Ambiguitätstoleranz bezeichnet werden. Das erfordert da, wo keine Eindeutigkeit gegeben ist, Mehrdeutigkeit anzunehmen, auszuhalten oder als Bereicherung zu erleben. Religion und die Behandlung der Seele haben eine lange gemeinsame Vergangenheit. Beiden, Psychotherapie und Religion, ist gemeinsam, dass sie vor allem dann, wenn sie neben ihrem Glaubensangebot auch Mehrdeutigkeit und diverse Lebensentwürfe zulassen, vielen Menschen das Schwere im Leben leichter machen und die allgegenwärtig mögliche Angst mildern können (vgl. ▶ Kap. 2). Seit gut zwei Jahrhunderten löst sich die Psychiatrie als eine auf Ratio basierte Wissensdisziplin von der auf Glauben und Imagination basierten Religion. Dieser Prozess war offenkundig notwendig wie unvermeidlich; er hatte eine scharfe Distanzierung, z. T. auch Gegnerschaft zur Folge. Im Wissen um die Zusammengehörigkeit von Wissen und Glauben als konstituierende Gestaltungspole menschlichen Daseins ist heute ein neues Verhältnis der wissenschaftsbasierten Psychiatrie zum religiös-spirituellen und weltanschaulich geprägten Glauben des einzelnen Menschen und seiner Gemeinschaften angesagt.

Die freie Entscheidung des Menschen entzieht sich wie das Leben selbst der Vorhersehbarkeit. Das Leben wie auch der Mensch mit seinem höchstentwickelten Gehirn im Speziellen sind hochkomplexe Systeme mit einer nichtlinearen

Dynamik. Es gibt keine Berechenbarkeit im Leben, was ein wesentlicher Grund für die religiöse Glaubensbildung ist. Und mentale Prozesse des Menschen sind sehr grundsätzlich immer nur a posteriori erklärbar. Die Anerkennung dieses Sachverhalts beinhaltet keineswegs das Grundprinzip einer rational-logischen Ursache-Wirkungsbeziehung aufzugeben. Es bedeutet allerdings für die Psychotherapie und Psychiatrie die nichtlineare Dynamik und die scheinbaren Widersprüche menschlicher Entscheidungen und damit auch die Paradoxien des Lebens anzunehmen.

Diese Widersprüche lassen sich nicht nur kognitiv oder affektiv-emotional, sondern auch glaubend imaginativ lösen. Man kann nicht nicht glauben. Die Wissenschaften, insbesondere Psychologie und Biologie im jeweils weitesten Sinne haben nur einen begrenzten Teil der Widersprüche und Paradoxien aufklären können, vieles bleibt im Ungewissen. Der Lebendigkeit, der Rhythmik des menschlichen Lebens, den Grundbedürfnissen nach Ritualisierung und dem Glauben, dem Narrativen und der Spiritualität mehr Raum gegenüber rein ratiobasierten kognitiven Prozessen zu geben, erscheint als eine logische (!) Konsequenz des Nachdenkens über Glauben und Wissen, auch für die Psychiatrie und Psychotherapie. Glauben und sinnliche Glaubenserfahrung können, wenn sie sich kompatibel zu den Naturgesetzen und den Regeln der Vernunft finden, erhebliche Ressourcen für die seelische Gesundheit bereitstellen.

Welcher Glaube dem einzelnen Menschen weiterhilft, kann jeder nur selbst und in eigener Verantwortung entscheiden, wie analog auch jede glaubende resp. gläubige Gemeinschaft. Hiervon ausgehend erscheint bei der immensen Diversität und Individualität der Menschen die Vielfalt des Glaubens sehr »natürlich«. Zudem ändert die Zeit die Menschen und folglich entwickeln sich ihr Glauben, ihr(e) Religion(en), ihr spirituelles Erleben und ihr Verständnis vom Weltgefüge. Das nie dagewesene Tempo der Änderungen in unserem durch rasanten technischen Fortschritt gekennzeichneten Zeitalter stellt für viele Menschen eine erhebliche Beunruhigung dar; diese Verunsicherung lässt sie zugleich nach Grundfesten suchen und manchmal in der Identifizierung mit neu-alten, alles eindeutig erklärenden und heilversprechenden Positionen landen. Tatsächlich gibt es jedoch keine alles eindeutig erfassende und unumstößliche Erklärung der Welt. Dies wissen gerade Psychiater und Psychotherapeuten, die mit vielen Menschen unterschiedlichster kultureller und religiöser Provenienz und auch eigensinnigen Denkens vertraut sind. Unsicherheit auszuhalten und zugleich im Bewusstsein ihrer Vorläufigkeit die individuellen bzw. kollektiven Deutungen der Wirklichkeit in einen respektvollen Austausch einzubeziehen, wird damit zu einer zentralen beruflichen Anforderung. Diese macht Ambiguitätstoleranz zu einer Kernkompetenz von Psychotherapeuten und Psychiatern, besonders, aber nicht nur im interkulturellen Dialog.

Traditionelle Religionen, philosophischer Glaube, individuelle Spiritualität, neue Religionsgemeinschaften und atheistische Welterklärungen unterschiedlicher Prägung finden sich in demokratischen Gesellschaften heute gleichberechtigt nebeneinander. Perspektivisch entzieht sich auch die Ausgestaltung des religiösen Glaubens und der Spiritualität der Vorhersehbarkeit. Wie Sprache und Schrift, Buchdruck und Digitalisierung den Menschen und seine Religion(en), seine Weltsicht und sein Zusammenleben geändert haben, so dürfte die exponentiell fortschreitende technisch-naturwissenschaftliche Entwicklung zukünftig noch rascher den Menschen und seine Religion(en), seine Weltsicht und sein Zusammenleben ändern. Zunehmende Individualisierung und gleichzeitig wachsende digitale Vernetzung (und Kontrollmöglichkeit) der Menschen bedingen nicht berechenbare Änderungen der menschlichen Psyche und menschlichen Verhaltens.

Neben Eindeutigkeit wird es auch in der Zukunft Mehrdeutigkeit und damit unterschiedlich bewertete Sachverhalte geben. Das betrifft Entscheidungen auf der Basis persönlichen Glauben im weitesten und ausdrücklich auch im religiösen Sinne. Die freie Entscheidung geht mit Übernahme der Verantwortung einher und ist als Kern menschlicher Individualität anzusehen. Eben diese Entscheidungsfreiheit zu bewahren ist nicht nur für Psychiatrie und Psychotherapie, sondern auch für Philosophie, Politik und Gesellschaft eine der großen Herausforderungen der unmittelbaren Zukunft. Die Psychiatrie und Psychotherapie sind für die Bewältigung ihres Anteils an dieser Herausforderung angewiesen auf den Einbezug des Wissens und Denkens der Kulturwissenschaften und der Philosophie. Das menschheitsgeschichtliche Erbe, das sich mit den Positiverfahrungen gemeinsamer Sinndeutung und kultischer resp. kultureller Praxis in den Religionen verbindet, bietet sich nachdrücklich an, für die Gesellschaft und die Sozialität auf ihren Nutzen hin reflektiert zu werden.

Auch für den einzelnen Patienten liegen hier interkulturell »Erbstücke« bereit, die therapeutisch geachtet und proaktiv für den Einzelnen genutzt werden können. Was könnte besser sein für den psychisch erkrankten Menschen als auf einen Therapeuten zu treffen, dem ein souveräner Umgang mit seiner persönlichen, vielleicht erschütterten Glaubenswelt möglich ist und der um die »reziproke Verstrickung von Glauben und Wissen«, von Mythos und Logos weiß. Ein derart aufgeklärter, dialogfähiger Therapeut stände natürlich mit seinem Selbstverständnis auch der Gefahr entgegen, in der Psychiatrie/Psychotherapie eine simplifizierende Richtig-Falsch-Dichotomie zum Handlungsmaßstab zu machen und sie auf eine technokratische Methode zur situativen Beseitigung von Dysfunktionalität zu reduzieren.

Was bleibt mir?

»Was bleibt mir, wenn die Dichter schweigen
Und Harf' und Flöte nicht mehr klingen
Und Schwäne Klagelieder singen,
Wenn sich das Licht der Nacht will neigen?
Von mir bleibt nichts und doch ist alles
Noch da, anmutig wie vor Tagen.
Ich will das Allerliebste fragen,
Nimmt an es mich im Fall des Falles.
Sonst muss ich weiter wandern immer,
Sonst bleibe ich als Wiedergänger,
Die Tage werden wieder länger
Und Nacht erhellt als Schock Geflimmer.«

Fridolin Ganter (2019, S. 100)

Literatur

Academic (2020) Karl Jaspers. (https://de-academic.com/dic.nsf/dewiki/748513, Zugriff am 22.12.2020).

Adorno TW, Frenkel-Brunswik E, Levinson DJ, Sanford RN (Hrsg.) (1950) The Authoritarian Personality, New York: Norton.

Amering M, Schmolke M (2007) Recovery. Das Ende der Unheilbarkeit. 2. Aufl. Bonn: Psychiatrie Verlag.

Anderssen-Reuster U, Mönter N (2018) Out of body. In: Frick E, Ohls I, Stotz-Ingenlath G et al. (Hrsg.) Fallbuch Spiritualität in Psychotherapie und Psychiatrie. Göttingen: Vandenhoeck & Ruprecht. S. 33– 40.

Antes P (Hrsg.) (2002) Vielfalt der Religionen. Hannover: Lutherisches Verlagshaus.

Antes P (2006) Grundriss der Religionsgeschichte: von der Prähistorie bis zur Gegenwart. Stuttgart: Kohlhammer.

Antes P (2008) Religionspsychologie. In: Cancik H, Gladigow B, Laubscher M (Hrsg.) Handbuch religionswissenschaftlicher Grundbegriffe, Band I, Stuttgart: Kohlhammer, S. 105.

Antonowsky A (1997) Salutogenese – zur Entmystifizierung der Gesundheit. Tübingen: dgvt.

Arbeitskreis OPD (Hrsg.) (2014) Operationalisierte psychodynamische Diagnostik. Das Manual für Diagnostik und Therapieplanung. Bern: Huber.

Assion HJ (2020) Heilinstanzen der türkischen und arabischen Volksmedizin. In: Mönter N, Heinz A, Utsch M (Hrsg.) Religionssensible Psychotherapie und Psychotherapie – Basiswissen und Praxiserfahrungen. Stuttgart: Kohlhammer. S. 182–189.

Assmann J (2014) Zwangsneurose oder Fortschritt in der Geistigkeit. Zu Freuds Religionskritik. In Frick E, Hamburger A (Hrsg.) (2014) Freuds Religionskritik und der »Spiritual Turn«. Stuttgart: Kohlhammer. S. 119–134.

Assmann J (2017) Karl Jaspers' Theorie der Achsenzeit als kulturanalytische Heuristik. Originalveröffentlichung in: Offener Horizont. Jahrbuch der Karl Jaspers-Gesellschaft 4, S. 43–55.

Assmann J (2019) Achsenzeit – Eine Archäologie der Moderne. 2. Aufl. München: Beck.

Baatz U (2017) Spiritualität, Religion, Weltanschauung. Landkarten für systemisches Arbeiten. Göttingen: Vandenhoeck & Ruprecht.

Baethge C (2019) Interview Deutschlandfunk 30.12.2019. (https://www.deutschlandfunkkultur.de/ambiguitaetstoleranz-lernen-mit-mehrdeutigkeit-zu-leben.976.de.html?dram:article_id=466828, Zugriff am 10.01.2021).

Bahr H-E (2004) Martin Luther King. Für ein anderes Amerika. Berlin: Aufbau Verlag.

Baltes PB, Smith J (1990) Weisheit und Weisheitsentwicklung: Prologomena zu einer psychologischen Weisheitstheorie. Zeitschrift für Entwicklungspsychologie und Pädagogische Psychologie 22: 95–135.

Bar-el Y, Durst R, Katz G et al. (2000) Jerusalem syndrome. British Journal of Psychiatry 176: 86–90.

Barneoud L, Garmirian M, Camden C, Bagenal F (2021) Impfgegner – Wer profitiert von der Angst? Dokumentation auf Arte, Dezember 2021.

Bauer T (2018) Die Vereindeutigung der Welt. 10. Aufl. Ditzingen: Reclam.

Bauer W (2000) Das Stirnrunzeln des Totenkopfes. In: van Barloewen C (Hrsg.) Der Tod in den Weltkulturen und Weltreligionen. Frankfurt: Insel.

Bäuml J (2018) Psychosen aus dem schizophrenen Formenkreis. In: Sautermeister J, Skuban T (Hrsg.) Handbuch psychiatrisches Grundwissen für die Seelsorge. Freiburg: Herder. S. 534.

Baumann K, Linden M (2008) Weisheitskompetenzen und Weisheitstherapie. Lengerich: Pabst.

Becka M, Gmainer-Pranzl F (Hrsg.) (2021) Gustavo Gutiérrez: Theologie der Befreiung (1971/2021): Der bleibende Impuls eines theologischen Klassikers (Salzburger Theologische Studien interkulturell). Innsbruck: Tyrolia.

Becker R (2019) »Mythos der Zahl in unserer Gegenwartskultur«. Allgemeine Zeitschrift für Philosophie 44 (1): Abstract.

Beljakova N, Bremer T, Kunter K (2016) »Es gibt keinen Gott!« Kirchen und Kommunismus. Freiburg: Herder.

Bericht der Bundesregierung (2020) Bericht zur weltweiten Lage der Religionsfreiheit »Ein fundamentales Menschenrecht« (https://www.bundesregierung.de/breg-de/aktuelles/bericht-religionsfreiheit-1805068, Zugriff am 05.11.2021).

Bettendorf S (2019) Religion in Berlin. Alles eine Sache des Glaubens. Tagesspiegel vom 21.04.2019 mit Bezug auf: Religionswissenschaftlicher Medien- und Informationsdienst (https://www.tagesspiegel.de/berlin/religion-in-berlin-alles-eine-sache-des-glaubens/24240128.html, Zugriff am 24.01.2022).

Bingel U, Kersting A (2020) Einführung zum: Placebo – die Macht der Erwartung. Der Nervenarzt 8: 665.

Blankenburg W (1967) Der Verlust der natürlichen Selbstverständlichkeit. Ein Beitrag zur Psychopathologie der schizophrenen Alienation. Stuttgart: Enke.

Bloch E (1959) Das Prinzip Hoffnung. Frankfurt: Suhrkamp.

Bock T, Dörner K, Naber D (2004) Anstöße. Zu einer anthropologischen Psychiatrie. Bonn: Psychiatrie Verlag.

Bock T, Heinz A (2016) Psychosen. Ringen um Selbstverständlichkeit. Köln: Psychiatrie Verlag.

Boothe B (2014) Wer glaubt, wird vielleicht nicht selig, aber klug. In: Frick E, Hamburger A (Hrsg.) Freuds Religionskritik und der »Spiritual Turn«. Stuttgart: Kohlhammer. S. 159–174.

Bonhoeffer D (2008) Von guten Mächten wunderbar geborgen. Gütersloh: Gütersloher Verlagshaus.

Bormuth M (2017) »Vom Ganzen des Menschseins«. Psychiatrische Anthropologie bei Karl Jaspers. In: Lammel M, Bormuth M, Sutarski S et al. (Hrsg.) Karl Jaspers' Allgemeine Psychopathologie. Berlin: MWV.

Brandt L, Montag C, Haynes J (2020) Religiosität und Spiritualität aus neurowissenschaftlicher Sicht. In: Mönter N, Heinz A, Utsch M (Hrsg.) Religionssensible Psychotherapie und Psychotherapie – Basiswissen und Praxiserfahrungen. Stuttgart: Kohlhammer. S. 46–52.

Bremer T (2016) Kreuz und Kreml. 2. Aufl. Freiburg: Herder.

Bremer T (2020) Expertengespräch mit dem Autor am 20.08.2020, unveröffentlicht.

Brückner B (2015) Geschichte der Psychiatrie. Köln: Psychiatrie-Verlag.

Buber M (2008) Ich und Du. (Mit einem Nachwort von Bernhard Casper). Stuttgart: Reclam (= Reclams Universal-Bibliothek, Band 9342).

Buber M (2017) Alles wirkliche Leben ist Begegnung: 100 Worte von Martin Buber. (Hrsg.: Liesenfeld S.) Oberpframmern: Neue Stadt.

Bundesregierung (2021) Koalitionsvertrag zwischen SPD, Bündnis 90/Die Grünen und FDP (https://www.bundesregierung.de/breg-de/service/gesetzesvorhaben/koalitionsvertrag-2021-1990800, Zugriff am 24.01.2022).

Bundesverfassungsgericht (2020) Pressemitteilung Nr. 12/2020 vom 26. Februar 2020. (https://www.bundesverfassungsgericht.de/SharedDocs/Pressemitteilungen/DE/2020/bvg20-012.html, Zugriff am 10.01.2022).

Calov Bibel (1999) Eintrag in die Calov-Bibel Stuttgart: Carus Verlag. (Zit. n. https://www.stretta-music.at/bach-eintrag-in-die-calov-bibel-nr-424139.html, Zugriff am 26.01.2022).

Capelle W (2008) Die Vorsokratiker. Stuttgart: Kröner.

CIC can. – Codex des Kanonischen Rechtes: 1172 § 1 u. 2.

Coelho P (1987) Tagebuch einer Pilgerreise nach Santiago de Compostela. Zürich: Diogenes.

Cyrulnik B (2018) Glauben, Psychologie und Hirnforschung entschlüsseln. Wie Spiritualität uns stärkt. Weinheim: Beltz.

D'Aprile I-M (2018) Fontane: Ein Jahrhundert in Bewegung. Hamburg: Rowohlt.

Daun T (2018) Der Koran im Klang der Rezitation. (https://www.deutschlandfunk.de/islam-der-koran-im-klang-der-rezitation.2540.de.html?dram:article_id=429425, Zugriff am 29.12.2020).

Deutsches Wörterbuch von Jacob Grimm und Wilhelm Grimm, digitalisierte Fassung im Wörterbuchnetz des Trier Center for Digital Humanities, Version 01/21. (https://www.woerterbuchnetz.de/DWB, Zugriff am 16.01.2022).

Demling JH (2020) Religiös gebundene psychopathologische Syndrome in christlichen Gesellschaften. In: Mönter N, Heinz A, Utsch M (Hrsg.) Religionssensible Psychotherapie und Psychotherapie – Basiswissen und Praxiserfahrungen. Stuttgart: Kohlhammer. S. 148–155.

Detering H (2008) Bertolt Brecht und Laotse. Göttingen: Wallstein.

Deutscher Bundestag (Hrsg.) (1998) Neue religiöse und ideologische Gemeinschaften und Psychogruppen in der Bundesrepublik Deutschland. Endbericht der Enquete-Kommission »Sogenannte Sekten und Psychogruppen«. Bonn. (https://dserver.bundestag.de/btd/13/109/1310950.pdf, Zugriff am 30.12.2021).

Deutscher Bundestag (2021) Textarchiv: Opposition scheitert mit Initiativen zur Situation von LSBTI in Deutschland. (https://www.bundestag.de/dokumente/textarchiv/2021/kw20-de-lsbti-840188, Zugriff am 30.12.2021).

Deutsche Gesellschaft für Psychiatrie und Psychotherapie, Psychosomatik und Nervenheilkunde e. V. (DGPPN) (2020) Stellungnahme zum Suizid. (https://www.dgppn.de/presse/stellungnahmen/stellungnahmen-2020/suizidassistenz.html, Zugriff am 19.01.2021).

Deutschlandfunk Nachrichten am 09.03.2022 (https://www.deutschlandfunk.de/kritik-russisch-orthodoxer-laien-an-oberhaupt-kyrill-100.html, Zugriff am 09.03.2022).

Diehls H (1957) Die Fragmente der Vorsokratiker. Hamburg: Rororo.

Dörner K (1975) Nationalsozialismus und Lebensvernichtung. In: Dörner K (1975) Diagnosen der Psychiatrie. Frankfurt: Campus.

Dörner K, Plog U (1978) Irren ist menschlich. Wunstorf: Psychiatrie Verlag.

Dührssen A (1978) Religiöse Erlebnisweisen und psychotherapeutische Verfahren. Zeitschrift für Psychosomatische Medizin und Psychoanalyse 24 (3): 201–208.

Duerr H-P (Hrsg.) (2018) Physik und Transzendenz. Bad Essen: Driediger.

Dylan B (2016) I shall be released. In: Bob Dylan Lyrics. Hamburg: Hoffmann und Campe. S. 588.

Ebrecht A (2009) Wahrheit, Wahn und Wunder – Zur psychoanalytischen Sozialpsychologie religiösen Wunderglaubens am Beispiel von Franz Werfels Roman Das Lied von Bernadette. (https://www.fu-berlin.de/sites/gpo/pol_theorie/Zeitgenoessische_ansaetze/Wahrheit__Wahn_und_Wunder/a_ebrecht.pdf, Zugriff am 08.11.2021).

Eccles J, Popper K (1989) Das Ich und sein Gehirn. Neuausgabe München und Zürich. München: Piper.

Eichler M, Pokora R, Schwentner L, Blettner M (2015) Evidenzbasierte Medizin: Möglichkeiten und Grenzen. Dtsch Arztebl 112(51–52): A-2190/B-1801/C-1747.

Einstein A (1932) Mein Glaubensbekenntnis. Schallplattenaufnahme im Auftrag der Deutschen Liga für Menschenrechte, Berlin/Caputh. Labelcodes 7782, 7783.

Eisenstadt S (1982) The Axial Age. The Emergence of Transcendental Visions and the Rise of the Clerics. European Journal of Sociology 23 (2): 294–314.

Erikson E (1968) Identität und Lebenszyklus. Frankfurt/M: Suhrkamp.

Fetz R (2017) Jasper's Allgemeine Psychopathologie und seine Philosophie: der innere Zusammenhang. In: Lammel M, Bormuth M, Sutarski S, Bauer M, Lau S (Hrsg.) Karl Jasper's Allgemeine Psychopathologie – Standortbestimmungen. Berlin: MWV Medizinisch Wissenschaftliche Verlagsgesellschaft. S. 8–18.

Flitner A (1985) Humboldts Werke. Darmstadt: Wiss. Buchgemeinschaft.

Finzen A (1998) Das Pinelsche Pendel: die Dimension des Sozialen im Zeitalter der biologischen Psychiatrie. Köln: Psychiatrie Verlag.

Fonagy P, Allison E (2014) The Role of Mentalizing and Epistemic Trust in the Therapeutic Relationship. Psychotherapy 51 (3): 372–380.

Foucault M (1973) Wahnsinn und Gesellschaft. Frankfurt/M: Suhrkamp.

Foucault M (2009) Die Regelung des Selbst und der Anderen. Frankfurt: Suhrkamp.

Frankl V (1990) Der leidende Mensch. Anthropologische Grundlagen der Psychotherapie. München: Piper.

Frankl V (1991) Der Wille zum Sinn. 2. Aufl. München/Zürich: Piper.

Franzkowiak P, Hurrelmann K (2018) Gesundheit. Bundeszentrale für gesundheitliche Aufklärung. (https://www.leitbegriffe.bzga.de/alphabetisches-verzeichnis/gesundheit/, Zugriff am 15.01.2021).

Frenkel-Brunswik E (1949) Intolerance of Ambiguity as an Emotional and Perceptual Personality Variable. Journal of Personality, United States 18, 108–143.

Freud S (1974a) Die Zukunft einer Illusion. In: Sigmund Freud Studienausgabe. Frankfurt/M: Fischer. Band IX. S. 135–190 (1927).

Freud S (1974b) Der Mann Moses und die monotheistischen Religion: Drei Abhandlungen. In: Sigmund Freud Studienausgabe Frankfurt/M: Fischer. Band IX. S. 455–576.Frick E, Ohls I, Stotz-Ingenlath G et al. (2018) Fallbuch Spiritualität in Psychotherapie und Psychiatrie. Göttingen: Vandenhoeck & Rupprecht.

Frick E, Hamburger A (Hrsg.) (2014) Freuds Religionskritik und der »Spiritual Turn«. Stuttgart: Kohlhammer.

Fromm E (1985) Psychoanalyse und Religion. München: dtv.

Fuchs T (2021) Das Gehirn – ein Beziehungsorgan. Eine phänomenologisch-ökologische Konzeption. 6. Aufl. Stuttgart: Kohlhammer.

Gadamer HG (2003) Über die Verborgenheit der Gesundheit. Zschrift Erfahrungsheilkunde 52(10): 644–649.

Ganter F (2019) Vorläufig abschließende Anthologie »schöner« Stellen. Poetikvorlesungen. Berlin: Privatdruck.

Geier M (2016) Die Brüder Humboldt. 3. Aufl. Reinbek: Rowohlt.

Geiser F (2013) Grundformen der Angst heute. Vortrag im Rahmen der 63. Lindauer Psychotherapiewochen 2013 (www.lptw.de). (https://www.lptw.de/archiv/vortrag/2013/geiser-franziska-grundformen-der-angst-lindauer-psychotherapiewochen2013.pdf, Zugriff am 30.12.2021).

Geinitz C (2021) Massenandrang auf Psychotherapeuten. FAZ vom 21.02.2021.

Gesellschaft für bedrohte Völker (2020) Für Vielfalt. Zeitschrift für Menschen- und Minderheitenrechte Themenheft 5/2020. Göttingen: Gesellschaft für bedrohte Völker e. V.

Grawe K, Donati R, Bernauer F (2001) Psychotherapie im Wandel: Von der Konfession zur Profession. 5. Aufl. Göttingen: Hogrefe.

Grübel N, Rademacher S (Hrsg.) (2003) Religion in Berlin – Ein Handbuch. Berlin: Weißensee.

Güvenc O, Güvenc A (2016) Heilende Musik aus dem Orient. 2. Aufl. München: Irisiana.

Habermas J (2019) Auch eine Geschichte der Philosophie – Spuren des Diskurses über Glauben und Wissen. Zweibändig. Berlin: Suhrkamp.

Hajjr A (2017) »Besessenheit« aus muslimischer Sicht. Vortrag am 13.02.2017 im AK Religion & Psychiatrie Berlin. Unveröffentlicht.

Heinz A (2014) Der Begriff seelischer Krankheit. Berlin: Suhrkamp.

Heinz A (2016) Psychische Gesundheit – Begriff und Konzepte. Stuttgart: Kohlhammer.

Hersch J (1963) Jaspers in Frankreich. In: Piper K (Hrsg.) Karl Jaspers – Werk und Wirkung München: Piper. S. 147 – 151.

Hersch J (Hrsg.) (1986) Karl Jaspers. Philosoph, Arzt, politischer Denker. Symposium zum 100. Geburtstag in Basel und Heidelberg. München: Piper.

Hole G (1995) Fanatismus. Freiburg: Herder.

Horkheimer M, Adorno T (1969) Dialektik der Aufklärung. Neuaufl. Frankfurt/M: Fischer.

Hugli A (2014) Die anthropologische Wende – Le tournant anthropologique. In: Hugli A (Hrsg.) Studia Philosophica Band 72/2013. Basel: Schwabe. Vorwort.

Ideler KW (1847) Der religiöse Wahnsinn, erläutert durch Krankengeschichten. Ein Beitrag zur Geschichte der religiösen Wirren der Gegenwart. Schwetschke, Halle (Saale), (Digitalisat und Volltext im Deutschen Textarchiv: https://www.deutschestextarchiv.de/book/view/ideler_wahnsinn_1847?p=129, Zugriff am 30.12.2022).

Ilkilic I (2007) Medizinethische Aspekte im Umgang mit muslimischen Patienten. DMW (Deutsche Medizinische Wochenschrift) 30 (132): 1587–1590.

Jahn J (1986) Muntu – Die neoafrikanische Kultur. Köln: Diederichs-Verlag (Ersterscheinung 1958).

Jäger M (2016) Konzepte der Psychopathologie. Stuttgart: Kohlhammer.

James W (1902) The varieties of religious experience. New York: Longmans, Green & Co.

Jaspers K (1932) Philosophie. Bd. 2. Existenzerhellung. Heidelberg: Springer.

Jaspers K (1947) Von der Wahrheit. München: Piper.

Jaspers K (1955) Vom Ursprung und Ziel der Geschichte. Frankfurt: Fischer.

Jaspers K (1957) Die großen Philosophen. München: Piper.

Jaspers K (1973) Allgemeine Psychopathologie. 9. Aufl. Berlin, Heidelberg, New York: Springer.

Jaspers K (1974) Kleine Schule des philosophischen Denkens. München: Piper

Jaspers K (1975) Die maßgebenden Menschen. München, Ersterscheinung 1955. Zürich: Piper.

Jaspers K (1981) Der philosophische Glaube. 7. Aufl. München: Piper.

Jaspers K (2011) Die Chiffern der Transzendenz. Basel: Schwabe-Verlag.

Jaspers K (2013) Strindberg und van Gogh: Versuch einer pathographischen Analyse. München: Piper. (Ersterscheinung 1926).

Jaspers K (1960) Psychologie der Weltanschauungen. Berlin: Springer.

Joas H (2004) Braucht der Mensch Religion? Freiburg: Herder.

Juckel G, Hoffmann K, Walach H (Hrsg.) (2018) Spiritualität in Psychiatrie und Psychotherapie. Lengerich: Papst.

Jung CG (1973) Psychologie und Religion. Düsseldorf: Patmos.

Käßmann M (2007) (Hrsg.) Mit Leib und Seele auf dem Weg – Handbuch des Pilgerns in der hannoverschen Landeskirche. Hannover: Lutherisches Verlagshaus.

Kabat-Zinn J (1990) Full catastrophe living: Using the wisdom of your body and mind to face stress, pain, and illness. New York: Delta.

Kant I (1784) Beantwortung der Frage: Was ist Aufklärung? Berlinische Monatsschrift. Deutsches Textarchiv. https://www.deutschestextarchiv.de/book/view/kant_aufklaerung_1784?p=17, Zugriff 10.01.2022).

Kant I (1794) Religion innerhalb der Grenzen der bloßen Vernunft. In: Holzinger M (2013) (Hrsg.) Berliner Ausgabe. Berlin: Holzinger.

Kant I (2019) Der Streit der Fakultäten. Grafrath: Boer.

Kaiser P (2007) Religion in der Psychiatrie. Eine (un)bewusste Verdrängung? Göttingen: V&R unipress.

Karcher E (2010) Gerhard Richter: »Ach so, das war die sexuelle Befreiung«. Süddeutsche Zeitung 17.05.2010.

Karl Jaspers Stiftung, Publikationsliste. (https://jaspers-stiftung.ch/de/karl-jaspers/aktuelle-veroeffentlichungen-zu-karl-jaspers, Zugriff am 09.01.2022).

Karl Jaspers Stiftung: Der Philosophische Glaube. (https://jaspers-stiftung.ch/de/karl-jaspers/der-philosophische-glaube, Zugriff am 18.12.2020).

Keupp H (1999) Identitätskonstruktionen. Das Patchwork der Identitäten in der Spätmoderne. Reinbek: Rowohlt.

Kierkegaard S (2000) Der Begriff Angst. Ersterscheinung 1844. Hamburg: Felix Meiner.

Kizilhan JI (2018) Nachtfahrt der Seele. Berlin, München, Zürich, Wien: Europa Verlag.

Kiel A (2012) Das Menschenbild von Karl Jaspers und C. G. Jung – in neuer Vermittlung. Berlin: LIT.

Klosterkötter J (2020) Verschwörungstheorien: Ein Fall für die Psychiatrie? Fortschr Neurol Psychiatr 88(10): 640–643.

Kluge F (1975) Etymologisches Wörterbuch der deutschen Sprache. 20. Aufl. Berlin, New York: deGruyter. S. 869.

Kött A (2003) Systemtheorie und Religion mit einer Religionstypologie im Anschluss an Niklas Luhmann. Würzburg: Königshausen & Neumann.

Kraepelin E (1904) Psychiatrisches aus Java. Centralblatt für Nervenheilkunde und Psychiatrie 27: 468–469.

Kraft H (2005) Grenzgänger zwischen Kunst und Psychiatrie. Köln: Deutscher Ärzteverlag.

Kräpelin E (1904) Psychiatrisches aus Java. Centralblatt für Nervenheilkunde und Psychiatrie 27: 468–469.

Kristeva J (2014) Dieses unglaubliche Bedürfnis zu glauben. Gießen: Psychosozial-Verlag.

Küng H (1990) Projekt Weltethos. München: Piper.

Kurz W (2005) Philosophie für helfende Berufe. Tübingen: Lebenskunst.

Laabdallaoui M, Rüschoff I (2005) Ratgeber für Muslime bei psychischen und psychosozialen Krisen. Bonn: Psychiatrie Verlag.

Lammel M, Bormuth M, Sutarski S, Bauer M, Lau S (2016) (Hrsg.) Karl Jasper's Allgemeine Psychopathologie – Standortbestimmungen. Berlin: MWV Medizinisch Wissenschaftliche Verlagsgesellschaft.

Lexikon des Dialogs (2016) Lexikon des Dialogs – Grundbegriffe aus Christentum und Islam. Freiburg i. B.: Herder.

Lichtenberg GC (1971) Sudelbücher 1 und 2. In: Promies W (Hrsg.) München: Carl Hanser Verlag. (Original 1826).

Lifton R (2000) Terror für die Unsterblichkeit: Erlösungssekten proben den Weltuntergang. München, Wien: Hanser.

Luther King M (1964) Grußwort. In: Berliner Festspiele, Jazzfest Berlin 50 Jahre. Magazin. (https://www.berlinerfestspiele.de/media/2014/jazzfest/downloads/jazz14_magazin.pdf, Zugriff am 29.12.2020).

Löwith K (1953) Weltgeschichte und Heilsgeschehen. Bd. 2. Stuttgart: Kohlhammer.

Lunyu (1998) Konfuzius Gespräche. Ditzingen: Reclam.

Lütz M (2009) Gott – Eine kleine Geschichte des Größten. München: Knaur.

Lütz M (2020) Was hilft Psychotherapie, Herr Kernberg? Freiburg i. B.: Herder.

LZESH-Studie (2021) LZESH-Studie der AG Psychotrope Substanzen der Charité CM (Ltg Tomislav Majić). (https://lzesh-studie.info/, Zugriff am 20.12.2021).

MacGregor N (2018) Leben mit den Göttern. Die Welt der Religionen in Bildern und Objekten. München: C. H. Beck.

Machleidt W (2019) Religiosität und Spiritualität in der interkulturellen Psychotherapie. Psychotherapie-wissenschaft 9/1: 51–21.

Machleidt W (2020) Zur sich wandelnden Identität des Psychiaters/Psychotherapeuten im Kontext kultur- und religionssensibler Behandlungen. In: Mönter N, Heinz A, Utsch M (Hrsg.) Religionssensible Psychotherapie und Psychotherapie – Basiswissen und Praxiserfahrungen. Stuttgart: Kohlhammer. S. 230–236.

Maio G (2014) Geschäftsmodell Gesundheit – Wie der Markt die Heilkunst abschafft. Berlin: Suhrkamp.

Malinowski B (1925) Magic, science and religion. In: Needham J (Hrsg.) Science, religion and reality. New York: Mac Millan. S. 18–94.

Mann T (1954) Joseph und seine Brüder. Erster Band. Berlin: Aufbau.

Martini C, Eco U (2000) Woran glaubt, wer nicht glaubt? 2. Aufl. München: DTV.

Maslow A (1981) Motivation und Persönlichkeit. (Originaltitel: Motivation and Personality Erstausgabe 1954, übersetzt von Paul Kruntorad) 12. Aufl. Reinbek: Rowohlt.

Medicus G (2013) Was uns Menschen verbindet. Berlin: VWB.

Metzinger T (2014) Spiritualität und intellektuelle Redlichkeit. (https://www.philosophie.fb05.uni-mainz.de/files/2014/04/TheorPhil_Metzinger_SIR_2013.pdf, Zugriff am 10.01.2022).

Meulemann H (2019) Ohne Kirche leben. Säkularisierung als Tendenz und Theorie in Deutschland, Europa und anderswo. Berlin: Springer.

Mewaldt J (1973) Epikur Philosophie der Freude. Stuttgart: Kröner.

Mitscherlich A, Mielke F (1995) Medizin ohne Menschlichkeit. Frankfurt/M: Fischer.

Mitscherlich A und M (1968) Die Unfähigkeit zu trauern. München: Piper.

Mönter N (2007) (Hrsg.) Seelische Erkrankung, Religion und Sinndeutung. Köln: Psychiatrie Verlag.

Mönter N (2020) Haltung und Wissen als Basis religionssensibler Psychotherapie und Psychiatrie. In: Mönter N, Heinz A, Utsch M (Hrsg.) Religionssensible Psychotherapie und Psychotherapie – Basiswissen und Praxiserfahrungen. Stuttgart: Kohlhammer. S. 64–74.

Mönter N (2022) Wege in das Unterbewusstsein – 12. Berliner psychiatrisch-religionswissenschaftliches Colloquium. Zeitschrift Neurotransmitter 33 (1–2): 22–24.

Mönter N, Alabdullah J, Alkan-Härtwig E, Scherzenski S (2020a) PIRA-Projekt. In: Mönter N, Heinz A, Utsch M (Hrsg.) Religionssensible Psychotherapie und Psychiatrie. Stuttgart: Kohlhammer. S. 216–229.

Mönter N, Allozy B, Hümbs N, Scherzenski S, Cengiz Ö (2017) Psychiatrie-Beratung in Moscheen und weiteren kirchlich-gemeindlichen Kontexten. Spiritual Care 6 (1): 115–120.

Mönter N, Heinz A, Utsch M (2020b) (Hrsg.) Religionssensible Psychotherapie und Psychotherapie – Basiswissen und Praxiserfahrungen. Stuttgart: Kohlhammer.

Mönter N. Mundle G (2020) Sexualität und Religion – Problemfeld, Tabu und Ressource – Bericht über das 11. Berliner Religionswissenschaftlich-psychiatrische Colloquium am 13.11.2019. Zeitschrift spiritual care 9, 4: 396–399.

Moreira-Almeida A, Sharma A, Janse van Rensburg B et al. (2016) WPA Position Statement on Spirituality and Religion in Psychiatry. World Psychiatrie, Official journal of the World psychiatric assoziation 15(1): 87–88 (First Published: 01.02.2016). https://doi.org/10.1002/wps.20304

Morgenstern C (2017) Gesammelte Werke in einem Band. Psychologisches. München: Piper.

Morris I (2012) Wer regiert die Welt? Frankfurt M.: Campus.

Müller S, Walter H (2010) Neurotheologie und die neurowissenschaftliche Erforschung religiöser Erfahrungen. Nervenheilkunde 29: 684–689.

Murken S, Namini S (2007) Himmlische Dienstleister: religionspsychologische Überlegungen zur Renaissance der Engel EZW 196 – Evangelische Zentralstelle für Weltanschauungsfragen Perfect Paperback. Hannover: EKD Verlag.

Nordmann A (2015) Der Ursachenbär. Wittgensteins anthropologische Anthropologiekritik. In: Rölli M (Hrsg.) Fines Hominis? Zur Geschichte der philosophischen Anthropologiekritik. https://doi.org/10.25969/mediarep/13419.

Ohls I, Agastoras A (2018) Migration und Religion. In: Machleidt W, Kluge U, Sieberer M, Heinz A (Hrsg.) Praxis der interkulturellen Psychiatrie und Psychotherapie. Migration und psychische Gesundheit. 2. Aufl. Münchem: Elsevier Urban & Fischer. S. 189–197.

Ohls I, Kaiser P (2021) Existentieller Umgang mit Trauer und Verlusten. Köln: Psychiatrie Verlag.

Peseschkian H, Remmers A (2013) Positive Psychotherapie. München: Reinhardt.

Pew Research Institute (2021) ZDF-Bericht von Michaela Waldow: Weltreligionstag – Religion bleibt weltweit bedeutend vom 17.01.2021. (https://www.zdf.de/nachrichten/panorama/infografik-tag-der-weltreligionen-100.html, Zugriff am 24.01.2022).

Pfeifer S (2018) Der religiöse Wahn. In: Utsch M, Bonelli R, Pfeifer S (Hrsg.) Psychotherapie und Spiritualität. Berlin: Springer. S. 205–217.

Pfeiffer W (1998) Migration als persönliche Erfahrung. In: Koch E, Özak M, Schepker R (Hrsg.) Chancen und Risiken von Migration. Freiburg: Lambertus. S. 11–22.

Pfeiffer W (2000) Religiöse Aspekte der Volksheilkunde in Bayern. In: Koch E, Schepker R, Tameli S (Hrsg.) Psychosoziale Versorgung in der Migrationsgesellschaft. Freiburg: Lambertus. S. 17–22.

Pilgerforum (2019) (https://daspilgerforum.de/viewtopic.php?t=484, Zugriff am 06.01.2022).

Pilgram-Frühaufon F (2019) Verdichtet – Poetische Annäherungen an Spiritualität. Zürich: rüffer & rub.

Platon (1986) Apologie des Sokrates. Ditzingen: Reclam.

Plessner H (2003) Conditio Humana. Gesammelte Schriften VIII. Frankfurt am Main: Suhrkamp.

Precht RD (2007) Wer bin ich – wenn ja wie viele. München: Goldmann.

Precht RD (2015) ›Erkenne die Welt‹. München: Goldmann.

Rademacher S (2003) Das Verhältnis von Staat und Religion. In: Grübel N, Rademacher S (Hrsg.) Religion in Berlin – Ein Handbuch. Berlin: Weißensee. S. 603 ff.

Rashid T, Seligman M (2021) Positive Psychotherapie. Göttingen: Hogrefe.

Reuter F (2005) Warmasia – das jüdische Worms. Von den Anfängen bis zum jüdischen Museum des Isidor Kiefer In: Gerold Bönnen (hrsg. im Auftrag der Stadt Worms) Geschichte der Stadt Worms. Stuttgart: Theiss. S. 664–690.

Riemann F (1978) Grundformen der Angst. München, Basel: Ernst-Reinhardt-Verlag.

Roth G (2015) Aus Sicht des Gehirns. Frankfurt a. M.: Suhrkamp.

Röther C (2016) Protestantisches Pilgern – Weg von Luther? Bericht im Deutschlandfunk. (https://www.deutschlandfunk.de/protestantisches-pilgern-weg-von-luther.886.de.html?dram:article_id=362444, Zugriff am 28.11.2020).

Rudolf G (2015) Wie Menschen sind – Eine Anthropologie aus psychotherapeutischer Sicht. Stuttgart: Schattauer.

Rudolf G (2019) Seelische Funktionen und ethisches Verhalten. Zeitschrift der GLE Psyche Macht Dynamik 2: 41–47.

Rudolf G (2020) Strukturbezogene Psychotherapie (SP). 4. Aufl. Stuttgart: Schattauer.

Rüschoff I (2018) Vom Sinn des Dschinn. In: Frick E, Ohls I, Stotz-Ingenlath G et al. (Hrsg.) Fallbuch Spiritualität in Psychotherapie und Psychiatrie. Göttingen: Vandenhoeck & Rupprecht.

Sackett DL et al. (1997) Was ist Evidenz-basierte Medizin und was nicht? Münch med Wschr 139, 44.

Salamun K (2006) Karl Jaspers. 2. Aufl. Würzburg: Königshausen und Neumann.

Sautermeister J, Skuban T (2018) Handbuch psychiatrisches Grundwissen für die Seelsorge. Freiburg i. B.: Herder.

Scharfetter C (1995) Schizophrene Menschen. 4. Aufl. Weinheim: Beltz.

Scharfetter C (1997) Der spirituelle Weg und seine Gefahren. 4.erw.Auflage Stuttgart: Ferdinand Enke.

Scharfetter C (2008) Das Ich auf dem spirituellen Weg. 2. Aufl. Sternenfels: Verlag Wissenschaft und Praxis.

Scharfetter F (2014) Persönliche Worte zu Krankheit und Sterben von Christian Scharfetter. Swiss Arcives of Neurology and Psychiatry 165 (2): 64–68.

Schleiermacher F (1997) Über die Religion. Reden an die Gebildeten unter ihren Verächtern. Ditzingen: Reclam. Ersterscheinung 1799.

Schnabel U (1997) Mit John C. Eccles starb der letzte Neurophysiologe, der noch an die Seele glaubte. Wochenzeitschrift »Die Zeit« 21 vom 16. Mai 1997.

Schneider F (2011) Psychiatrie im Nationalsozialismus. Erinnerung und Verantwortung. Berlin: Springer.

Schneider K (1928) Zur Einführung in die Religionspsychopathologie. Tübingen: Mohr (Paul Siebeck).

Schöler G (2008) Wunder im Islam. Informationsdienst Wissenschaft. (https://idw-online.de/de/news?print=1&id=241757, Zugriff am 10.11.2020).

Schopenhauer A (1997) Die Welt als Wille und Vorstellung. Band 2. Köln: Könemann.

Schweitzer A (1905) Was ist mir J.S. Bach und was bedeutet er für unsere Zeit? Zeitschrift Die Musik (zit. n. https://was-ist-mir-bach.de/de/, Zugriff am 26.01.2022).

Seidenbecher S, Steinmetz C, Möller-Leimkühler A-M, Bogerts B (2020) Terrorismus aus psychiatrischer Sicht. Nervenarzt 5: 422–432.

Seneca LA (2010) Das glückliche Leben – De vita beata. Lateinisch – Deutsch, übersetzt und herausgegeben von Gerhard Fink. Mannheim: Albatros.

Singer W, Ricard M (2017) Jenseits des Selbst – Dialoge zwischen einem Hirnforscher und einem buddhistischen Mönch. 2. Aufl. Berlin: Suhrkamp.

Sozialpsychiatrische Informationen (2018) Spiritualität: Ressource, Hemmnis, Illusion? Themenheft 48/2. Köln: Psychiatrie Verlag.

Soyer C SJ (2017) »Besessenheit, Dämonenglaube und Exorzismus – ist das noch relevant in der katholischen Kirche?« Vortrag am 29.03.2017 im AK Religion & Psychiatrie Berlin. Unveröffentlicht.

Spitzer M, Lesch H, Gunkl (2019) Gott, wo steckst Du? München: mvg.

Statista (2020) Anzahl der Pilger auf dem Jakobswegnach ausgewählten Herkunftsländern von 2015 bis 2020. (https://de.statista.com/statistik/daten/studie/158796/umfrage/anzahl-der-pilger-auf-dem-jakobsweg/, Zugriff am 06.01.2022).

Stotz-Ingenlath G, Mönter N (2018) Ashramverbot. In: Frick E, Ohls I, Stotz-Ingenlath G et al. (Hrsg.) Fallbuch Spiritualität in Psychotherapie und Psychiatrie. Göttingen: Vandenhoeck & Ruprecht. S. 57–64.

Stupperich R (1992) Wilhelm von Humboldt und die Religion. Westfälische Zeitschrift 142. Internet-Portal »Westfälische Geschichte« (https://www.lwl.org/westfaelische-geschichte/txt/wz-9199.pdf, Zugriff am 30.11.2020).

Sünner R (2015) Zeige deine Wunde: Kunst und Spiritualität bei Joseph Beuys – Eine Spurensuche. Berlin: Europaverlag.

Theologie der Befreiung (2020) Plattform Theologie der Befreiung (https://sites.google.com/site/befreiungstheologie/wasist, Zugriff am 01.11.2020).

Tillich P (1965) Der Mut zum Sein. Hamburg: De Gruyter.

Topp A (2003) Philosophische Anthropologie der Angst – Versuch einer Synthese aus Helmuth Plessners exzentrischer Positionalität und Fritz Riemanns Grundformen der Angst. München: Grin. (https://www.grin.com/document/13131, Zugriff am 08.01. 2022).

Tucholsky K (1975) Gesammelte Werke. Band 5. Reinbek: Rowohlt. S. 56–86.

Utsch M (2005) Religiöse Fragen in der Psychotherapie. Stuttgart: Kohlhammer.

Utsch M (2018) Spirituelle Krisen. In: Sautermeister J, Skuban T (Hrsg.) Handbuch psychiatrisches Grundwissen für die Seelsorge. Freiburg: Herder. S. 705–724.

Utsch M (2020a) Psychotherapie zwischen Spiritualisierung und weltanschaulicher Neutralität – Zur Bedeutung der religiös-spirituellen Dimension für Psychiatrie und Psychotherapie. In: Mönter N, Heinz A, Utsch M et al. (Hrsg.) Religionssensibilität in Psychotherapie und Psychiatrie. Stuttgart: Kohlhammer. S. 52–59.

Utsch M (2020b) Persönlichkeitswachstum durch religiös-spirituelles Praktizieren. Persönlichkeitsstörungen 24(3): 155–167.

Utsch M, Anderssen-Reuster U, Frick E et al. (2017) Empfehlungen zum Umgang mit Religiosität und Spiritualität in Psychiatrie und Psychotherapie. Positionspapier der DGPPN. Spiritual Care 6(1): 141–146.

Vatican News (2019) Papst: »Fundamentalismus ist Plage aller Religionen«. Bericht am 18.11.2019 (https://www.vaticannews.va/de/papst/news/2019-11/papst-franziskus-interreligioeser-dialog-argentinien-abu-dhabi.html, Zugriff am 10.12.2020).

Van Barloewen C (2000) Der Tod in den Weltkulturen und Weltreligionen. Frankfurt M.: Insel.

Von Glasenapp H (2008) Bhagavadgita. Ditzingen: Reclam.

Von Goethe JW (1808) Faust – Der Tragödie erster Teil. Tübingen: Cotta.

Von Goethe JW (1999) West-östlicher Diwan. Ditzingen: Reclam.

Von Humboldt W und C (1787–1835) Wilhelm und Caroline von Humboldt in ihren Briefen. In: von Sydow A (1906–1916) (Hrsg.) Sieben Bände. Berlin: Ernst Siegfried Mittler & Sohn.

Von Humboldt W (1992) Wilhelm von Humboldts Briefe an eine Freundin (1924) In: Leitzmann A (Hrsg.) Leipzig: Insel.

Von Humboldt W (1826) Über die unter dem Namen Bhagavad-Gita bekannte Episode des Mahā-Bhārata. Berlin: Druckerei der Königl. Akademie der Wissenschaften.Von Naihauß (2019) Und dann ist der ganze Raum magisch. Zeitschrift Chrismon 27.02.2019 l. (https://chrismon.evangelisch.de/artikel/2019/43218/die-taenzerin-sasha-waltz-ueber-den-umgang-mit-stress-und-ihre-spiritualitaet, Zugriff am 26.01.2022).

Weber A (1935) Kulturgeschichte als Kultursoziologie. Leiden: Sijthoff.

Weber M (1986) Gesammelte Aufsätze zur Religionssoziologie. Band 1. Tübingen (http://www.zeno.org/nid/20011440570, Zugriff am 10.12.2021).

Wedler H (2017) Suizid kontrovers. Stuttgart: Kohlhammer.

Werfel F (1991) Das Lied der Bernadette. Frankfurt/M: Fischer. (Ersterscheinung 1941).

Weigmann K (2018) Vor 20 Jahren – Andrew Wakefield und seine Studie. Spectrum (https://scilogs.spektrum.de/streifzuege-rueckwaerts/vor-20-jahren-andrew-wakefield-und-seine-studie/, Zugriff am 10.01.2022).

Weischedel W (1982) Die philosophische Hintertreppe. München: dtv.

WHO (1998) WHOQOL and Spirituality, Religiousness and Personal Beliefs. Genf. (whqlibdoc.who.int/hq/1998/WHO_MSA_MHP_98.2_eng.pdf, Zugriff am 27.09.2018).

WHO (2006) Constitution of the World Health Organization. (https://www.who.int/governance/eb/who_constitution_en.pdf, Zugriff am 09.01.2022).

WHO (Updated August 2014) Mental health – a state of well-being (www.who.int/features/factfiles/mental_health/en/, Zugriff am 30.12.2021).

Will H (2014) Freuds Atheismus im Widerspruch. Stuttgart: Kohlhammer.

Wissenschaftlicher Dienst Deutscher Bundestag (2006) Die Gewährleistung der Religionsfreiheit im Völkerrecht, Religionsfreiheit in der Allgemeinen Erklärung der Menschenrechte und dem Internationalen Pakt über bürgerliche und politische Rechte – Ausarbeitung. (https://www.bundestag.de/resource/blob/419238/984dbe1aaf380872c1cc68d9467c971a/WD-3-292-06-pdf-data.pdf, Zugriff am 29.11.2020).

Wulf A (2016) Alexander von Humboldt und die Erfindung der Natur. New York: Alfred A. Knopf.

Wunn I, Urban P, Klein C (2015) Götter, Gene, Genesis. Berlin, Heidelberg: Springer.

Xuewu Gu (1999) Konfuzius. Hamburg: Junius.

Yalom I (1986) Existentielle Psychotherapie. Bergisch Gladbach: Andreas Kohlhage.

Yalom I (2010) In die Sonne schauen – wie man die Angst vor dem Tode überwindet. 13. Aufl. München: btb.

Zinser H (1988) Religionspsychologie. In: Cancik H, Gladigow B, Laubscher M (Hrsg.) Handbuch religionswissenschaftlicher Grundbegriffe. Band I. Stuttgart: Kohlhammer. S. 88–107.

Zinser H (2000) Glaube und Aberglaube in der Medizin. Dortmund: Humanitas.

Zinser H (2015) Religion und Krieg. Paderborn: Wilhelm Fink.